UN CORPS SANS DOULEUR

没有疼痛的身体

Christophe Carrio

［法］克里斯多夫·卡里奥 著

秦秋林 张卫彤 译

科学技术文献出版社
SCIENTIFIC AND TECHNICAL DOCUMENTATION PRESS

·北 京·

图书在版编目（CIP）数据

没有疼痛的身体 /（法）克里斯多夫·卡里奥（Christophe Carrio）著；秦秋林，张卫彤译. —北京：科学技术文献出版社，2019.10
ISBN 978-7-5189-5977-8

Ⅰ. ①没… Ⅱ. ①克… ②秦… ③张… Ⅲ. ①疼痛—诊疗 Ⅳ. ①R441.1

中国版本图书馆CIP数据核字（2019）第183216号

著作权合同登记号　图字：01-2019-4730
中文简体字版权专有权归银杏树下（北京）图书有限责任公司所有
Copyright © Christophe Carrio, 2012
First published in France in 2012 by Thierry Souccar Editions
www.thierrysouccar.com

没有疼痛的身体

责任编辑：李　丹　王梦莹	责任出版：张志平	筹划出版：银杏树下
出版统筹：吴兴元	营销推广：ONEBOOK	装帧制造：墨白空间

出　版　者　科学技术文献出版社
地　　　址　北京市复兴路15号　邮编 100038
编　务　部　（010）58882938，58882087（传真）
发　行　部　（010）58882868，58882870（传真）
邮　购　部　（010）58882873
销　售　部　（010）64010019
官方网址　www.stdp.com.cn
发　行　者　科学技术文献出版社发行　全国各地新华书店经销
印　刷　者　北京盛通印刷股份有限公司
版　　　次　2019年10月第1版　2019年10月第1次印刷
开　　　本　710×1000　1/16
字　　　数　271千
印　　　张　19.5
书　　　号　ISBN 978-7-5189-5977-8
定　　　价　72.00元

版权所有　违法必究

购买本图书，凡字迹不清、缺页、倒页、脱页者，请联系销售部调换致我的母亲，愿她安息。

致我的家人，我的亲友，我的朋友，我的"学生们"，
以及所有给我信心、不断鞭策我质疑自己，
以时刻保持警醒的人。

推荐

"长年累月从事建筑工作,再加上常常参加搏击运动,让我的身体累积了各种不同的疼痛,尤其是背部疼痛和坐骨神经痛。年复一年,我的双肩拱起,背部也越来越驼了。我对自己说'我老了',然而《没有疼痛的身体》给我带来了希望。按照这本书练习的效果是惊人的:做了第一个阶段的运动后,我的身体重新挺直了起来,外形和气质都得到了提升,更令人高兴的是,我的身体疼痛大幅缓解了。疼痛减轻之后,我又能重新进行锻炼了,我的身体状态越来越好!这本书浅显易懂、老少皆宜,将改变你的生活和运动方式。这本书值得每个人拥有,也值得所有学校去教授。感谢克里斯多夫!"

——帕斯卡尔·F.(Pascal F.),建筑工人,47岁

"2010年6月,我遇到了这本书:《没有疼痛的身体》。我多年来从事足球、橄榄球等竞技型运动,并且担任运动教练,因此我深知维持身体最佳状态的重要性。所以我决定购买这本书。我曾经听说过人体构造中的'筋膜',但对于如何正确锻炼它却一无所知。这本书为我指明了方向,还让我了解到锻炼时保证正确姿势的重要性。一开始,我觉得很棒,因为我更好地认识了自己的身体和身体反应,并且了解了适合自己的锻炼方式。锻炼的唯一目标就是:让身体更健康!并且能够在生活的各方面表现得更好。我现在还持续进行这些锻炼项目,并且将之运用到工作中去,帮助我的客户防治骨骼和肌肉方面的问题。"

——马克西姆·布拉塔诺夫(Maxime Bratanoff),
运动教练,卡里奥训练体系的实践者

"2010年7月12日,我因为受不了膝盖和肩部的疼痛,去看了骨科

医生。当时诊断结果表明，我的双腿骨盆处和双肩是不对称的，这就是我的疼痛源头。同年的 8 月 20 日，我进行了复诊。在此之前，我购买了《没有疼痛的身体》一书。在 3 周多的时间里，我一直按照书中的训练方法坚持做运动。最终，我感觉身体的疼痛减少了 75%，人也更有精神了。骨骼方面，我身体两侧不对称的问题也消失了。我的身体告诉我，克里斯多夫的方法的确有效，而且还获得了专业人士的肯定！还有什么能比这更棒呢？两年后直到现在，我每周还要进行 3 到 4 次锻炼，每次锻炼的时间不超过 30 分钟（包括一套完整锻炼内容）。现在，我肩部的疼痛已经完全消失了，身体更加对称挺直，神经抽痛问题也得以解决。我觉得购买《没有疼痛的身体》的费用应该由医保报销！"

——托尼·平托（Tony Pinto），项目经理

"虽然我没有严重的身体疼痛问题，但我仍然要感谢《没有疼痛的身体》这本书以及书中介绍的训练方式，并且想要把它推荐给更多的人。因为：

- 这本书让我了解到在体育锻炼过程中，自我按摩已经成为必不可少的一部分。现在，在我拥有的数量众多的运动辅助器材中，按摩滚筒是最棒的一个。经过滚筒按摩练习后，我在肌肉锻炼和跑步的过程中，已经不会再遇到肌肉痉挛和肌腱炎的问题。

- 这本书让我开始正视正确姿势的重要性，尤其是在长时间保持坐姿的时候。我以前认为一些小疼痛（颈部疼痛、肩痛和腰痛）是不可避免的，但是它们都能在办公室里通过简单的关节活动练习被消除。

- 这本书中的练习非常实用，不受场地、器材的限制，也不会让你大汗淋漓。当我感觉疲倦，当我出差在外，当我没有太多时间，当我睡觉前，我都会做书中介绍的这些练习。它们对身体健康大有益处，还能够让我完全放松地改善肌肉失衡的问题。简而言之，在你还未真正受到疼痛困扰之前，请看《没有疼痛的身体》这本'必读书'吧。"

——约里斯·比奥尼尔（Joris Biaunier）

前言

身形、肌张力、平坦腹部、苗条身材、背部或体重等问题,都有一个共同的解决方法:运动。运动让我们的身心更加强健;缺乏运动时,各种关节和体重问题就会随之出现。

现代生活的快节奏、工作、家庭、朋友等都让我们越来越难以拥有自己的时间,更别说定期锻炼身体了。有科学研究证明,参加运动、瑜伽,或者其他舒展运动都十分有益于我们的身体。然而,常年久坐的人日益增多,这降低了人们整体的身体素质水平,肥胖和背部疼痛问题普遍出现,甚至已经蔓延到儿童和青少年身上。因此,坚持体育锻炼才是长期有效的健康保障,毕竟在我们的一生中,身体都是最重要的"交通工具",运动的重要性也不言而喻。然而,错误的运动方式却会对我们的关节造成不同程度的损伤,尤其是背部。

在记忆里,我是很好动的,甚至可以说我在童年和青少年时期是过分活跃的。我的父母总是鼓励我去尝试各种各样的运动。在"跑酷运动"(一种穿梭在城市或者大自然中,通过攀爬、跳跃而不是绕路的方式来突破各种"障碍"的运动艺术)还没有风靡整个世界的时候,幼年的我就开始进行这一活动了。

为什么我们总是要把简单的事情复杂化呢?为什么要让障碍来引导我们的道路?今天,我们所走的路是我们自己的选择。我的母亲是一位长期教授舞蹈的舞者,她深深地影响了我对运动的探索。

这本书的诞生要追溯到我的童年。大约13岁的时候,我发现我对田径和武术特别感兴趣，对后者的喜爱甚于前者。凭借着对武术的热情，我陆续赢得了花式空手道（一种融合了空手道、杂技的运动，以类似于舞蹈般轻盈和精彩的动作来展现）世界杯、世界冠军杯、欧洲冠军杯、法国冠军杯比赛的第一名。曾经有人告诉我，一百万人中，能成为世界冠军的只有一个，并尝试以此来使我灰心。但是在很早以前，我就热衷于所有能提升运动水平和强壮体魄的方法。然而，当我一味地追求训练目标的时候，我开始被运动所带来的伤痛折磨。现在，我运动的主旋律是**"健康"**，在运动的同时尽可能不使身体受到损伤。

最近几年，我热衷于研究生理学、生物学、生物力学、大脑对运动和行为的控制、营养学及其对身心健康的影响，以及运动前的热身训练。我的热情促使我持续关注这些学科的最新进展，持续观察从事各个运动项目的运动员，并为他们提出建议。

出乎意料的是，直到2002年9月，我一直认为自己的训练方式是正确的，我有系统性地训练，以求在运动中表现得更好，同时在训练过程中减少我认为"正常的"疼痛。但是在2002年9月14日，我所有的"想当然"都崩塌了，我的右侧腓肠肌完全撕裂。在漫长的八个月的恢复期里，我开始了一场彻底的反省。到底发生了什么？我做错了什么？亲友们和医疗团队想让我振作起来，他们说："就算是高水平的运动员也会受伤。"在其他人看来，这些安慰可以让我重燃斗志，但我还是感觉我的身体背叛了我。或者在近些年里，是我背叛了我的身体？毕竟，我常常不在意身体发出的警示信号，像是各处肌腱发炎、背部疼痛、极度疲惫（单核细胞增多症）。从那之后，每年去看骨科十到十五次成了我的家常便饭，就连每天早上起床对我来说都变成一件难事。多亏了空手道的拉伸练习，我的身体变得很有韧性。但是在内心深处，我却感觉到身体被束缚着。这些疼痛是正常的吗？这些伤害都不可避免吗？难道是因为我弯曲的身体，和父亲的背痛宿疾遗传，才让我无法避免背部疾病吗？

现在，我已经找到了所有问题的答案。或许这不是所有问题的答案，但是至少它是最关键的答案。我继续从事高水平的运动，但是我再也不会感到身体疼痛了，顶多会因为进行某些高难度或者新的运动训练而感到正常的酸痛。我可以肯定地说现在的我比以前更健康、更敏捷，也更柔软了。现在我每年只需要看两到三次骨科，连我的医生也常常问我是否要重新开启运动生涯。

那些尝试过我的训练方法、听取了我的运动建议的运动员或个人，身体疼痛情况都得到了很大的改善。

这些神奇的药方是什么呢？"青春之泉"（神话中使人重返青春的泉水）又在哪里？

所谓奇迹，其实就隐藏在我们的身体深处。

我们的身体是一台奇妙的多功能的机器，它能完成最复杂、最细微、最敏感的各种动作。当我们过度保护、节制、滥用或是因为懒惰而放任它的时候，我们就是放弃了它最基本的功能：运动。任何与之相反的态度都会带来对身体的伤害。

这本书的目的就是让你运动起来。

无论你年龄多大，无论你的身体状况如何，你都应该**运动**起来，最后，你的身体会感谢你。

运动我们的思想，让我们的孩子、青少年，以及作为成年人的我们自己运动起来，延续身体中的生命力！

运动我们的精神，让我们拥有一种意识，去消除背痛，消除身体的疼痛。这种意识对我们每一个人都尤为重要，也是健康到老的关键。

通过这些能让大家拥有无痛身体的运动方式和心得体会，我希望能够促使大家对健康有新的认识。

为什么要推出新版？

从这本书出版到现在，已经过去了六年。在这六年期间，上千名读者直接通过电子邮件、论坛、我的 Facebook，或是在我的培训课程上和我进行交流，对这本书的内容和书里介绍的训练方法进行积极或消极的评论。六年里，科学研究不断发展，特别是我每天的实践锻炼，这些都让我能够完善和丰富书里的锻炼方法。

在这个新版本里，各种信息、方法以及锻炼项目都得到了更新，以帮助你更快更有效地找到消除疼痛的方法。

新版为全方位训练体系奠定了基础，这个体系既能够激发人体潜能，又不损害健康。我把它命名为 CTS，这三个字母代表了：

- **卡里奥训练体系**（Carrio Training System）：整理自我的个人训练心得。

- **矫正训练体系**（Corrective Training System）：矫正身体不协调的训练体系，本书提供这方面的基础训练方法。

- **交叉训练体系**（Cross Training System）：这是一个全面的并且与身体机能相关的训练体系，使我们在提升运动水平的同时，降低受伤的风险。

如果你有更多的问题或者想了解更多关于本书的内容，请登录我们的官网：www.christophe-carrio.com。

克里斯多夫·卡里奥

2012 年 3 月

引言
背痛、身体疼痛、关节疾病，一个世界性问题

当今社会充满了矛盾。一场疯狂的消费行为似乎能让我们忘掉不快，但这却让生命消耗得更快，让精神被占据，这只是某种形式上的"麻醉消费"。

在这场生活的比赛中，有一个相当糟糕的问题，那就是对"完全舒适"的一味追求，当然，我承认我也常常屈服于此。追求完全舒适就是寻求最少的努力，比如搭乘升降梯或扶手电梯，而不是走楼梯。我们总是使用城市公共交通工具，比如汽车、公交车、摩托车、有轨电车和地铁。但选择这种不用费力的方式，也就是放弃了自行车和步行作为代步工具带来的锻炼机会。

付出最少的努力，就是使用各种产品来使生活更加便利。追求完全舒适，就是尽可能让生活变得更舒服，就算我们大部分时间都是坐着度过，我们还是觉得能坐着就是最好。

请大家不要误解我的意思。我并不是在提倡一种斯巴达式的艰苦生活。但是，数据告诉我们，近二十年来，因为背部疾病而咨询就医的人越来越多，这种情况在将消费主义奉为社会模式的工业化国家更加常见。

和我们的社会不同的发展中国家，甚至是更偏远的原始部落则与我们的情况大不相同。在那些地方，并不是所有人都拥有舒适的座椅、符合人体工程学的高级沙发、配置豪华的代步工具，但是他们遭遇身体疼痛的情况却比我们更少。原因很简单，他们常常席地而坐，更好地锻炼了髋关节和踝关节，使其保持良好的柔韧度。这一点在预防背痛和身体

疼痛方面是非常重要的，工业化国家中的大部分人都面临着这些问题。

然而，某些政府和跨国公司致力于促进消费和帮助所谓的"弱势群体"，其中不乏利益因素，这些真的能为他们带来生活和健康水平的改善吗？还是仅仅为了让个体更倾向于统一化？但可以确定的是，身体疼痛的问题越来越普遍了。

为了避免身体和背部的疼痛，我们应该面对一些重要的事实。

- 第一个事实，我们每天都要面对地球产生的地心引力。

无论我们保持什么姿势，这股力量让我们不可避免地被地球所吸引。再加上我们并不会随时保持一个符合人体解剖学的正确姿势，所以我们的关节病和骨骼疼痛问题就不难理解了。

- 第二个事实与我们最本质的天性相关，即我们常常会将自己的错误归咎于其他人或是社会。在背部疼痛和姿势不良的问题上，我们必须承认：身体感到疼痛是因为我们对此没有足够的重视。在体育运动前，没有进行充分的热身活动，或者运动后没有进行充分的拉伸。有时候，我们虽然进行了拉伸活动，但却没有运用正确的方法，还可能忽略了某些肌肉部位。有时候，过度运动也是造成身体疼痛的罪魁祸首。对于另外一些人来说，久坐会让控制体态的肌肉和某些关节的柔韧性退化。

保持好几个小时的坐姿，会让脊柱难以承受，还会对椎骨和有缓冲减震作用的椎间盘造成严重的压迫。我们后面会再谈这个话题。

只要用客观的方式来思考，每个人都能找到上千种原因来解释日常生活中或偶尔需要应对的身体疼痛和背部疾病。

当然，有的人可能天生就有着脊柱侧弯、长短腿，或者其他先天造成的身体问题。但是，我们需要对自己的身体负责，在完全了解身体情况的前提下，尽早避免脊柱侧弯对身体体态造成的有害影响！

我们生活在一个系统中，一个信息大量传播的社会中，不可能掌握到所有领域最细微、最全面的知识。这也正是各行各业存在的原因，特别是某些领域的专业人士可以为其他非专业人士提供帮助、建议，乃至治疗。遗憾的是，这是一个受限制的系统，也就是说，我们是相互依存的。每个人都需要协调个人、家庭和工作，以至于一天结束时，我们已经没有足够的时间来锻炼身体，更没有时间去参加职业培训。当我们咨询医生、健康专家或者任何一个领域的专家时，我们很难知道他的专业水平如何。我的医生是按照15年前、5年前还是现行的诊断标准在对我进行治疗？这些标准是不是得到了医疗界的认同？医生是不是应该为我提出一些能够让我身体变得更好的建议，能让我拥有更强壮的体魄、更好地进行拉伸的锻炼方式，而不是使用药物？

就最后一种情况而言，这是医生的职责还是运动治疗师的职责？如果这些建议可以让我的背部和关节疼痛得以缓解，用药量减少，长远看来，就能为社会保障系统节省下一笔开支，那么，是不是可以将这方面的治疗纳入社会保障系统呢？

如你所见，一些问题往往会导致其他问题。谈到那些与制药相关的利益集团，它们的影响力也不容忽视，我们身体上疼痛越少，对它们而言，没有任何意义。疼痛的缓解就意味着需要的药物量减少，它们得到的收入也越少。

再次重申，这并不是在否定药物在治疗身体疼痛时的作用。身体疼痛的减轻可以让你重新回归正常的生活，无论是身体还是精神方面，它能让你再次投身于运动中。所以，当我们面对背部或身体疼痛的问题时，服用药物是摆在我们面前的有效方法之一，但它也仅仅是其中一个。只要我们决心改善身体体质，就可以用完全不同的方法来解决问题。

最后，回到刚开始提出的问题，我们都应该对自己的健康负责。每个人都清楚，我们应该注意饮食，因为这会对人体器官、大脑和衰老方式造成影响，不良的姿势会对我们的体态、背部和关节造成影响。对于这些问题，我们都了解，但却什么都不做。可能是因为我们对于这项即将进行的改变感到茫然，还有可能是缺少正确方式、时间和意识。无论如何，我们自己拥有着身体健康和治愈的源泉。

在这本书中，我们将会讲到体态问题和常见的疼痛，尤其是背部疼痛。我将向大家解释我们的身体是为什么以及如何感到疼痛，同时教给大家一些方法、练习和策略，让你们可以每天都能感受到身体在渐渐好转。

在这些年里，我在和不同人的交流中了解到，每个人都是独一无二的，应该根据不同个体给出不同的建议。但是，要在这本书里做到因人而异是很难的，不过，本书中提供的测试方法和常见的体态分类可以帮助你做出选择，并找到适合自己的锻炼方式，以对抗身体疼痛，这和刷牙预防蛀牙的道理有点相似。

我也并不能肯定这本书中所说的都是真理。事实上，还有很多锻炼方式与我的不同，也有很多与我持不同观点的专业人士。但是，我们持有一个共同的观点，那就是身体是一个整体，所以应该从整体的角度来治疗和保养身体。

目录

推荐 1
前言 3
引言 7

理解

第一章　身体平衡定律 3
第二章　了解人体运动模式 9
第三章　了解肌肉链的原理 17
第四章　坐姿对体态的影响 29
第五章　呼吸和体态 37
第六章　炎症、疼痛和触发点 41
第七章　深入了解关节病变 57
第八章　情绪和体态 61
第九章　不同类型的体态 67

行动

第一章　学习自我按摩 87
第二章　活动和放松关节 95
第三章　重塑体态 99

第四章	通过支撑训练来矫正体态	105
第五章	消除疼痛的方法总结	109
第六章	抗炎症营养学的要点	115
第七章	抗炎营养饮食实践	127

实战演练

说明与准备　　　　　　　　　　　　　　　　　131

　　自我按摩法　　　　　　　　　　　　　　　131

　　牵引放松练习　　　　　　　　　　　　　　131

　　关节活动练习　　　　　　　　　　　　　　132

　　体态矫正计划　　　　　　　　　　　　　　135

　　支撑训练　　　　　　　　　　　　　　　　135

　　器材　　　　　　　　　　　　　　　　　　136

自我按摩法　　　　　　　　　　　　　　　　　138

　　按摩棍按摩足部和腿部　　　　　　　　　　138

　　按摩棍按摩躯干下部　　　　　　　　　　　141

　　按摩棍按摩肩部和胸部　　　　　　　　　　143

　　按摩棍按摩颈部和手臂　　　　　　　　　　146

　　滚筒按摩足部和腿部　　　　　　　　　　　149

　　滚筒按摩髋部和骨盆　　　　　　　　　　　151

　　滚筒按摩背部　　　　　　　　　　　　　　155

　　滚筒按摩肩部、胸部和手臂　　　　　　　　159

　　腿部滑动牵引按摩　　　　　　　　　　　　161

　　背部滑动牵引按摩　　　　　　　　　　　　170

　　肩部和手臂滑动牵引按摩　　　　　　　　　173

牵引放松练习　　　　　　　　　　　　　　　　178

　　腿部、髋部和下背部　　　　　　　　　　　178

脚踝	184
肩部和颈部	185
颈部和手臂	191

关节活动练习 195

第一套动作（2分钟以内）	195
第二套动作（1分钟以内）	199
第三套动作（1分钟以内）	200
第四套动作（1分钟以内）	202
第五套动作（5分钟以内）	203

体态矫正计划 209

1号体态短期矫正计划	209
1号体态长期矫正计划	216
1号体态短期矫正计划动作要点	226
1号体态长期矫正计划动作要点	227
2号体态短期矫正计划	228
2号体态长期矫正计划	236
2号体态短期矫正计划动作要点	246
2号体态长期矫正计划动作要点	247
3号体态短期矫正计划	248
3号体态长期矫正计划	256
3号体态短期矫正计划动作要点	266
3号体态长期矫正计划动作要点	267
4号和5号体态短期矫正计划	268
4号和5号体态长期矫正计划	270
4号和5号体态短期矫正计划动作要点	276
4号和5号体态长期矫正计划动作要点	277

支撑训练 278
- 第一套动作 278
- 第二套动作 281
- 第三套动作 283

答疑解惑 285

相关资源 290

参考书目 291

出版后记 293

理解

第一章

身体平衡定律

人类的身体是一件集合了建筑学、生理学、生物力学和神经学的杰作。你会理解这句话的，人类身体的一切都让我着迷。

在青少年时期，我对人体的一些功能，比如肌肉的生理学产生了浓厚的兴趣，但却对大脑、免疫系统、组织生理学和生物力学并不是特别感兴趣。很久之后，当我明白了人体的运转并不是某些部分运作的总和，而是以一个整体在进行运转时，我才开始真正了解这些领域。

针对某一器官、区域、肌肉或者骨头而执行的单一动作都会影响到整个机体。在涉及疾病治疗方面，当今医学普遍接受这一观点，但有时候却会忽视这种看法其实也适用于所谓的"积极反馈"：我们的饮食方式会对机体的运转产生短期、中期和长期的影响；如果正确地锻炼身体，就可以延缓衰老，预防各种疾病，这和摄取营养的道理是相通的。问题的关键在于身体的平衡。人体的平衡点位于略微低于肚脐的位置，又被称为重心。现在的人们大都失去了平衡，身体缺失平衡，许多身体的本能反应就会受到影响。但是，我们的身体并没有改变，仍然需要平衡。提到身体的平衡，我会想到肌肉和肌肉链之间最基本的平衡，正是这种平衡才让我们的每一个动作得以完成。最简单的动作，就像现在，你眼部的肌肉正在扫过这本书中的每一行文字，同时，你手部的肌肉让这本书保持在你正在看的这一页。一些不断重复的动作，比如每天早上开车上班，或是更简单地迈步走路。还有一些复杂的动作，比如接住一个时速超过 200 千米的网球、进行高低杠运动或平衡木运动、伴随着节奏感强的音乐跳一支嘻哈舞蹈、在失火的大楼中肩扛出生还者。总之，我们的肌肉系统每天都在为我们效力，可惜我们却没有为它做些有意义的事，让它保持高效并且处于健康状态。在这种情况下，肌肉失衡就产生了，进而导致其他一系列问题。

什么是肌肉失衡？

肌肉失衡是指两组对应的肌肉群的长度和强度不平衡。为了让关节保持稳定状态，按照其应有的摆动幅度来进行运动，这就需要肌肉群在肌张力和长度之间保持完美的平衡。如果一侧肌肉过于收缩和紧绷，另一侧肌肉就必须在受到压迫的状态下进行伸展和放松。相反，如果关节处的对称肌肉群拥有相同的肌张力和长度，相同的强度和伸展度，那么这个关节就能够以平衡的方式运动，并且根据相应动作进行最大幅度的活动。肌肉失衡导致一些体态问题产生，使关节不能自如地活动。当然，身体可以适应这种情况，但它会对身体，特别是关节产生深层的负面影响。

我们的肌肉失衡来自哪里？

这个问题很难回答，因为很多因素都有可能导致肌肉失衡。肌肉失衡的问题很常见，因而很少有人可以称得上是完全的肌肉平衡。

- 在造成肌肉失衡的原因中，有很多与我们的**日常体态**息息相关。浮现在我脑海里的第一个画面就是公交站和地铁站。观察正在等车的人的姿势是很有趣的一件事。我们可以看到一些人弯腰驼背，另一些人站得很直，头和肩却向前倾。有些人髋部偏向身体一侧，有些人走路呈现内八字（他们走路或者站立的时候重心在脚掌内侧），还有一些人走路呈现外八字。对于大部分人来说，这些姿势都是正常的。你从来不会担心自己和他人的姿势，最多说一句"这个人的姿势真难看！"或者只是要求你的孩子挺胸抬头，但对体态问题的思考却并不深入。

- 我们的**工作环境**也会通过长期的肌肉失衡对我们的体态造成严重的影响。不管是在小学、中学、办公室，还是在车上，无论我们从事什么工作，我们每天都在重复着相同的动作：使用电脑，在办公桌上写字，俯身为患者做手术或者听诊，扫地，等等。每天周而复始的重复活动让你一天比一天更有效率，身体也会为了适应这种效率而做出相应的反应。但是，我们的身体却在不知不觉中产生了肌肉失衡的问题，继而导致体态出现问题。

- **情绪**也会对体态产生积极或消极的影响。当意志消沉的时候，我们常常会蜷曲身体，在心理上封闭自己，不管是生理还是心理上，这是一种让自己保持胎儿在母体中姿势的方法。相反，当我们感觉快乐，心中充满成就感和爱的时候，会觉得"如同长出了翅膀"，向全世界敞开心扉，身体就会展现出更自信、更挺拔的姿势。

- **旧伤和外科手术**也可能导致肌肉失衡。无论是事故还是手术导致的身体上的外伤，都会引起身体组织明显的反应，包括皮肤、筋膜、血管、韧带、肌腱、肌肉和神经。例如，你在周末时拉伤了小腿，或是造成了小腿肌肉轻微撕裂，到了周一早上小腿仍然感觉疼痛，但是并没有严重到不能去上学或者上班。你会觉得没有必要去医院，因为你已经或多或少知道医生会如何诊断。这时，你还可以抬起脚小心走路，疼痛也不怎么明显，你认为只要休息一下就可以，就将看医生直接忽略。再说，这种小伤也不是第一次发生，身体也会自我恢复。星期二，你的小腿仍然有些肿，还带有一些淤青，这说明肌肉纤维被撕裂了，细胞正在修复这一受伤区域。也就是说，你的身体被拉伤或撕裂的部位正在生成瘢痕组织。这种组织非常坚固，但不像原生肌肉那样有弹性。这就意味着这个部位将比以前要坚实，却不能像健康肌肉那样伸展和拉长。因此，要是我们让身体自行恢复，受伤的小腿在痊愈后的柔韧性会降低，踝关节的弯曲幅度也会受到限制（特别是当你将重心放在脚踝时）。弯曲受限将影响你走路、上下楼梯的方式，特别是在运动时会有更加明显的感受。

这套理论适用于所有关节、肌肉、肌腱、韧带和皮肤（当出现大面积创伤的时候）。在所有情况下，身体都能找到适应的方式，人体是最能适应这个世界的。但是，这些适应却带来不好的影响，就算身体能够适应各种变化，它也不能再以最佳、最符合身体自然需求的方式运转了。

- 另一个导致肌肉失衡的原因是**不恰当的身体锻炼**。这常常发生在为了保持身材或缓解工作中的压力而每周去健身房的人身上。当我们在健身房做运动的时候，我们想要保持身材，更想要拥有一副吸引人的外表，因为在这个人际关系取决于外表的社会里，外表已经成为人们越来越重视的事物。很多人只锻炼镜子肌肉，也就是别人可以直接看到的肌肉，比如腹肌、胸肌、肩肌（尤其是前面和侧面的肌肉）、斜方肌、二头肌或者大腿肌肉群。一些接受了错误建议，或是被周围人的错误锻炼方式影响的年轻人常常会陷入这种怪圈。然而，这种锻炼方式会造成肌肉失衡，就像我前面提到的一样，这种对称肌肉群的失衡常常会出现在背部、臀部和大腿后侧。

再举一个关于运动的例子：高尔夫球运动是一种以不对称方式进行的运动。例如，挥杆动作需要髋部、胸部和脊柱具有很强的灵活性，但是由于我们久坐不动，髋部、腿部、肩部、胸部和脊柱的柔韧性便会受到影响，身体的灵活性也越来越差。因此，为了完成这个动作，身体会调动其他部位来找到一种代替方式，比如膝盖或者腰部。通常情况下，这些身体部位很少活动到，膝盖侧移和腰部旋转在这个动作里都很少出现。另一方面，加速挥动高尔夫球杆（高尔夫球运动中会用到的工具）仅需要身体一侧的所有肌肉群剧烈收缩。这个动作重复上百次就可以锻炼特定的肌肉群，增强肌肉力量，改善挥杆的力量和速度，同时也会导致肌肉失衡，长此以往，还会引起背部、膝盖和胯部的问题。

- **跑步和走路**是造成肌肉失衡的另一个原因。据估计法国约有六百万人偶尔或经常进行跑步运动，选择步行的人就更多了。但是，如果身体本身就有轻微的失衡问题，步行和跑步甚至会加剧这种失衡的状态。在走路过程中，我们的身体仍然保持着一种不变的体态。

- 这里必须要提到**"情绪化"运动**，很多人用它来逃避日常生活中无法控制、无法解决的问题，遇到这些问题，人们通常难以发泄出心中极度失望的情绪，这就需要为自己的愤怒和忧郁选择一个理想的发泄对象，而这个对象就是自己的身体。我们在"情绪和体态"（参见第61页）一章中会更详细地讲这个问题。

- 还有一个肌肉失衡的原因是我们无法控制的，即**先天性因素**，比如长短腿、脊柱侧弯、先天性肌肉失衡引起的脊柱侧弯。正常情况下，人体脊柱两侧的肌肉长度必须相同，否则，就会形成脊柱侧弯。长短腿也可能导致脊柱侧弯，让骨盆侧面不够稳定，使得身体必须在骨盆上方，也就是脊柱位置来进行代偿。

- 某些**神经性疾病**也会导致肌肉失衡。比如帕金森症，还有现今越来越常见的纤维肌痛症。

不管是先天因素，还是疾病引起的失衡问题，人体都拥有改善这个问题让身体好转的潜力。因此，你应该打破身体年复一年重复活动的恶性循环，尝试着按照本书的锻炼方法每天实践，打造理想的体态。

注意：

- 影响体态和导致肌肉失衡的原因多种多样，因此，拥有完美平衡的身体的可能性很小。
- 如果需要专业治疗某个身体部位的疼痛，那么请将身体看作一个整体，再着手治疗，这样才能在消除疼痛的同时治疗根本。
- 如同洗脸、刷牙一样，矫正体态也应该成为我们日常生活中不可缺少的一部分。只有这样，我们才能更好地爱护自己的身体。

第二章

了解人体运动模式

想要更好地理解人体运动模式和身体失衡的形成原因，必须了解大脑是如何构造我们的体态，指挥我们的肢体运动的。

我们的大脑有点像是一台收集、储存数据并执行程序的电脑。这台电脑能够做出分析，还能够即时沟通身体的各种机能。在本书中，我们将对肌肉、肌腱和关节之间的交流进行着重说明。同样，为了指挥肢体做出各种动作，我们的大脑编制出各种程序模式，也就是让身体根据特定的程序模式产生反应的代码。这种程序模式让我们不用每天重新学习走路，在开车时不用反复思考刹车和油门的位置。我们将人体运动模式细分为一般运动模式和复杂运动模式。

- **一般运动模式（也叫做基本运动模式）**，由信息和基本动作构成，这个模式适用于所有人。举例来说，几乎每个小孩学习走路都要经历一个相同的过程，从爬行（仰躺或俯卧，摆动双臂和双腿）开始，紧接着他们学会了手脚并用爬行前进，然后学会蹲姿，骨盆位于双腿之间，然后双腿发力站起身来，再学习如何站稳，如何保持身体的平衡，最后迈出人生第一步。值得注意的是大部分孩子在学会用语言来交流之前就已经学会了走路。因此，运动这门语言是通过**感觉**传输到我们的大脑中，这些感觉被收集，然后通过本体感受器传送给大脑。这些与生俱来的本体感受器分布在身体的不同位置，如肌肉、肌腱、皮肤、关节……正是通过这些本体感受器传输信息，大脑才能对身体的姿势和关节位置进行分析，从而做出矫正姿势的反馈，让身体得以保持平衡。大脑发展出基本的人体运动模式，并在此基础上，进行更加复杂的运动模式。

- **复杂运动模式（也叫做复杂或特定运动模式）**，这与复杂且精确的动作紧密联系。大部分艺术性的体育运动会用到这种模式。一个基本模式的构建越适宜人体，就会被多次重复，也会越稳定，也就是说，它能建立一个坚实的基础，从而构建和矫正更加复杂的运动模式。我们正是这样从儿童时期就开始培养让人受益终身的能力。因此我们可以在一些大人或孩子身上看出谁的身体更加灵活。这些人在基本运动模式上得到了更成功、细致和完整的发展。这就是为什么一个退役运动员可以很快恢复到以前的运动水平的原因之一，就算多年没有进行训练，相较于一个从未真正运动过自己身体的人来说，他仍然占据优势。这是否意味着普通人无法变得更加灵活矫健？当然不是。只要大脑能够发展并记录运动模式，普通人只需要循序渐进地进行锻炼，同时提高身体协调性和训练难度就可以了。

错误的运动模式会让身体早衰

我们在上一章提到了不良体态，这是由各种原因造成的：日常生活中的不良姿势、旧伤、错误的体育锻炼方式……这些原因导致肌肉失衡，从而迫使身体发展出新的姿势。

注意：

错误的姿势实际上是身体为了完成一个动作（走路、起床、打电脑、从椅子上站起来……）而进行的代偿，在重复几百甚至几千次后，这个动作会强化特定部位的肌肉群，导致肌肉失衡，也导致代偿性运动模式的形成，以此环环相扣，形成循环。

弗拉迪米尔·扬达（Vladrmir Janda）教授是一位专门从事机能再适应研究的医生，他在20世纪70年代最先提出了运动失忆和肌肉失忆。他的研究证明了在某些外伤影响下，一些肌肉群会丧失其功能，出现或多或少的"记忆缺失"，甚至忘记了它们在身体里扮演的角色。扬达由此提出了造成特定肌肉群失衡的一些不良姿势。

对胎儿的影响

儿童时期形成的体态也有可能导致肌肉失衡，并影响成年后的体态。某些失衡的问题从胎儿时期就开始出现，另一些可能出现在孩子出生后的头几个月，并且与胎儿时期的失衡情况相结合，导致孩子最初的体态模式出现紊乱。下面我们将会详细探讨这个问题。

在怀孕期的最后几周，胎儿通常位于母亲的骨盆位置，并保持左枕前位，在这种构造下，胎儿头部朝下，身体弯曲，向左偏转，手臂和腿向内蜷曲，以便适应在子宫内受到的约束。在分娩时，胎儿会保持这种姿势，就算在此过程中，胎儿会被引导做出其他动作，这个胎位也仍被视为最正常的胎位。

艾达·罗尔夫（Ida Rolf）、高登·辛科（Gordon Zink）和弗雷德·普雷维克（Fred Previc）等专家发现：这种倾向是决定胎儿最终体形的重要因素。胎儿出生后会随着时间流逝越长越高，但是身体在旋转时仍然保留着胎儿时期的倾向。当一个人进行旋转测试时，通常情况下，他的头部在寰枕关节位置更容易朝左偏转，腰骶部也是如此。根据胎儿的位置，我们可以发现，这种运动模式很有可能是在孕期的最后三个月里形成的。随着胎儿的逐渐成形，胎位的差异呈现出多样化。

母亲子宫内的空间会在妊娠期的最后三个月里变得越来越狭小，胎儿的手臂和双腿通常呈蜷曲状，头部位于双腿之间或朝向正前方，而不是偏向身体一侧。枕后位（脸朝前）是指胎儿头部偏离了正常的偏转方向，过于偏向身体后方。现在，世界各地的诊所和医院开始越来越多地关注并处理这样的问题，出现枕后位主要是由于以下原因：

- 不正确的姿势；
- 母亲的坐姿不正确会影响胎儿腰部脊椎的正常弧度，甚至造成过度弯曲；
- 上半身稳定肌群萎缩；
- 腹横肌、斜肌、多裂肌和腹直肌支撑不当；
- 缺乏合适的手动按摩治疗；
- 在分娩前期、期间及后期，对胎儿结构性矫正不够完善。

在胎儿于母体内的成长过程中，母亲的腹直肌（形状如同一板巧克力）和相关的支持韧带显示出高度的可伸展性（弹性），母体内会产生一种名为松弛肽的激素分泌物，这种物质能为胎儿提供一个相对舒适的生长环境，确保分娩过程顺利和安全。然而在怀孕过程中，存在着一个普遍问题：随着母亲的腹部隆起，腹直肌也会朝身体的侧面偏移。这通常是由于腹壁所承受的强大腹内压力拉扯着腹白线导致的，腹白线位于腹部正中线位置，由肌腱和筋膜组成，同时也将两块腹直肌分隔开来。当承受正常压力时，这一区域内的两块腹直肌会在腹部正中线的位置上汇聚，并且给予腹部充分的支持。如果准妈妈和进行产检的医疗团队忽略了腹直肌的缓慢侧移，那么随着腹部隆起，支撑躯干的稳定肌群，例如腹横肌、腹内斜肌、腹外斜肌和多裂肌，就会由于过度伸展变得脆弱。重力作用使孕妇腹部向前凸出，这会导致腰背部的伸肌承受极大的压力。由于背部肌肉和腹部肌肉之间的不平衡，腰背部竖脊肌会产生收缩，以减小地心引力对腹部的施力影响，不幸的是，这不仅会加剧背部的弯曲程度，还会增加椎间盘和后椎骨平面的压力，使得腰背部的疼痛感更加强烈。孕妇的腹部支撑系统的任何一点改变不仅会影响胎儿的位置，还会因为对抗地心引力，导致孕妇腰背部产生剧烈的疼痛。幸运的是，准妈妈们如果做好分娩前的准备工作，接受有经验的医生的按摩，在怀孕期间就只会感到轻微的腰部酸痛。本书中提到的锻炼非常适合准妈妈练习，不但能够改善不良体态导致的错误运动模式，还可以与其他产前锻炼方式相结合。

大脑侧化和基本运动模式

由于胎儿惯性，孕妇在移动时的加速过程会使得胎儿的头部偏转。对左侧大脑的重复刺激会增加胎儿前庭器官（维持平衡的器官）内的神经活动。长时间的惯性压力很可能是造成纤维性结缔组织增生的原因之一，从而导致胎儿早熟、左侧前庭系统过早发育、右侧运动优势优于左侧。事实上，前庭的信息会传到身体的相反侧。因此，当处于站立状态时，大部分成年人的左腿比右腿承担了更多的重量，因此，从神经学上来说，左脑的提前发育会通过神经影响右脑的发育，促使右侧运动优势的形成。

在我们的日常活动中，运动优势和前庭系统相互协作支持，例如：通常情况下，足球运动员利用左脚保持平衡，用右脚去踢球；篮球队员在左脚的推动力下跳起，用右手持球投篮；网球运动员将重心放在左脚，右手挥拍击球。为了证实大脑侧化理论，科学家们进行了一系列观察和研究，发现大部分成年人的左下肢更加粗壮，肌肉更加发达。由于大脑侧化，胎儿在母亲体内就已经开始发展出基础的体态和运动模式，从宝宝出生开始，这种由大脑侧化引起的针对身体某一侧的"偏向性"便会一直存在。

上述的各个方面都会对个体成年后的体态和运动模式产生影响，这也是本书提出的一些矫正方法的理论基础。

运动模式可以被矫正

为了矫正一个运动模式，大脑需要准确、大量并重复地收集新的信息，这不是一项轻松的工作。在现实中，长时间的不良坐姿所带来的身体损伤无法因为几分钟的锻炼而得到消除，即使是每天都进行这样的短时间锻炼。要矫正错误运动模式，必须接受并频繁实践新的运动模式。因此，我们需要一个可以日常进行的锻炼方案，重建各关节紧绷 – 收缩和松弛 – 伸展之间对应的平衡关系。这项任务是很困难的，因为这要求我们持续地关注身体的变化情况，为此付出努力。即便是一个最细微的运动矫正方案也是日常生活中不可或缺的部分，就像饭前洗手、工作之前喝杯咖啡一样。

如果你感觉肩部、背部、膝盖、髋部或者脚踝处有疼痛感，这并不意味着你需要停止复健或停止服用药物，因为对于缓解疼痛而言，复健和药物都是必要方法，同时也能防止你为了消除疼痛而执行其他错误的运动模式。但是这两种方法并不能从根本上解决疼痛问题，这也是为什么疼痛总会复发的原因。

以杰克（Jacky）为例

杰克曾经特别热爱运动，喜欢在运动中挥洒汗水，1970 年到 1985 年间，他还是一位不错的足球运动员。此外，杰克是一个能工巧匠，喜欢自己动手做些修补工作。但是，杰克天生就有脊柱过于弯曲的问题。在他的足球运动生涯中，由于从来没做过相关的拉伸和热身活动，杰克开始感觉到背痛，尤其在腰背部区域特别严重。那时候，杰克并没有特别在意这个问题，但是长期不当的足球训练导致他脊柱弯曲加剧，从而加速了腰背部椎间盘的自然磨损。现在，杰克再也不做任何运动了，与其说是不能，更多的是不想，因为身体无法承受运动带来的痛苦。近几年时间，由于背部疼痛不断地加剧，他只能依靠消炎药、短暂的休息、卧床休养和偶尔的物理治疗来暂时缓解疼痛。但是即便他只做很少的一点运动，疼痛的感觉便会再次袭来。最终，杰克屈服于现实，再也没做过运动。由于担心疼痛复发或是闪到筋骨，他连走路也十分小心。不过，即使杰克的椎间盘出现问题，只要他下定决心并且遵循合适的方法，就能够好转，甚至可以有规律地从事体育运动。事实上，考虑到他的体态和正确的运动方式需要大量的精力，还需要随时自我关注。将各种锻炼方案付诸实践需要改变不良习惯，还要考虑到每天的时间安排。改变是一个需要精力、时间和毅力的过程，同时也需要有客观条件，还要做到循序渐进。只有这样，我们才能取得进步，真正改变。在本书的后面章节中，我们会提出一系列切实可行的策略。

错误的运动模式是如何形成的？

运动模式由大脑决定，无论人体处于运动状态还是静止状态，大脑都可以通过分布在肌肉、肌腱、关节、皮肤中的本体感受器收集有关身体和各个关节的信息。此外，还有两种特殊的本体感受器也叫作感觉器官感受器：眼睛和内耳（我们在前面提到过它对胎儿的影响）。当我们闭眼站立时，我们会立刻感觉到肌肉活动增加，这是为了保持整个身体的平衡。但是当肌肉或者肌腱组织中的感受器失效时会怎么样呢？身体一侧肌肉会变得僵硬、过于强健；另一侧则过于脆弱和放松，这就使得感受器无法再给大脑提供精准的信息。此时，大脑会发出指令，迫使身体维持在某一固定姿势，这就导致了代偿的加剧和肌肉的失衡。疼痛感也会干扰本体感受器发出的信息，我们将在后续章节进行详细介绍。

如何解决机体功能障碍？

利用正确的信息重新改编大脑程序可以解决这个问题。这有点像我们自由舒展身体时所体会到的感受：伸展身体会带来舒服的感觉。对于大脑来说，这就像重新打开一扇窗，然后发现身体存在着另一种现实，大多数人都体验过这种感觉，但是一旦神经肌肉的拉伸效果消失，窗户又会再次被关上。

注意：

- 根据记忆中记录的程序，我们的身体会采取相对复杂的程序和运动模式，使关节周围的肌肉群合理地收缩和放松，使得人体能维持某一状态或者实施某一特定动作。
- 某些因素会对人体运动模式有不良的影响，例如：日常不良姿势、久坐、外伤、肌肉失衡、某些神经性疾病。
- 人体运动模式和机能障碍程序不是一成不变的。我们可以在任何年龄重新学习一套运动模式，而需要考虑的，只是时间投入多少的问题了。

第三章

了解肌肉链的原理

近些年,人们关于身体的观念发生了许多改变,身体的运转不再被看作各个身体部分的总和,而是一个整体运转系统,激素和各个器官之间不断进行相互作用,被称为运转系统的运动系统也是如此。

如果组成运动系统的各个元素正常运作,那么整个系统和与之相关的运动模式也能正确运作,让身体保持正确的体态,在正确的时间做出正确的动作,最终使得整个运动系统更有效率地运作,让身体感受到没有疼痛的舒适感。相反,如果运动系统中任意一个元素由于受伤、肌肉失衡、不良体态等原因而无法正常运转,就会导致整个系统的功能紊乱,使某些肌肉和组织负荷过重,这必然会导致机体对其进行代偿,而这种代偿又会造成整个系统运转失常,进而引发疼痛周期的出现。然而疼痛也会通过触发其他代偿现象,引发系统功能障碍……

了解整个运动系统复杂的运作方式是非常重要的,在此基础上,我们才能理解为什么扭伤脚踝后没有仔细治疗,会引起膝盖或者背部的疼痛等诸如此类的问题;同时也能帮助我们弄明白为什么某些体态会引发头疼、腰椎间盘突出、腰疼……

探秘人体运动系统

人体运动系统由三个子系统组成:

- **肌筋膜系统**:由肌肉、筋膜和肌腱组成,在身体静止或者运动时维持、稳定、建立或者减缓关节活动。
- **关节系统**：由关节和骨骼组成。
- **神经系统**：由神经和本体感受器组成，本体感受器负责将力学信息（肌肉、筋膜、肌腱和皮肤的压力情况）转化成由大脑收集和分析的电子信息，随后大脑利用神经系统与身体进行交流。

肌筋膜系统：纤维网络

这个系统由骨骼之间、肌肉之间、骨骼与肌肉之间的结缔组织构成。这些组织共同形成了一个纤维骨架，人体所有的肌肉和器官都被包覆在我们称之为筋膜的结缔组织中，由此，构成了肌筋膜系统。这一系统负责维持体态，产生、稳定或者减弱使人体关节运动的作用力。根据不同的运动方式，可将构成这一系统的不同肌肉链和肌肉群分为主动肌和拮抗肌，**主动肌**能促使关节运动，**拮抗肌**通过阻碍主动肌的运动来抑制关节活动，从而避免关节脱臼。举例来说，当你伸展手臂时，肱三头肌（上臂后侧的肌肉）是执行该动作的主动肌，肱三头肌带动手臂运动，而肱二头肌则扮演了拮抗肌的角色，通过抑制肱三头肌伸展来避免肘关节脱臼。为了保持关节功能正常，每块肌肉中伸展 – 收缩的关系和在关节两侧产生的相等的力（力偶）都是至关重要的。

我们在之前提到过，肌肉的运动并不是独立的，身体要执行一个动作，需要主动肌和**协同肌**相互配合。例如：当髋关节运转正常时，臀部肌肉（主动肌）使运动产生，推动髋部向前运动。背部肌肉和大腿后侧肌肉则以协助者的角色参与到髋部向前伸展的运动中，因此它们是臀部肌肉的协同肌。

运动越复杂，运动过程中关节的调动程度就越高，更加需要身体来保持关节的稳定。因此在其他肌肉链进行步行运动的过程中，腹部和背部的深层肌肉能够使腰部和髋部的关节保持稳定。一旦肌肉严重失衡或者动作错误，一些肌肉组织就纠正某些肌肉的错误运动，以保持关节运动的完整性，我们称这些肌肉为**中和肌**。

关节和骨骼系统

这一系统包含人体骨骼和关节，其状态取决于肌筋膜和神经系统。然而在肌肉失衡或是体态失衡的情况下，关节和骨骼处于压力状态下，从而造成骨骼系统压迫肌筋膜系统，也会破坏神经系统通过本体感受器收集来的信息。简而言之，人体的运动系统之中存在着协同作用和相互依赖的关系，这也是为什么发生骨折和脱臼时，需要对全身的肌筋膜系统、关节系统、神经系统进行康复训练，椎骨错位和脚踝扭伤也是如此。受伤关节的各个部分都会受到不正常的压迫，并发生代偿现象，长此以往会导致更严重的关节病变。

神经系统

我们的身体拥有一个巨大的信息传输网络，大脑是控制中心，信息中转站则存在于椎骨之中，神经元将生物电信息从中转站传送到身体各处。神经系统能让身体不同部位进行信息交流，位于肌肉、肌腱、皮肤和关节中的众多感受器（我们称之为本体感受器）则负责收集皮肤、肌肉纤维和肌腱接收到的压力信息。整个神经系统收集这些信息，再将其传送到大脑，大脑对此进行分类、分析，最终选择出合适的肌肉运动程序，进行必要的体态纠正。关节处的相关肌肉群就能够在适当的时候以合适的力度收缩，拮抗肌（对抗肌）也能够与之配合，降低肌张力和肌肉紧绷程度。

如果运动系统中某一部分发生紊乱（肌肉僵硬、肌无力、关节功能障碍、神经紧绷等），那么传递到大脑的信息就会发生错误，整个系统也会被影响。关节的减速、稳定和产生力量的能力都会有所降低，从而导致其他肌肉神经机制的出现，引起体态的改变，这些机制包括：交互抑制、协同肌优势和关节抑制。

交互抑制

大脑通过交互抑制过程来减弱拮抗肌的张力,从而促进主动肌的收缩。当系统失衡时,僵硬的肌肉会使得拮抗肌的张力减弱,导致这一关节周围的相互作用力之间的恒等关系被打破。在大部分时间里,人体部分肌肉处于收缩状态,肌肉纤维有相互联结的倾向,由此产生的附着力会减弱这个肌肉组织的伸展和收缩能力(肌肉张力和肌肉长度之间的关系)。举例来讲,我们大部分的时间都处于坐姿状态,这种姿势会使得股四头肌(大腿肌肉群)和腰大肌(能支持膝盖抬起的肌肉群之一)绷紧,削弱经常处于伸展状态的臀部肌肉。另一方面,腰大肌和股四头肌持续性的紧绷和张力会抑制神经系统对臀部肌肉群的指令传导,阻碍臀部肌肉通过保持一定的张力来维持平衡关节。所以,为了补救这种情况,臀部上方(椎旁肌)和下方(腘绳肌)肌肉也会被身体调动。我们称这种现象为协同肌优势。

协同肌优势

协同肌通过这一机制补救和执行主动肌的运动,协同肌最初的作用是辅助身体执行运动模式,而不是启动运动模式。但协同肌也会积蓄很多张力和压力,一旦被释放出来就会表现为:肌肉挛缩、肌肉撕裂、肌腱炎……通常身体某个区域的疼痛,能反映出身体其他部位出现了问题。

协同肌优势机制使得相关关节周围的相互作用力产生一定的变化,这对力(存在于关节内部的平衡力)的差异越大,该关节的运动功能就会受到越大的限制。这种情况下,关节抑制就开始出现。

关节抑制

当关节紊乱引发周围肌肉出现抑制现象时,神经肌肉现象就会随之出现。让我们用刚才的例子来解释这一过程。当我们坐着时,髋部屈肌

（股四头肌和髂腰肌）紧绷，产生臀大肌（拮抗肌）的交互抑制，然后协同肌优势机制出现（大腿后侧的腘绳肌和椎旁肌），促使髋部向前运动，髋部肌肉组织的失衡会削弱髋部的正常运动能力。负责稳定髋部和骨盆的肌肉群（位于腰背部的腹横肌、小斜肌、多裂肌和椎旁肌）会发生神经肌肉抑制。

一旦髋部和骨盆处的稳定肌肉群不再正确地发挥作用，在执行动作时，这两个关节在活动时就会承受很大的压力。长期下来，会导致炎症和疼痛，尤其是在背部和骨盆处。这种疼痛引发了代偿性运动模式，它实际上就是疼痛的根源，引发其他疼痛，成为恶性循环。

这个道理适用于身体的所有关节。可惜的是，尽管肌肉链是解决身体疼痛问题的关键，但一般的医生和体育教师对此并没有太多了解。

如图所示（参见第22页），简要概括了我们刚刚提到的内容。

只要运动系统任何一个部分没有正常运行，整个系统就会出现机能紊乱，引起一系列肌肉失衡问题的出现。如果不采取应对手段的话，张力会持续累积，尤其是在肌肉、筋膜、肌腱等位置。即使这些代偿能使我们的身体在后几年里继续运转，但是它已经不是一种正常的运作方式了。正如我所提到的，人体十分擅长进行代偿，但是如果有一天这种代偿无法再进行了，它会通过肌肉收缩、肌肉撕裂、肌无力和发炎等方式让身体知道。

肌筋膜链详解

我们前面提到过，为了维持有效的运动，人体需要通过肌筋膜链来达到这一状态，肌筋膜链连接了肌肉、肌腱和关节，构成一个系统。为了更具体地了解这一系统，下面为大家列出几种肌筋膜链的示意图（参见第23~26页）。

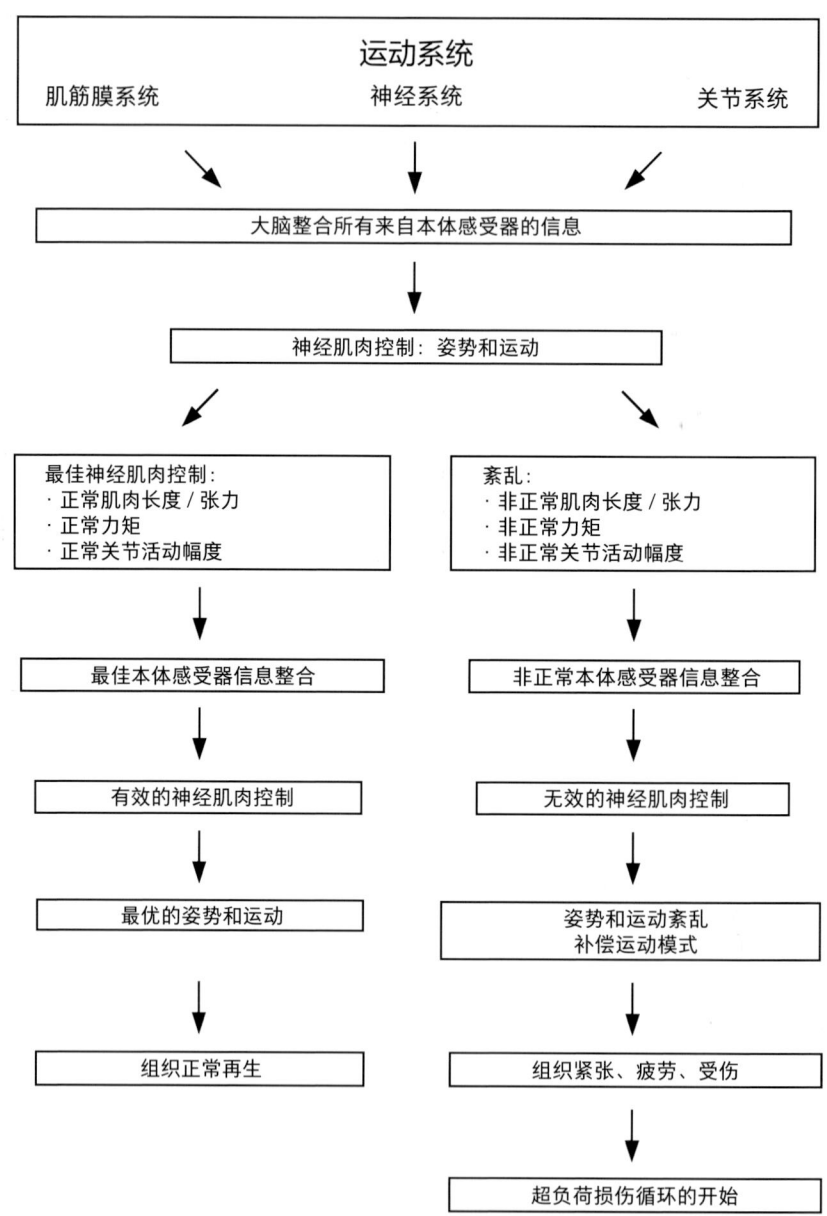

第三章 了解肌肉链的原理 23

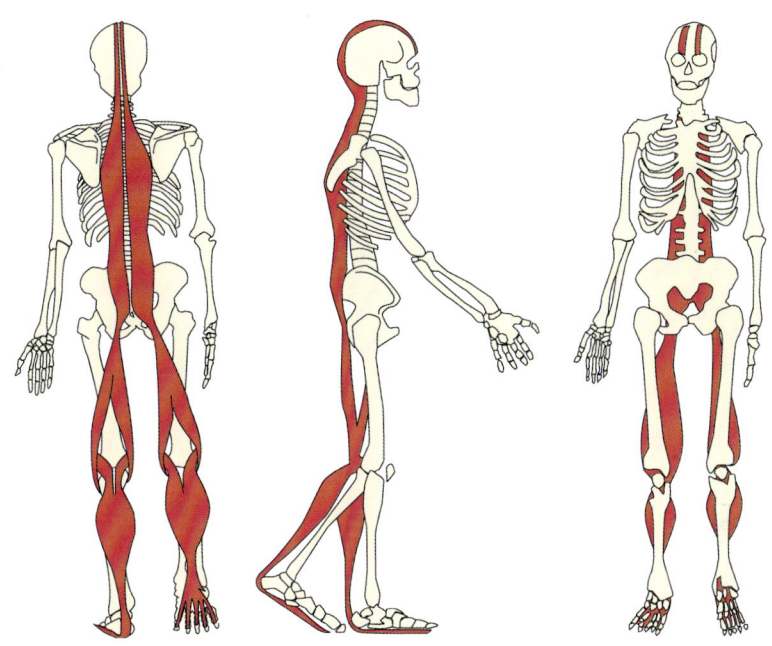

后侧浅层肌筋膜链:从足弓肌肉到颅骨顶端

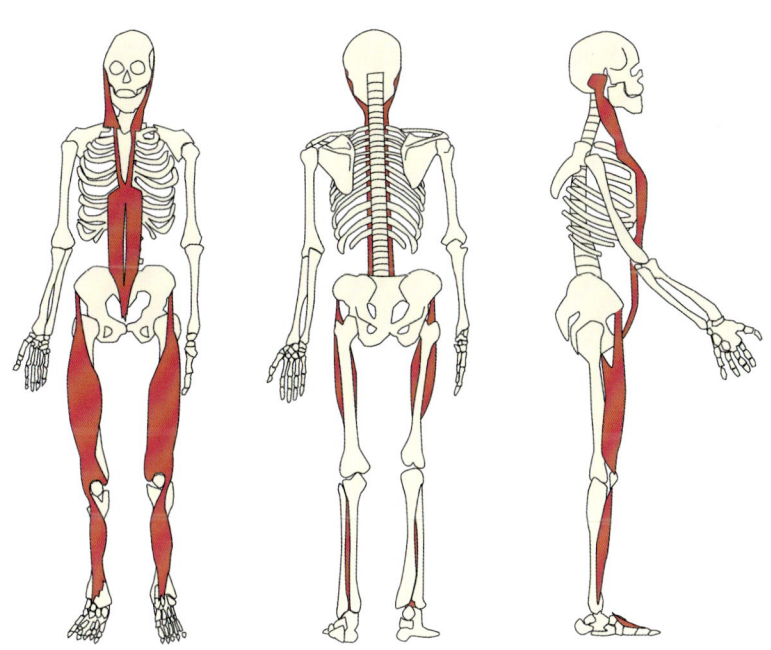

前侧浅层肌筋膜链:与后侧浅层肌筋膜链相对应

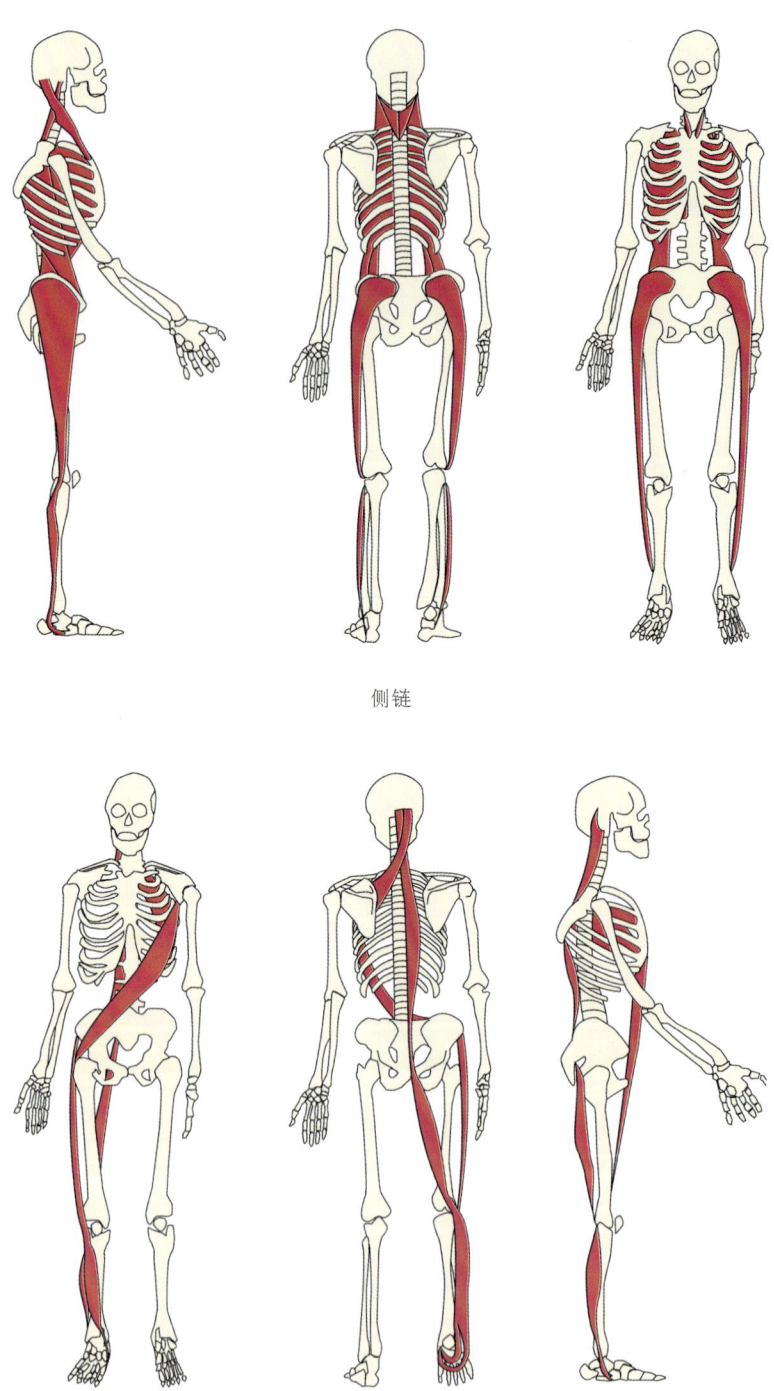

侧链

螺旋链：控制身体旋转

第三章 了解肌肉链的原理 25

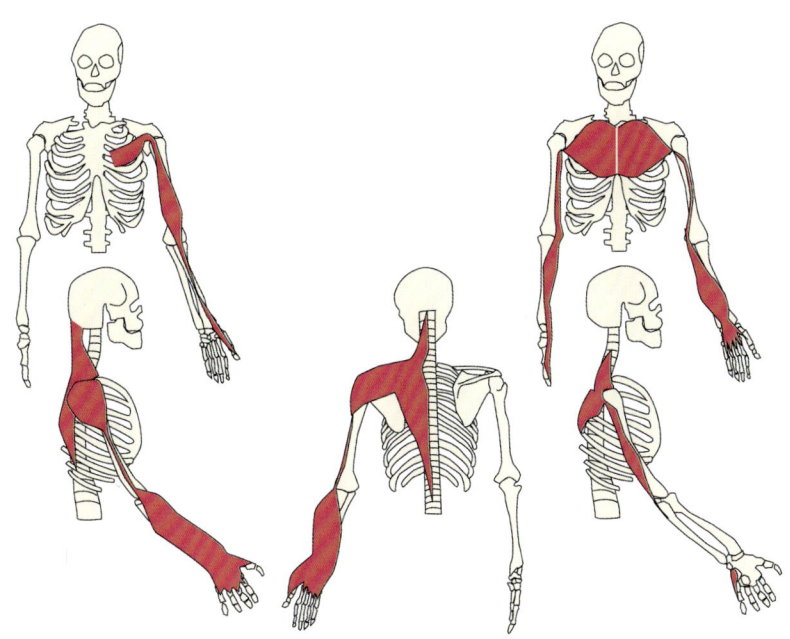

手臂链：通过肩膀和胸部连接双臂

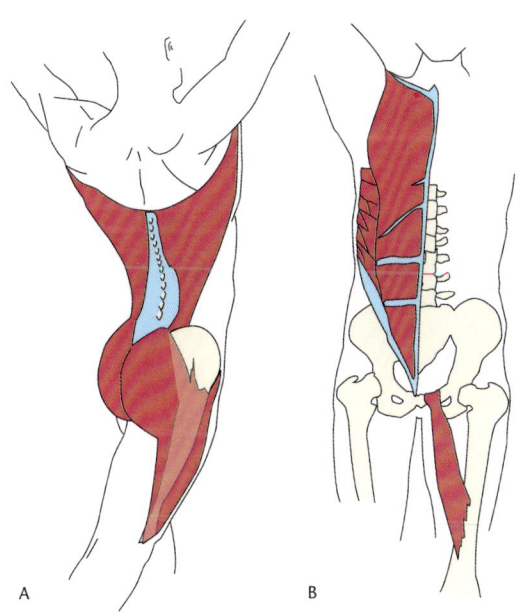

功能链：在人体行走或跑步时，连接手臂链和骨盆，
抵消骨盆或双腿的运动。它能够在体育运动中产生力量

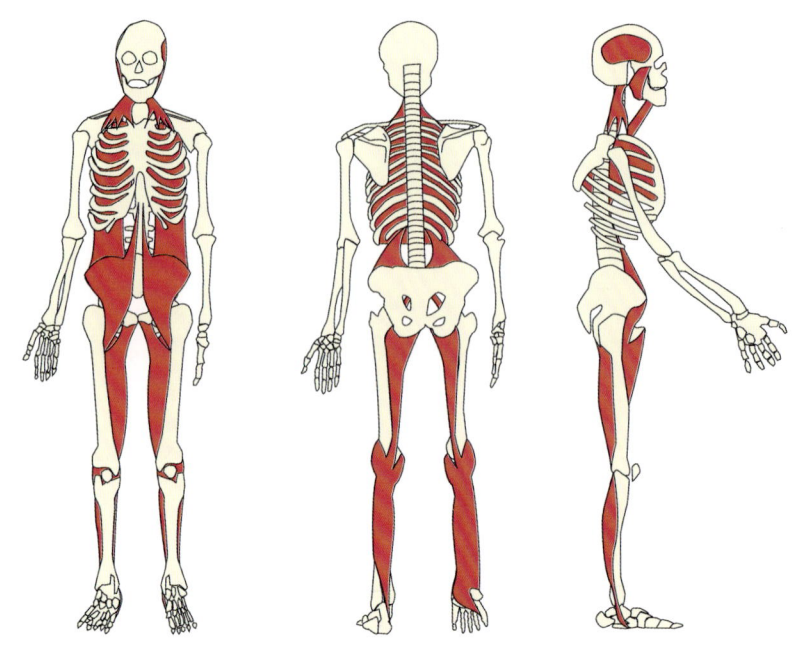

深层链：维持体态的重要肌筋膜链，能够稳定动作
（正常状态或非正常状态下的稳定）

这些示意图并不是为了取代现有解剖图，而且这些图也不如解剖图准确。细心的读者会发现，有一些肌肉没有完整呈现出来，这是为了更简明形象地展现肌肉链，让大家更好地看到整体。我们每做一个动作，都会有多个肌肉链参与进来，才能稳定、协助、抵消或者中和身体的动作。这种整体的展现也能让我们更清楚地了解某些肌肉和关节的紊乱是如何在身体其他部位引起代偿现象和各种问题的。

我们移动、站立、工作、运动的方式，身体受到的伤害，我们理解生活的方式……所有这一切都会对肌筋膜链产生影响。这就有了以下问题：

- 在出现代偿现象时，我们的肌肉如何运作？
- 当受到长期的压力压迫时，筋膜会如何反应？

- 如果我们长期保持不正确的体态姿势，执行不恰当的运动方式，组织会发生什么变化？

答案在下一章节。

第四章
坐姿对体态的影响

在这个时代,除了睡觉之外,我们每天坐着跟站着的时间一样多,甚至更多一些。在发达国家,对舒适生活的追求让椅子和扶手椅得以普及。然而在其他国家(通常是比较落后的国家),还是普遍存在着坐在地垫或是地上的习惯。最大的问题在于坐姿是一种对身体,特别是对于脊柱来说不恰当的姿势。

坐姿对人体整个关节和肌肉系统的危害最大,长此以往,会导致身体肌肉张力平衡状态产生巨大的变化。坐姿能改变一些肌肉链,很典型的就是能够抵消万有引力的肌肉链,例如从足弓肌肉延伸到最后一节颈椎上方的后侧浅层肌肉链。坐姿抑制了这条链上某些肌肉的活动,比如臀部肌肉,在其受到抑制的状态下,身体会迫使其他肌肉(如椎旁肌)做超过两倍的运动,超出它们本来的功能范围。在坐姿状态下,重力迫使我们的肩膀前伸展,缩短了胸肌,抑制了上背部肌肉群的活动。总而言之,坐姿改变了身体运转方式。这些改变会削弱我们正确运动的能力。我们运动得越来越少,关节也越来越僵硬,一方面,肌肉丧失了活动性和张力,另一方面,关节滑液流失,关节丧失了天然的润滑剂。

坐姿对体态造成的影响

- 引起长期性的髋关节活动性丧失。
- 导致腹部肌肉群的松弛,尤其是作为天然束腹工具的腹横肌,同时也会造成椎旁肌的松弛。

- 导致腰椎失去自然的弯曲弧度，使椎间盘长期受到巨大压迫，从而引起腰背部疼痛。
- 抑制臀部肌肉，使其忘记自己伸展髋部的功能。这种功能通过将髋部往前推动来完成起身、行走、奔跑、打网球或者打高尔夫球等活动。这种"肌肉失忆"会迫使椎旁肌来完成伸展髋部的任务，引起难以负荷的伤害，有时还会因为错误的观念而加剧伤害，例如："我背疼，所以就要更多地锻炼这一区域的肌肉。"
- 引起肩部内缩和头部前伸，这使得肩胛骨肌肉群（上背部与肩胛骨之间）肌肉变得脆弱，颈部肌肉、胸肌、肱二头肌缩短。肩部向前内缩加上腘绳肌肌肉痉挛，严重改变了人体的重心，导致一些肌肉链压力过大，长此以往，还会造成一系列严重后果。
- 造成小腿和脚掌伸肌缩短，改变行走的运动模式。
- 坐姿只需要消耗很少的能量，不利于人体的新陈代谢，尤其是当人体摄入富含糖和饱和脂肪的食物时。

了解我们的脊椎

如果说所有的关节都很重要的话，那么脊椎和骨盆无疑是立于基座上的支柱。从严格的解剖学层面上讲，上肢、下肢和颅骨都是它们的延伸。

人体的脊椎有 24 节椎骨，脊椎对于失去活动能力和弯曲弧度非常敏感。脊椎的结构实际上包含三个弧度，即颈椎前凸，脊椎后凸和腰椎前凸（参见对页示意图），然而，受坐姿、重力及肌肉张力逐渐丧失等因素的影响，这种弧形结构会有变形的趋势，从而对在椎骨之间充当缓冲器的椎间盘造成极大伤害（参见对页示意图）。

第四章 坐姿对体态的影响　31

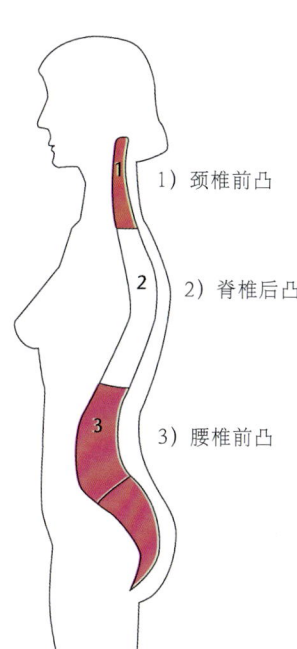

1）颈椎前凸

2）脊椎后凸

3）腰椎前凸

椎间盘

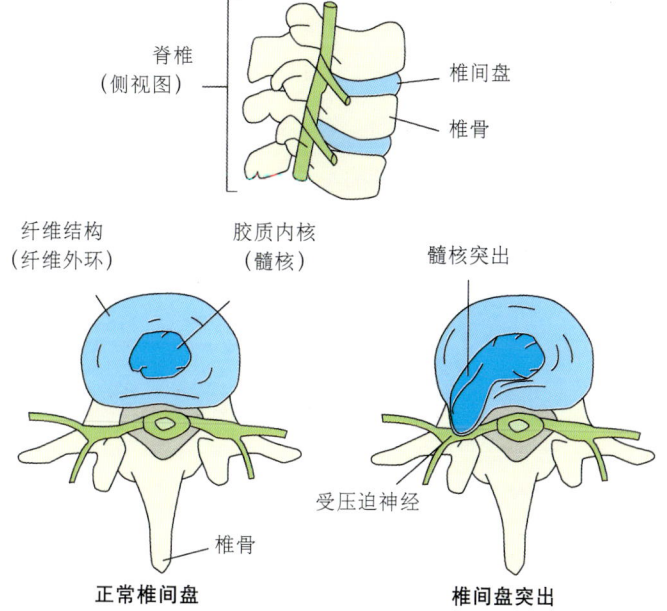

椎间盘外环

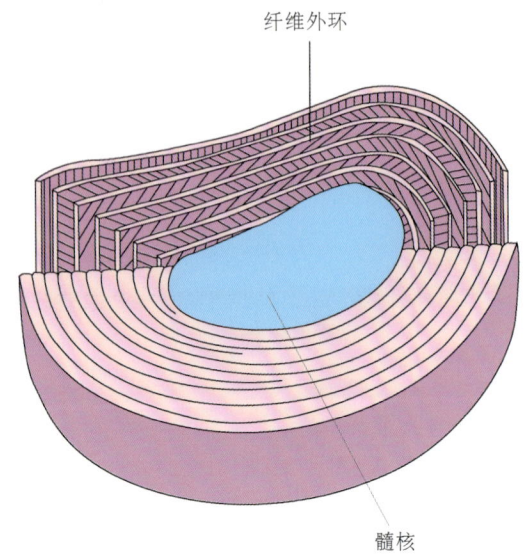

纤维外环

髓核

　　如上图所示，椎间盘是由一系列环状纤维组织构成的纤维外环和富含水分胶质的髓核组成。当我们平躺或睡觉时，脊椎不再承受垂直的重力压力，髓核因为吸收水分而膨胀，髓核的膨胀会使我们在早晨醒来时觉得脊椎僵硬，在我们起床后至少半小时内，这种僵硬感会抑制身体做出弯曲、伸展脊椎的动作，以便于椎间盘髓核排出水分。实际上，早晨起床后一段时间里，脊椎的弯曲会给髓核和纤维外环造成很大的压力。不幸的是，每天早晨起床后我们都会坐下来吃早餐，然后乘公交、小汽车，或骑自行车去上班、上学。

　　每天，我们长时间保持坐姿，这给椎间盘造成了很大的压力。与站姿承受的压力不同，这些压力没有被均匀分配，结果导致椎间盘的一端比另一端受到更多的压力。如此便造成两个严重后果。第一，椎间盘不能迅速恢复到它最初的形态，这就解释了为什么我们在久坐之后，弯腰拾起地上的东西或者突然进行脊椎运动时，会觉得腰痛或是坐骨神经痛。第二，在经过长年累月的反复拉伸后，尽管施加在脊椎上的压力微不足道，椎间盘的纤维外环还是有可能出现撕裂。椎间盘的髓核也会向外移动，造成腰椎间盘突出。这种情况下，髓核会压迫并刺激神经，这就是一般性的坐骨神经痛。

关注颈部和肩部

我们刚刚提到了典型的腿部坐骨神经痛，那么就不得不谈一谈与之对应的手臂坐骨神经痛，也被称为胸颈臂综合征。它包括由于臂丛神经和上肢血管（锁骨下动脉及静脉）受到间歇性或持续性压迫时产生的所有症状，其中手掌或手臂麻木、手发凉、水肿等都是常见症状。

坐姿和办公室工作对这种症状的影响十分明显。下面我们对此进行具体分析。

现在，大部分人每天有 6 到 10 个小时保持着静止的坐姿，当肌肉收缩时，我们的能量被消耗，产生的废物开始累积。随着时间的流逝，这些有刺激作用的化学废料改变了肌肉在放松状态下的长度，包裹肌肉的筋膜失去应有的柔韧度。在长时间保持坐姿时，无论是连续数小时坐着工作、看电视还是玩电脑，大部分人都会有身体倾斜的趋势。头变得沉重并且向前伸，肩胛骨向外突出，从而引起胸椎后凸（上背部驼背），使原本正常前凸的腰椎弧度减小（下背部被拉直），变直。

由于对抗重力而产生了肌肉疲劳，负责维持头部挺直的颈部深层伸肌会因为缺氧而出现窒息现象。当疲劳来袭时，重力会落在背部上方及肩部肌肉群上，例如斜方肌、菱形肌、后肩旋转肌群。

上背部和肩部肌肉群非常活跃，主要功能是执行动作，其次是协助稳定头部。所以，它们在承受持续压力时不能很好地做出适当的反应，甚至会放弃做出应对，此时，疲劳的颈部深层肌肉不得不再次承受负荷。这种代偿失调会导致一系列多米诺骨牌效应，包括组织活动性减弱、活动幅度受限、头部前倾以及肩膀内旋。

头部前倾造成的持续等距收缩会对穿过 C7–T1（最后一节颈椎骨和

第一节脊椎骨交接处）最深层的肌筋膜层造成伤害。长此以往，用于润滑筋膜鞘的筋膜润滑流质会变干、变稠和变黏，导致筋膜粘连、肌肉痉挛的后果。

当有肌筋膜层互相粘连时，肌肉的运动作用就会减弱了。筋膜常常是带动周围肌肉的"罪魁祸首"。这种肌筋膜造成的限制不仅会浪费宝贵的能量，还会降低动作的灵活性，减小活动幅度。那些必须转动整个躯干才能看到旁边东西的人就是一个例子。由于常年重复错误的运动模式、长时间保持弯曲的体态，加上外伤和精神压力，这些人还有着肩膀内旋、头部前倾的问题。

研究者们普遍认同这个说法：头部前倾时，颈部伸肌不仅要等距运动（对抗万有引力），以支撑头部的重量，而且头部每向前伸出2厘米，它还要多负载4千克的重量。也就是说，一个重5千克的头自胸部向前伸出6厘米，颈部伸肌就必须支撑一个相当于17千克重的头产生的重量，才能够对抗重力的作用。

颈部和下颌部位很脆弱，但对生存至关重要（观察，咀嚼，吞咽），这里有很多本体感受器（机械感受器，伤害感受器，化学感受器）。

肌肉持续的等长收缩不仅会刺激对炎症敏感的化学感受器，还会刺激机械感受器，后者负责监控关节囊、韧带、椎间盘、筋膜和脊椎回旋肌是否存在过度拉伸或压力过大等问题。当化学感受器和机械感受器通过这种有害的刺激作用于脊髓时，脊髓自身无法应对这种强烈的感觉刺激，便会迅速唤醒传输痛感的伤害感受器。这些小型伤害感受器能够立刻将感觉信息传达到大脑的某一区域，来防止有可能发生的组织损伤。通常情况下，大脑会启动肌肉保护区。这种反应意味着疼痛—痉挛—疼痛这一循环的开始，直到矫正了头部前倾的体态，恢复了本体感受器的正常活动之后，这种循环才会停止。

观察大脑如何通过对某些特定肌肉群进行刺激，以保护脆弱区域，这是很有趣的。但是，首先被刺激的肌肉往往就是造成头部前倾的肌肉（尤其是胸锁乳突肌、枕骨下肌和前斜角肌）。这些受神经支配的肌肉收缩、变短，头部和颈部就开始前倾，这就造成痉挛和肌肉保护机制出现。为了稳定头部，大脑会立刻求助于上背部和肩部肌肉群。

出现胸颈臂综合征或者手臂坐骨神经痛症状，基本可以采用相同的治疗方法，例如使用抗肌肉松弛、消炎的药品。在臀部坐骨神经尖锐疼痛时，服用消炎药是很有必要的，因为它能够减轻因疼痛带来的代偿现象，还可以帮助人们入眠，但是这种方法治标不治本。更好的方法是：每天按摩或是自我按摩，有规律地活动肩部和颈部关节，时常调整姿势，再配合进行运动疗法（或者是本书中的体态矫正方案），咨询有经验的整骨师（进行颈部推拿按摩必须谨慎小心）。颈部活动困难的人并不少见，这是长年筋膜粘连造成的。手臂坐骨神经痛则是由于颈部组织长期失去活动力，影响到头部位置，压迫到椎间盘和臂部神经而引发的剧烈疼痛。

运动员的特殊情况

正如我们之前提到过的，当颈部产生功能障碍时，上背部和肩部的肌肉群会"前去相助"，但是也会很快出现功能障碍。这就是为什么在面临颈肩部慢性疼痛时，这两个部位相互影响，很可能同时出现问题的原因。

这一点特别体现在运动员身上。除了长时间坐着，承受坐姿造成的不良影响之外，运动员习惯于运用他的浅层肌肉组织（优先负责人体运动的肌肉组织），这种方式比常坐之人受到的影响更明显（这是一种运动模式的变化），导致运动员使用并锻炼出发达的浅层肌肉，特别是在颈部和肩部，已达到稳定头部的目的。这就是我们上一章节提到协同肌优势现象，肩膀周围频繁发生的肌腱炎就是由此而来，如果运动员不采取应对措施，就会引起严重的胸颈臂综合征，需要花费很长时间进行治疗。事实上，我们不仅需要注意病症的各个方面，还应该重新建立正确的运动模式，以达到肌肉正常运转的目的。这本书中的方法可以帮助到您，但需要您持之以恒。

注意：

- 坐姿完全改变了我们颈部、肩部、脊椎、胯部、踝部关节周围肌肉组织的平衡，还改变了身体基本的运动模式。
- 任何一种坐姿在本质上都没有好与坏的差别，真正有害的是通过等距（静态）肌肉收缩来保持静止，施加的压力不大，但是如果长时间保持这种状态就会出现问题。所以，经常活动身体是很重要的，要避免长时间（30分钟以上）静坐。
- 每一天抽出一点时间来活动和按摩颈部和肩部是很重要的。本书"实战演练"部分给您提供了相关的建议及每日要做的运动。

第五章
呼吸和体态

与行走、保持某种姿势一样，呼吸也是一种基本的运动模式。与良好的站立、行走、跑步方式一样，正确的呼吸方式可能会丢失，从而造成严重的后果（给氧不足、疲劳、疼痛、压力……）。在这一章，我们将详细了解这些不良影响。

本能的丢失

请您暂停阅读，放松，深吸一口气，然后慢慢地吐出来。

通常，我们不会去思考自己的呼吸，因为这是我们出生时第一个条件反射动作，根本不需要思考就会自动进行，呼吸是被大脑完全自动掌握的身体活动之一。

但是就像所有的身体运动模式都可以改变一样（可以是好的改变，但通常是不好的），随着时间的流逝，适应环境的正确呼吸方式也可能会丢失，而错误的呼吸方式则会对整个身体产生负面影响。

刚刚我让大家进行呼吸，你是怎么做的？

你是不是用鼻子吸气，使空气进入腹部，片刻后，慢慢地呼出空气？

或者你是用嘴巴吸气，让空气充满胸腔，甚至同时耸起肩膀，然后再用嘴巴呼出空气？

大部分人都是用的第二种方式。

与行走、保持某种姿势一样，呼吸也是一种基本的运动模式。与良好的站立、行走、跑步方式一样，正确的呼吸方式可能会丢失。

年轻的父母看着婴儿上下起伏的小肚子总会感到很新奇，那是因为与生俱来的本能让小宝宝选择了上述的腹式呼吸方式。但是随着年龄的增长，我们容易遭受上文中提到的那些身体压力（不良体态、创伤等）的影响，我们所处的社会环境会增加我们的压力，让我们变得焦虑、沮丧，最后改变了我们的呼吸方式。事实上，在长期处于压力或焦虑的状态下，我们的身体会以不一样的方式来运转，以面对可能发生的危险。即使没有明显的威胁和危险，我们的身体还是保持着准备躲避或战斗的状态，这时需要一种有动力或紧急的呼吸模式来增强肌肉张力，警惕和焦虑感也会随之增加……造成恶性循环。

因此，错误的呼吸方式会对我们整个身体和体态造成很大的负面影响。

错误呼吸方式的负面影响

正如我们所提到的，呼吸方式会对我们的身体状态造成关键的影响。当我们的呼吸速度过快、不平稳，由胸腔和锁骨部位执行时，我们的身体处于随时会做出动作的状态（这是处于运动状态的运动员的呼吸方式），或是处于防卫状态（这是紧张、焦虑或者丧失正常呼吸模式的人的呼吸方式）。相反，用腹部进行平稳呼吸时，身体就处于放松状态。

以下是几个错误呼吸方式带来的负面影响（不止下列几种）：

- 细胞获取氧气的时间更短。
- 二氧化碳的释放量增加，引起呼吸性碱中毒，也就是血液中酸碱值升高，从而导致（或者延续）焦虑状态。一方面，肌肉在中毒状态下无法正常运转，另一方面，焦虑促使不良体态（身体向内蜷曲）的形成或延续。
- 紧张状态使瞳孔变大，口干，手心冒汗。
- 头痛。

- 使身体压力增加，削弱其自我放松和休息的能力。
- 身体对疼痛的敏感度升高。
- 全身疲劳。

以下是错误呼吸方式给肌肉带来的负面影响：

- 上肋部位置升高，使肋部软骨及肋间肌变得脆弱。
- 呼吸时会抬升肋部，造成胸椎移动，不能良好运作。
- 上背部及颈部的许多肌肉（胸锁乳突肌、斜角肌、上斜方肌等）变得过度活跃，肌张力亢进，促使肌肉挛缩和肌肉痉挛现象出现，也会改变肋骨及胸椎的运转模式。
- 由于肌肉过度活跃和刚才列举的因素，颈部活动性会逐渐丧失，变得更加僵硬。
- 正如上一章所讲，我们刚才列举的因素会扰乱并损害肩膀和肩胛带的正常运转。
- 人体有两块强有力的肌肉：腰方肌和腰大肌，它们被最主要的呼吸肌肉——横膈膜连接在一起，并且是在腰椎部位与这块肌肉相连接。因此，错误的呼吸方式会对腰方肌和腰大肌产生不良影响，还会改变它们的运转方式和稳定脊椎和骨盆运动的能力，从而引发下背部及骨盆的问题。

良好的呼吸方式是我们生活中必不可少的一部分，建立这样一种良好的日常生活习惯，能帮助我们的身体减轻甚至消除疼痛。现代生活方式给包括呼吸在内的各个要素带来很多负面影响，所以，为了保持身体健康、维持机体的正常运行，正确地呼吸或是重新学习正确的呼吸方式对于我们来说至关重要。

第六章

炎症、疼痛和触发点

当身体必须为不良体态和某些部位的非正常运行做出补救时，炎症、疼痛和触发点的恶性循环就开始形成了。但好消息是我们可以让它停止。

在前面章节我们提到过，必须将身体看作一个整体，因为这才是身体的运转方式。整个身体系统完美运转才能够让身体更有效率并且远离疼痛。如果肌筋膜链、关节和神经之中的任何一个部分没有正常运行，整个运动系统就会受到损害。事实上，当创伤、工作或日常生活中的体态、不良的运动方式、情绪状态、疾病、畸形或肌肉失衡导致身体的某些部位无法正常运行时，身体就会用另一种运动模式来进行补救。这会使肌肉和关节处于一种过度紧张状态，不能按原本的模式运行。此时恶性循环就开始了，我们也把它称为炎症循环或者过载循环。

炎症循环

当一个组织或者一个关节因为承受巨大压力而受到损伤时，身体就会开始用发炎的方式来保护出现问题的区域，使其恢复正常。炎症加强了疼痛感受器和伤害感受器的活动性。作为回应，大脑会提高该区域的神经肌肉张力，造成新陈代谢产生的垃圾增多，引起该部位组织供氧不足（缺氧），从而导致伤害感受器的阈值降低，也就是它们的启动速度加快，疼痛感更加强烈。大脑依然会做出使肌肉痉挛的保护机制，让肌肉不由自主地进行收缩。免疫系统的巨噬细胞到达病变部位，清理细胞残骸。同时，这一部位的化学变化有利于负责重建支撑筋膜组织的细胞的活动，以便堵住病变处的缺口。重新形成的组织形成了一种叫做粘连层的粗糙黏合物，它不像肌肉纤维那样富有弹性。而且，在病变区域，新形成的组织更加坚硬，从而改变了该处肌肉纤维长度和张力之间的关系。结果会影响大脑对神经肌肉的控制，也就是前面章节所提到的，交互抑制现象形成（拮抗肌无法接收到足够的电脉冲），引起了协同肌的代偿作用，形成了无休止的恶性循环。

每当你感到身体疲劳酸痛时，这种循环就会重新出现。疼痛甚至会发生在毛细血管和肌肉纤维出现微小损伤的部位，毛细血管负责运输氧气及肌肉收缩所需的各种分子。疼痛可能发生在每一个人身上，你在搬家、长时间从事园艺工作、做繁重的家务时，或是在做疼痛必不可少的运动时，都有可能出现身体疼痛的症状。对于专业运动员来说，疼痛更像是家常便饭了。总而言之，日常生活中的很多因素都有可能伤害到肌肉组织，让身体陷入炎症循环，导致筋膜粘连。事实上，如果我们不采取应对措施，每次只要身体出现小创伤，甚至在我们不知情的情况下，这种轻微的粘连症状每天都会形成。

或许有人会说："好吧，只要我长时间坐着或站着不做太大的动作，就不会损伤到身体了。"这就涉及更加复杂的情况了。

进一步了解疼痛

包括医生、治疗师、培训师在内的大部分人总是很难接受这样一个确定的事实：疼痛的感觉由大脑活动产生。然而，人们对于疼痛的理解总是倾向于将它看作一种身体讯息，由此透露出人体内发生的变化。但是，这种观念是错误的，这也是大多数身体长期疼痛的主要原因。

当大脑察觉到身体面临危险，需要有所行动时，疼痛就产生了。所以疼痛应该被看作是一个行动信号。

目前，美国疼痛协会和国际疼痛研究协会仍然沿用疼痛的传统定义："由于现有的或潜在的组织损伤，或是损伤带来的伤害引起的一种不舒适的感官和情绪感受。"

不过，这个定义没有完全描述出疼痛的真正目的。尽管疼痛是一种不舒适的感受，但它的主要目的却不仅仅是让人觉得不适，提醒身体受了伤。**疼痛是一种危险信号，我们要立刻对此采取行动**。疼痛不是敌人，而是身体用来和大脑交流的信号，它告诉大脑："我感觉不舒服"或者是"你所做的事让我很难受，快行动起来，改变现状"。在一定意义上，疼痛是我们生存系统的组成部分，所有的威胁都能通过疼痛表现出来。尽管我们的身体感受到疼痛，但疼痛实际上只存在于大脑中。疼痛是一个包含了多种由各个身体组织发出的信号的程序。这些信号向大脑传送大量信息，大脑将它们过滤，以便给出危险状况下最合适的回应（所有应激反应）。疼痛专家罗纳德·梅尔扎克（Ronald Melzack）将身体各个系统与大脑之间的信息交流称为神经场。因为所有的身体系统都是互相连接的，所以它们都会对疼痛产生影响，无论是疼痛的产生还是消失。

疼痛是因人而异的

日常经验以及与朋友、亲人的交流都告诉我们，面对看似相同的外部刺激，我们的反应各不相同。换句话说，就是两个人受同样的伤，但通常都会有不同的内在感受。现代疼痛研究强调，对于每一个人来说，各种不同的因素决定了人体受到的疼痛刺激的类型，以及感知疼痛的时机。包括如下因素：

- 环境：个人或是专业运动员会在什么情况下感到疼痛？如果他保持坐姿执行动作时感到疼痛，那么改变环境，以站姿做相同的动作，同时与朋友聊天，疼痛就有可能得到缓解。
- 姿势：如果你总是在站立时感到疼痛，那么坐着或是躺着做同样的动作，就有可能不会感到疼痛。

- 竞争刺激：以各种视觉或是前庭系统来执行动作，可以缓解疼痛感。
- 情绪状态：听自己最喜欢的音乐时，我们会感受到比生气时更轻的痛感。
- 直观化：在执行动作之前暗示自己这不会引起疼痛，这样可以改变我们对疼痛的感受。

这些因素能帮助我们了解疼痛是一种建立在个人感知之上的感觉。因此，无论是从缓解还是加剧疼痛的观点来看，改变对环境、引发疼痛的动作或体态的感知，都会产生持续的影响。

对抗或减轻疼痛的技巧

无痛规则：这是我在我的文章、书、论坛和培训课中不断强调的基本规则。不论身体条件如何，这条规则都能一直锻炼、活动并保护我们的身体。

- 只要不对关节造成伤害，你可以用各种方法来建立良好的体态。
- 当你感到疼痛时，你应该限制运动的幅度。
- 当从事某种活动让你感到身体疼痛（比如某种姿势或特殊的体育运动等），你应该进行其他的活动或运动。例如，当你跑步时感到疼痛，你可以选择骑山地车、锻炼肌肉等。应当避免某些让你感到疼痛的坐姿。如果你骑自行车时感到背部或颈部疼痛，你可以改为跑步或做一些脊椎不会过度弯曲的运动。
- 如果进行肌肉锻炼让你感到疼痛（如平板卧推、深蹲等），请采用其他的动作，以一种不同的方式来锻炼相关部位的肌肉群或肌肉链。
- 无论如何，你都要坚持运动。运动能维护身体的恢复机制，限制慢性炎症的进程，让身体保持在最起码的健康状态，让你不会落入一个恶性循环：感到疼痛—停止运动—身体状况变差—重新开始运动—重新感到疼痛—做出应对措施—又开始感到疼痛……
- 你可以采用在我的《如何正确伸展身体》(*Savoir s'étirer*)一书里

提到的低温自我按摩法。

- 你可以先尝试自我按摩（使用按摩棍）、关节减压和主动伸展。相关的方法在本书"实战演练"部分有具体介绍。

调制：通过神经系统中的镇痛系统来对疼痛的强度进行调整。众所周知，急性伤口的疼痛感的减轻通常需要几秒或几分钟。由于组织痊愈需要时间，所以当疼痛缓和时，伤口并没有"痊愈"，但是疼痛感的消失可以使身体机能恢复相对正常的状态。

最先由梅尔扎克提出，后来得到完善的"门"理论可以具体解释这种疼痛抑制机制。人体内的神经就像电话线：它们能够传递多种类型的呼叫和信号，但是，在同一时刻传递信号的总数是有限的。系统的控制和平衡机制可以对信号进行分类。例如，你用锤子敲到了拇指，按摩伤口可以缓解疼痛，因为这个动作会释放抑制的信号，从而将疼痛"拒之门外"。强烈的疼痛会在短暂的压力下产生疼痛缺失，这是一种暂时性的保护机制，在这种机制下，大脑的某个区域（大脑的边缘系统）抑制了脊髓中疼痛的信号（正如在战场上，一个士兵可能会直到战争结束才发觉自己受了伤）。但是，脊髓在受到边缘系统、压力或是疼痛长时间刺激的情况下，会产生对疼痛过度敏感的现象。受慢性疼痛折磨的患者的疼痛阈值通常较低，他们对疼痛的感受也会更加强烈。一些"关门"因素会减轻疼痛，而"开门"因素则会加剧疼痛。药物、情绪、行为和思想都会通过"开门"或"关门"的方式来影响疼痛感的传递和调控。

后文中的图表（参见第 46 ~ 47 页）从医学的角度归纳出了一些可以"打开"或"关闭"疼痛之门的要素。

需要注意的是，感受疼痛最好的方法是将注意力集中在疼痛上！不幸的是，对疼痛的过度关注可能会导致恶性循环。

当疼痛为慢性时，上面所提到的策略和建议会因为以下原因减弱功效。当初期的疼痛刺激持续的时间过长，神经元内一种非常敏感的特殊接收器——NMDA 接收器就会被启动，产生一系列事件，导致中枢神经系统的过度敏感，医学上称之为"中枢神经敏感"。当这个进程启动，被激活的 NMDA 接收器会改变神经递质的平衡和神经活动的阈值，促使蛋白质、基因与其他物质的合成。这些观察的结果如下：

- 周围的神经系统活动门槛降低，这会造成痛觉神经过敏或对疼痛过度敏感。
- 非疼痛神经开始传递疼痛的信息。
- 类吗啡接收器启动的门槛提高，这使得人体天然的吗啡——内啡肽抑制疼痛的能力降低。
- 人体对肾上腺素或某些神经递质（去甲肾上腺素等）的敏感度降低，这促进了疼痛信号的传递。
- 疼痛的范围蔓延到脊髓内的神经元。这导致了其他症状和非解剖性疼痛的产生。这通常意味着伤口周围未受伤的身体部位也会开始疼痛，接下来，附加神经开始活跃起来，疼痛侵袭身体越来越远的部位。

对所有疼痛的敏感度提高，疼痛感会变得更加剧烈。

对疼痛"关门"的因素	对疼痛"开门"的因素
物理因素	
运动	不运动
热/冷	睡眠障碍
按摩/机械刺激	
舒适的环境/衣服/家具	
化学因素	
良好的饮食习惯	不良的饮食习惯
保健品	对事物的炎症反应
药物（尤其是消炎药）	尼古丁
行为因素	
休息	充满压力的环境
好心情/笑	不良的人际关系
愉悦的活动	孤独
	烦恼

（续表）

对疼痛"关门"的因素	对疼痛"开门"的因素
情感因素	
乐观	焦虑
专心	绝望/失望
切合实际的目标	生气
	对疼痛集中注意力
结构性因素	
矫正锻炼	不良体态
矫正体态	伤口
外科手术（如有必要）	外科手术或手术后出现问题

短期内，这些变化可以通过强制保护机制来使受伤部位痊愈。随着伤口愈合，中枢神经敏感现象就会逐渐消失。然而，对于某些患者来说，这些变化会持续下去。疼痛越剧烈，它持续得越久，这种变化就越有可能变成永久性的。我们目前还不是很了解疼痛的剧烈程度、持续的时间、疼痛的原因和个人身体因素是如何作用，以至于将普通疼痛变为慢性疼痛的。但是有一个重要的结论是明确的：对疼痛的不当控制会提高使它变为慢性疼痛的可能性。

因此，及时处理身体的各种疼痛是非常重要的，这并不是危言耸听，而是希望大家在普通疼痛还没有变成慢性疼痛前，尽快行动起来，以一种系统的方式防止疼痛恶化。

体态、运动和触发点

我们已经在前一章提到过，一些肌肉在长时间收缩状态下，即使程度轻微，也会引起拮抗肌的交互抑制，然后导致协同肌优势的出现，从而使身体启动代偿机制。此外，人体内还有639块肌肉，其中分布着天然的"自动开关"，这就是由特拉维尔（Travell）和西蒙斯（Simmons）两位医生在20世纪70年代研究疼痛与关节-肌肉系统的关联时得出的发现，被命名为"触发点"。

触发点是一些形成于肌肉纤维中的结节或坚硬的带状物，当我们用手去寻找或是按摩肌肉时就可以明显感到它们的存在。每个人身上都有触发点，包括婴儿和小孩。特拉维尔和西蒙斯对触发点进行了分类：

- 主动触发点
- 被动或潜在触发点
- 一级触发点
- 二级触发点

所有的触发点都与机能障碍相关，但只有主动触发点与被称为牵涉性疼痛的远端疼痛相关。一级触发点和二级触发点可以是主动的，也可以是被动的。

主动触发点

在接触到主动触发点时，会感觉到疼痛，因为它们与现有的疼痛和其他的机能障碍有关。它们的应激性可能根据时间的变化而变化。疼痛的产生和疼痛持续时间只取决于相关触发点的应激性，而不是触发点的大小或受影响的肌肉面积。在休息和适当的治疗之后，主动触发点可能会变成被动（潜在）触发点，不过，这仍然不是最理想的结果。

当肌肉的负担超过了它的能力范围，比如没有经过热身或是在疲劳状态下突然地运动肌肉（坐姿、体育运动时间过长或强度过大、园艺、搬家……），或在肌肉受伤的情况下，主动触发点就会出现。

被动触发点

在接触到被动触发点时，疼痛感要比主动触发点弱，它们与次要运动受限有关，不会引起能察觉到的疼痛，而会导致相关肌肉区域的无力和疲劳，这也是它们在日常生活中不容易被注意到的原因之一。然而，我们在接受按摩时就能感受到它们的存在。因此，在别人为你按摩肩膀之前，你没有感觉到疼痛，但你能感受到在按摩师手指按压的地方有一些点、结节或是带状物会带来疼痛感。

当肌肉过度拉伸或出现创伤，被动触发点会很容易发展为主动触发点。

一级触发点

物理创伤、椎骨或关节轻度错位刺激到相关区域就会导致一级触发点的形成。一级触发点在引起疼痛的同时，还会加大其他肌肉的压力，在同一块肌肉或是同一条肌筋膜链的其他肌肉上产生一个或多个二级触发点。

二级触发点

主动触发点引发的牵涉性疼痛会导致二级触发点的产生。肌肉疲劳或者肌肉状态不佳非常容易造成创伤，产生并激发触发点。

我们日常生活中的不良体态会促进触发点的产生，然后引发炎症循环。以办公室一族为例，在一天8小时的工作时间中，他们大约有6小时30分钟都在椅子上度过。在保持坐姿时，大多数人都会胳膊弯曲，肩膀前倾。这种姿势会对胸部肌肉、肱二头肌、斜方肌上部肌纤维、颈前肌和背阔肌（使背部成V字形的肌肉）造成持续性的压力。同时，拮抗肌（尤其是肩胛骨之间的上背肌肉、颈部肌肉、后肩部肌肉以及脊椎一线的肌肉）处于拉伸和轻微收缩的状态，以避免身体倾倒。触发点由此形成，还会造成炎症循环。我们已经提到过，炎症循环会导致一种缺乏弹性的结缔组织，也就是粘连层的出现。

简言之，为了支撑起不良的姿势体态，背部肌肉需要浪费很大的力气进行收缩和伸展。于是身体开始利用不会消耗太多精力的"绷带"代替了一部分肌肉。而这些没有弹性的"绷带"限制了关节活动的幅度，也加剧了肌肉的失衡和代偿现象。

在本书"实战演练"部分，我们将会介绍一系列锻炼方案，大家可以通过锻炼来减少触发点的活动，减轻或消除肌筋膜中形成的粘连。只要每天坚持进行锻炼，它们将很快成为像洗澡和刷牙一样不可缺少的良好健康习惯。

下图总结了炎症循环和触发点对于整个运动系统的整体影响。

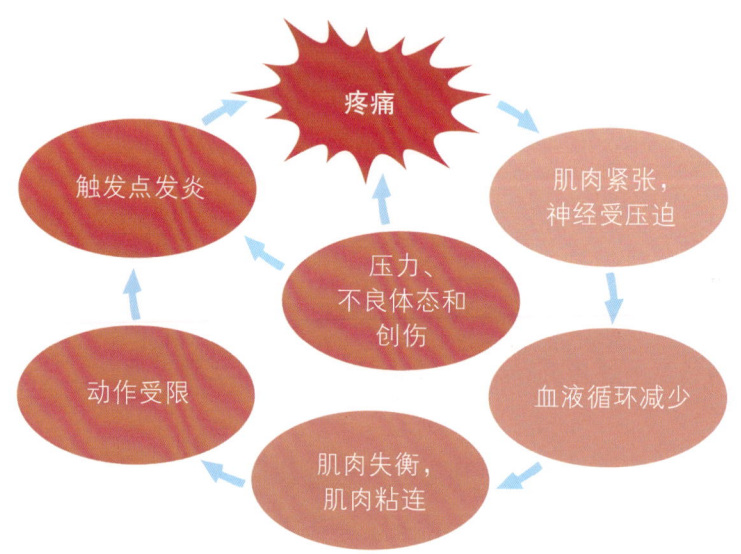

深入了解

触发点的主要的特征之一就是摸起来很坚硬，但这并不因此意味着所有坚硬的部位或紧绷的肌肉组织都是触发点。

如果肌肉的某个区域仅仅只是僵硬或紧绷，但是没有触发点的其他特征，那么导致这个区域僵硬的原因很可能是缺血性肌痉挛。这种局部贫血是由于局部血液循环不畅所引发，或者是在压力过大的肌肉区域上出现了大规模的粘连。

触发点就是肌肉中的非常狭窄的区域或极度收缩的结节状的带状区域，用手触碰是可以感知的。触发点**摸起来就像小豌豆**、鹰嘴豆或者是一节没有煮熟的意大利面。它们会引发远端疼痛，当我们刺激它们时，会感到**一种辐射状的灼痛感**。一些人觉得这种痛感像是被刺了一下，还伴随着放射状的被电击的烧灼感（这并不是随便捏造的！）。就个人而言，偶尔困扰我的，还是触发点带来的灼烧感。

触发点通常是聚集着出现，所以，只消除一个是不够的，你必须继续消除分布于肌肉组织中的其他触发点。在一开始的时候你可能会感觉疼痛，而且整个过程要持续很长时间，因此触发点的消除需要好几个步骤，关于这一点，我们之后会加以说明。

其他需要考虑的因素：触发点不仅仅存在于肌肉中，肌腱中也可以发现它们的存在，一些研究者甚至发现了韧带中的触发点引起的疼痛现象。例如：

由骶结节韧带引发的疼痛蔓延到腿后部和小腿肚，和人们想象的坐骨神经痛极为类似。

由髂腰韧带引起的牵涉性疼痛，我们可以在内收肌或髋部外侧感觉到。它经常被诊断为大转节滑囊炎。

最后还有几个重要因素，在创伤或关节不稳定的情况下，触发点会启动，并让出现问题的部位处于保护性的僵直状态中。所以，在受伤的情况下，我们需要让创伤愈合后（几天之后），再对触发点进行"治疗"。在关节疼痛和（或）不稳定的情况下，最基本的是在每一次"治疗"中结合自我按摩和体态矫正训练，以优化关节机能、稳定性和相关运动模式。这也是本书锻炼方案的目的！

触发点和中医

70%的触发点都位于中医针灸的经络和穴位上（中医用针来刺激这些穴位）。在中医里，这种疼痛点与"气"滞有关，"气"是一种流动在人体内的重要的能量。为了让它循环流动，中医用针灸或者按摩的方法来刺激这些穴位，这已经有五千年的历史了！

关于触发点的实例

无论什么样的肌肉都会产生触发点，现在，许多的研究也已经证实了这一点。

触发点通常位于长期处于收缩状态的拮抗肌中。棘下肌（肩部肌肉之一）就是一个典型例子。当你坐着时，肩膀内旋，棘下肌会产生持续的离心支持力（同时收缩和拉伸）。每天都保持这种状态，几个月或几年下来，肌肉会被拉长，以适应这种让它耗费太多的力量而且无法保持肌肉耐力的坐姿。然而在肌纤维中形成的带状物却始终保持收缩状态（触发点和粘连层的聚集），以对抗坐姿对内旋的肩膀和手臂产生的负面影响。

对于一个常常做运动或是进行肌肉锻炼的人来说，他们的肱二头肌和肩膀常常会出现肌腱炎。长期保持坐姿，同时进行高强度肌肉锻炼的人通常会在棘下肌发现大量的触发点。大家可以自我检测一下，如果你的肩部和胳膊时常疼痛就更有必要试着找出触发点。你可以拿一个网球，将它按在墙上，肩胛部位压到网球上，慢慢地转动网球。通常情况下，你在做这种按摩时会感觉到疼痛，这是因为棘下肌长时间受坐姿的折磨。你会感觉到肌肉中存在着"小豌豆""鹰嘴豆"一样的颗粒物，更明显的甚至会发觉"意大利面"般的带状物。此外，如果按压这块区域，你会感到肩部疼痛，或是类似疼痛的感觉，这就说明你已经找到了触发点部位。

强化棘下肌的传统方法已经不合时宜，而且又危险，这种方法反而会增加棘下肌的触发点数量，造成肌肉代偿，还可能在周围的肌肉中产生附属触发点。因此，要做的第一件事就是进行自我按摩，以钝化目前存在的触发点。这也是我在本书"实战演练"部分所建议的。

触发点也存在于**以慢性方式收缩的肌肉**中，尤其是当这种收缩很微弱但持续周期长的时候，比如坐姿。下面为大家举几个例子：

- **上斜方肌**在坐姿时始终保持收缩状态，帮助我们支撑头部。你可以把左手放在颈部右外侧（前臂从脸前方绕过去），轻轻地揉捏斜方肌，然后按摩这一部位。这里经常存在触发点，如果刺激这个部位的触发点，就会在右侧太阳穴和右眼部位出现类似的头痛的感觉（类似于眼性偏头痛）。

- **小胸肌**嵌在肩胛和肋骨上。在保持紧缩状态下，它会聚集许多的触发点和肌肉粘连，向上和向外牵引肩胛骨，在下斜方肌和大锯肌处形成持久的压力，并产生触发点。如果你从事肌肉训练、划艇、攀登、拳击、武术或者任何需要各种受限状态下稳定肩胛部位的运动，肩部周围的肌肉群就必须进行代偿，进而产生触发点！

- 位于**腰肌或臀中肌**内部的触发点会引起这些部位的肌肉衰弱。带有触发点的腰肌会使腰部变得不稳定，也不能协助髋部进行弯曲（抬膝盖），这会迫使股四头肌的股直肌做出两倍的弯曲工作，长此以往，可能会引起髌骨韧带肌腱炎和股直肌撕裂。如果触发点存在于臀中肌，膝盖的稳定性减弱，身体会启动阔筋膜张肌，使得出现膝盖外侧肌腱炎（常见于从事跑步运动的人身上）的风险增大。

请记住，无论任何肌肉都可能产生或者已经存在触发点，在你感到疼痛或者受伤时，请及时采取措施，使身体掌握主动。

以下是激发触发点的因素：

首要激发因素：

- 肌肉长时间的收缩（情绪原因、体态原因、生理原因）
- 引发局部炎症的外伤
- 极端的外部环境（热、冷、潮湿、干燥）
- 长时间静止（卧床，久坐……）
- 病毒性发热、发烧
- 生物化学失调（不良饮食习惯、水合作用、激素分泌失调）

次要激发因素：

- 协同肌和拮抗肌可能激发对应肌肉中的触发点，前提是这块肌肉中本身存在触发点
  - 由细菌引起的感染
  - 食物或其他物品引起的过敏反应
  - 缺乏维生素和矿物质（维生素 C、维生素 B 群、镁、铁）
  - 甲状腺机能低下或甲状腺机能亢进

上面提到的各种常见因素可能相互结合，从而激发和改变触发点的强度。因此，**触发点可以看作衡量身体承受压力大小的"晴雨表"，请时刻关注身体的状态。**

许多触发点 = 许多压力（压力类型是各种各样的）

触发点总是出现在同一个身体部位 = 不良体态、错误的运动方式、长时间保持同一种姿势等

如何钝化或对抗触发点？

最简单的方法是照顾好自己的身体！

具体怎么做呢？答案就是自我按摩。在后面的"实战演练"部分，我们会用到如下几个自我按摩的"工具"：

- 按摩棍
- 带凸起齿状物的按摩滚筒
- 网球
- 我们的手指和手掌

尽管自我按摩可以从整体上改善肌肉的张力问题、促进血液循环，并且有利于筋膜粘连问题的解决，但是，我们在寻找或者应对触发点的时候，需要做到精确、缓慢、循序渐进，留心意味着一个或多个触发点

存在的牵涉性疼痛。

找到触发点后该怎么做？

- CTS[1] 流程 1：按压触发点，并保持 5 秒静止不动，放松 50% 的压力，保持 5 秒，重复以上步骤，持续 50 到 60 秒（按压 6 次）。
- CTS 流程 2：按压触发点，并保持 5 秒静止不动，放松 50% 的压力，然后对该部位进行 4 到 8 次（根据速度而定）的缓慢自我按摩。

最关键的是让触发点得到放松。如果完成上述练习后触发点仍然没有放松，那就表示按压力度过大，需要减轻力度。如果触发点的张力减弱，尝试将按压和按摩再持续几秒。如果感觉触发点张力不变，甚至增加，可以先暂停，先去按摩其他部位。请记住，**只进行一个阶段的自我按摩不可能钝化主要触发点**。所以，如果你可以做到的话，请每天反复做几次自我按摩。**按摩的次数比按摩的力度更加关键**，所以，请在此过程中保持耐心，并且循序渐进。在找到解决身体问题的方法之后，不少读者热情高涨，以至于过度按摩，在接下来几个小时或几天的时间里，感到肌肉张力过大和肌肉酸痛。**需要注意的是，随着按摩的循序渐进，触发点的张力和硬度会逐渐降低**。

合适的按摩力度

我们可以将按压时感受到的疼痛级别划分为 1 到 10 级，1 级表示按压时不会感到疼痛，10 级代表按压时感到难以忍受的疼痛，所以按摩力度应该在 5 和 7 之间。总之，按摩的目的是降低触发点的疼痛感和张力。

---

1 编者注：关于 CTS，请参见本书"前言"部分第 6 页。

然后做什么？

为了促进血液循环，请进行全身按摩。缓慢、循序渐进地活动你的关节（详见"实战演练"部分的图解说明）。尽量避免激发触发点的姿势和动作。

总结

- 找到触发点。
- 根据按压疼痛级别，将按摩力度保持在 5 到 7 之间。
- 保持按压力度至少 10 到 15 秒，或者到感觉触发点张力降低为止。
- 当该部位的疼痛和牵涉性疼痛得到缓解时，可以按摩其他触发点（请记住，触发点总是呈聚集状态）。
- 不要只按摩一个区域，每天有规律地多次进行触发点按摩要比一天只进行一次长时间的按摩要好得多。建议你可以每小时按摩几秒钟，会更快看到效果。
- 触发点被钝化后，请保持和缓的运动以促进血液循环（活动关节、行走）。

注意：

请记住，不是所有紧绷的肌肉部位都是触发点。通常，带有触发点的肌肉存在的问题不止一个，还可能会有肌肉紧张、体态不良、情绪压力、运动强度过大或者卫生保健不当等问题！

正如我所说，大家应该将身体的保养和肌肉组织的保护融入日常生活：尽量在工作、运动或是日常举动中保持正确的体态，循序渐进地进行体育运动（即使运动强度很大），这些都是维持关节和肌肉组织健康的关键。我在本书"实战演练"部分提出的锻炼方案就是打造无疼痛身体的基础。

第七章

深入了解关节病变

很长时间以来,我们一直认为关节病变只是关节长年累月的磨损造成的不可避免的结果。但是,现在我们知道关节病变是一种炎症。那么关节病变是怎样一步一步破坏关节软骨的?其中原因又是什么呢?

我们已经了解到,不良体态和肌肉失衡会引发炎症循环,如果运动链中的任意一环没有正常运作,那么整个系统的运作就会受到影响,还会造成代偿和炎症循环。关节在我们的运动系统中扮演着缓冲器的角色。然而,不良体态和肌肉失衡会造成某些关节活动受限,为了继续发挥缓冲器的作用,关节不得不超出正常的功能运作范围。最后,造成了一个严重后果:关节病变。

健康的关节如何运作?

关节外部包覆着滑液,滑液是由滑液膜分泌,软骨也浸在这种液体中。软骨包裹着可活动的骨末端,那里也是关节表面相互连接的地方。健康的软骨表面平滑有光泽。为了确保自身的正常运转,促进动作的顺利执行,同时减缓摩擦和震动,关节必须具备以下两种元素:滑液和软骨。当身体进行某个动作时,关节就开始运作了,滑液帮助润滑软骨,同时减少摩擦,就像我们为了避免门发出咯吱咯吱的响声,在门框上抹点润滑油一样。当关节承受压力的时候,软骨被压缩。当压力消失的时候,软骨再恢复到原本的大小:这也是为什么关节被看作身体缓冲器的原因。但是，这只有在软骨处于健康状态时才能够实现，因为和所有的组织一样，软骨也是有生命的。

> **健康的软骨是什么样的？**
>
> 软骨是一种白色或淡黄色的组织，富有弹性和柔软性。它含有75%的水分，除开水分后，其余部分中含有95%的胶原蛋白（一种蛋白质），以及蛋白聚糖（一种富含水的大分子）和特殊的细胞，即软骨细胞。它们是软骨修复和保持健康状态的三个根本要素：
>
> - 胶原蛋白组成了牢固的纤维网，它构成了软骨的框架并且储存了蛋白聚糖。
> - 蛋白聚糖吸收并且凝聚水分，构成一种凝胶，这种凝胶可以被压缩，并且在变形后能恢复原来的形状。
> - 软骨细胞会制造蛋白聚糖和胶原蛋白来修复软骨组织。

关节什么时候会发炎？

关节会在长时间受限时，比如在体态和肌肉失衡的情况下，产生发炎现象。软骨细胞或滑液会释放出致炎因子：白细胞介素。这类物质的存在会促使软骨释放更多致炎因子，造成慢性炎症。炎症开始恶性循环，关节的疼痛会导致身体出现其他的代偿现象。这些补救措施又会导致其他关节活动受限，继而出现发炎情况。

在一些情况下，遗传因素会诱发炎症。在55岁后患上关节病变的病例中，至少15%到20%的人在一定程度上受到了遗传因素的影响。所以，如果你的父亲或母亲患有关节病变，那么你可能有二分之一的机会遗传到这种病。超重也是引发关节病变的主要原因之一，尤其是膝盖、腰部和骨盆等部位的关节病变，正是施加在关节部位的巨大压力促使软骨细胞释放出了白细胞介素。

产生病变后的关节是什么样的?

产生关节病变后,软骨内的大部分胶原蛋白和蛋白聚糖就消失了,它们被炎症释放出的活性酶完全"消化"了。事实上,当关节处于健康状态时,软骨细胞会自然地分泌这种酶,用它们来分解软骨里多余或者过度损耗的大分子。然而,问题是:在炎症的影响下,软骨细胞过度分泌酶。此外,发炎的软骨细胞不具备合成新软骨的能力,无法补充那些被过度"消化"掉的软骨。就连一部分的软骨细胞也会被消化掉。对于成年人来说,软骨细胞是不可再生的。所以,再也没有新的软骨细胞来替换被炎症摧毁的软骨细胞,保存下来的软骨细胞也会退化、变得脆弱,不要说正常的软骨,就连劣质的软骨也不能生成了。总之,病情越严重,软骨越少,能生成软骨的软骨细胞也会越来越少。

至于滑液,这种情况也是相同的。在关节病变刚开始的时候,滑液轻微发炎。但是等到病情进一步发展,关节滑液就会变为慢性发炎了。

几年后,病变初期出现的关节碎屑也会引起炎症,尤其容易发生在滑液中,因为这些碎屑会吸引具有清洁作用的细胞,而这种细胞本身就会产生炎症介质。滑液膜会受到损伤并且变厚。恢复关节机能的唯一方法就是防止现存的软骨再受到损害,并尽可能促使软骨细胞合成新的软骨组织,以此来替换被"消化"的软骨。所以,第一步要完全控制住炎症,但目前还没有任何药物可以做到这一点。

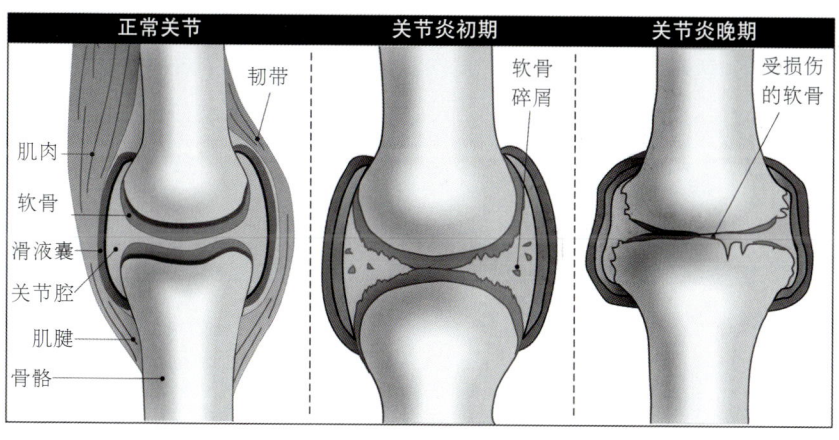

关节病变的解决方法

在后面的抗炎症营养学章节中,我们会讲到饮食在控制炎症和关节病变的发展演变中的重要性。这里还为大家提供另一个方法:重新平衡体态和肌肉。其实,重建一个平衡的运动系统,我们就能缓解关节承受的压力,减少炎症发生的频率。软骨细胞也不会过度活跃,关节自我损伤的恶性循环将得到控制。

最后,我们会建议深受关节病变折磨的人适当做一些运动,这有助于包括软骨在内的组织进行血液循环。但是,根据关节病变的类型和病情严重程度,我们也会建议患者避免某些种类的运动并且把握好运动的强度。权衡利益和风险是很重要的。例如,在膝盖关节病变的情况下,是否应该停止从事所有会用到膝关节的运动?是不是不能踢足球、打网球?对我个人来说,答案是否定的。诚然,这两项运动都需要使用膝关节,特别是还有一些急停和突然改变方向的动作。但是这两项运动中的一些需要爆发力的动作可以锻炼腿部的稳定性和腿部肌肉的发展。如果你能控制好膝盖和髋关节之间的相互作用力,那么你在网球场上运动的力量就会被合理分配到关节肌肉系统并且被吸收掉。也就是说你的肌肉和肌腱吸收了一部分冲击波,从而减轻了膝盖的压力。然而,这个推论还需要被进一步证明。如果晚上或者第二天,你的关节没有感觉到疼痛也没有浮肿,那么你就能继续进行你喜欢的运动了。相反,如果疼痛随之而至,那是因为某个环节出了错:相互作用力失衡(主动肌和拮抗肌之间的力量差异太大)、关节炎发作、运动强度过大……出现这些情况,请立刻咨询运动医生。

第八章

情绪和体态

谈及身体疼痛,那就不得不说到大脑和身体其他部分的相互作用。有时候医学检查、生物分析,甚至医疗成像都不能明确解释身体疼痛的反应和感受,忍受疼痛的人们还是会向你表示:疼痛不是"想象"出来的。

我们已经提到过,身体和大脑会互相影响,尤其在体态和运动模式方面。情绪不仅与我们的生存和处理心理压力的方式息息相关,还在不良体态的形成、身体运动模式和疼痛模式的改变方面扮演着重要角色。

压力是大脑的问题

大脑有三个区域来分析我们身体发生的事情(体内和体外):

- **爬虫脑或下丘脑**:负责管理我们维持生命的功能和生存本能。在压力情况下,它还会启动身体的警戒反应。我们对于这种反应已经很熟悉了,常常表现为心跳和呼吸频率升高、肌张力增加,同时伴随着体温升高、瞳孔放大……
- **缘脑或情绪脑**:这是一个储存我们学习经验和情绪的区域。该区域会储存我们经历过的令人感到紧张的片段,以便在这些情况再次发生时,我们能够有效应对。
- **认知脑或皮质脑**:这是对所有广义上的智能进行控制的大脑区域。

成千上万年以来,我们大脑的下丘脑和情绪脑并没有明显的进化。只要遇到可能会伤害我们的身体或感情的情况、态度或想法时,它们就启动身体的警戒反应。

我们面对压力时的反应是和我们的性格息息相关的。事实上，我们每个人都拥有一套系统化的人格，它由我们受到的教育和生活经历塑造而成。大脑处理并记录下这些信息，并将它们与感觉、情绪和情感相结合。所以，压力对我们的影响是大还是小，与我们生命中曾有过的实际经验和心理变化有关。

大脑的日常运转，需要这三大区域来运用以下四大本能：
- 平静的本能，这和我们对幸福的认知相关："一切都会顺利"。
- 紧急状态下逃跑的本能，表现为回避身体和生理上的危险，比如：害怕、紧张和焦虑。
- 紧急状态下抗争的本能，发生在愤怒、受到侵略和暴力威胁时。
- 紧急状态下抑制的本能，表现为自卑、屈服、悲伤和气馁。

每当我们处于"紧急状态"的时候，我们就会遭受压力。这时候，我们就会启动警戒机制，产生一系列生理上的后续反应，包括肌张力的增加。我们在前面的章节已经讲到，肌张力的增加意味着肌肉受到了越来越大的压力。这也可能导致触发点的产生。这是压力对我们的体态造成的第一个影响。

在这个飞速发展的社会里，我们面临着导致心理压力产生的各种因素，我们的情绪也与疼痛和不良体态的产生有着密切的关系。每当你不愿意做某件事情，但迫于交际或职业需要又不得不接受时，内在的心理冲突也会导致体态的改变。相信你一定听过这样的话："如果你不想做这件事或者不想和我一起去，你就不要答应，看你整天板着一张脸，看起来真冷淡。"我们很多的日常行为就是这样造成了压力、触发点、肌肉痉挛或体态的改变。

身体上和情感上的创伤也会产生影响，带来压力，我们必须找出压力的来源，尽量排解压力。当一个人身体受了伤，会在筋膜上留下伤痕，身体也会因此产生新的运动模式。但是，受伤带来的疼痛、残疾、悲观和挫败感也会在大脑中留下印记。通常，职业运动员在受伤之后，很难重新恢复到从前的运动水平，这不是因为他们还承受着肉体上的疼痛，而是因为他们害怕再次受伤的情绪影响了他们的运动表现，改变了身体运动模式和体态。因此，在高水平的体育运动中，运动员不仅要让身体重新适应运动的苛刻要求，还要借助一些方法来进行受伤后的心理治疗，比如：心理建设、直接法（养成好习惯）、压力管控。情绪和创伤的形成紧密联系，因为有时候，用身体受伤作为理由，来为体育比赛中的失败辩护似乎更为容易。在我们的现实生活中，这种情况很常见。我们无法获得胜利或取得成功，原因是我们总是认为成功不属于我们。胜利和成功总是和很多社会行为联系在一起，使很多人不愿意去面对它，这样的人格构造就形成了。在这种情况下，伤害和疼痛就为此提供了一个行为借口，被整个社会默许和接受。

我之前的运动生涯和我现在所从事的职业让我能够接触到许多运动员。他们中的很多人把身体当作执行命令的"机器"（这成了一种普遍的说法），需要将其"驯服"，才能取得更优异的成绩，变得不平凡。总之，很多运动员把体育运动当作一种治疗情绪伤痛的工具，认为身体不同于生活中无法掌控的情况，它是完全"属于自己"的，而且服从于自己的意志。所有的运动员都通过运动来提升自身形象。过度进行体育运动成为一种增加自我肯定意识、填补情感空虚和改善外形的方式。这种情感的缺失和伤痛通常在我们寻求自我认同的童年或者青少年时期就已产生。

运动成瘾（像其他形式的上瘾症状一样）成了各种社会因素影响下的产物。通常情况下，这是对主流文化、竞争意愿和对社交生活的不满做出的回应。

为了获得个人和社会的认同，运动员从未停止追求理想的完美和平衡。面对各种焦虑，运动似乎成了答案。

在这个越来越崇尚美的社会中，外在形象问题是造成运动成瘾的重要原因之一。由外貌产生的心理障碍让爱好运动的男性和女性都有一种强烈的需求，希望练出强壮肌肉或是苗条身材，或是拥有出众的外貌，于是便开始运动塑身，即使这样的追求会带来身体疼痛和创伤。这就是我们所说的运动过量症（与厌食症相对比），它只是运动成瘾的一部分。

就算过度运动会造成运动伤害，我仍然认为体育运动是身体疗法的一种形式，而且和"情绪"疗法同样有效，但这需要进行运动的人愿意自我反省，正视自己通过运动来逃避的现实。只有在这种情况下，运动员才能掌控自己的运动行为，让身体成为一个"治疗"伙伴，得到尊重和倾听。

我也认为生活在一个容易丧失价值观和人生目标的社会中，正确地进行运动可以帮助个人找准自己的位置、明确目标、进行自我管控。请记住，身体是为活动而存在，为运动而设计的。在我看来，与任何一种文化和教育相比，正确的运动习惯和体育教育同样重要。但这又是另一个论题了。

情绪在排解和"抒发"创伤和压力方面起着重要的作用。其实，不论是身体上还是心理上的创伤，都能影响我们的体态。在遭受严重的心理创伤后，常常可以看到人处于一种自我封闭的状态，保持胎儿在母体中的姿势，这是一种自我保护。在日常生活中，当一个人感到害怕或紧张时，他会把头缩进肩膀，并且肌肉也会收缩。这种类型的反应出现得越多，对我们身体造成的消极影响也越大。

注意：

与情绪紧密联系的人类情感的特征之一，就是它不仅与身体语言（姿势、面部表情）相结合，还涉及口头语言。语言用可以表达我们的感受，也影响我们的情绪。事实上，当我们听到充满怒气和焦虑的话语时，我们自身也会感受到话语内容对情绪的影响，在看电视或者安慰一个特别伤心的人时，就会有这种体验。所以，我们对听到的信息和自己传达的信息要保持注意，这是非常重要的。

这里列出了一些话语，比如："我肩上负担太重""应付这个太困难了""所有一切都压在我肩上""我太难受了""我受不了了""我心碎了""我受够了""这太过分了""我要崩溃了"，这些不单单是语言，也传达出身体正在受到某种困扰，它会对身体压力和体态产生影响。讲这些的目的并不是要大家约束自己的语言，而是希望大家知道这些语言可以传达出我们身体内部的信息。

本书"实战演练"部分提供的锻炼方案在这种情况下非常有用，一方面可以让我们的身体得到平静和放松，另一方面，有意识的身体锻炼可以转移注意力，让人不再纠结于正在面对的各种问题，有了对比，问题就不那么绝对了。

运用神经语言程序学、认知疗法和行为疗法，又或是心理咨询等方法来进行压力管理都很有益，但是并不是本书的主题。我们可以运用一些简单的技巧来对压力进行管理，每天多做几次，以减少身体的压力、矫正体态。从身体整体的健康出发，如果压力引发的疾病影响到心理健康，那么无痛的身体和完美的体态也就没有了意义。

关于管理压力和改善体态的建议

- 呼吸：不正确的呼吸会对我们的体态和身体健康造成影响（比如增加身体肌张力）。请每天多做深呼吸。用鼻子吸气，先将空气充满腹部，再充满胸腔，屏住呼吸几秒，以促进气体交换，用鼻子呼出全部气体，然后进行第二次吸气，这一次不用屏气，然后呼气。重复进行这个呼吸流程。
- 在屏住呼吸的时候，请将注意力集中在心脏上，尝试着感觉或听心脏的跳动。在您呼吸和聆听心跳的同时，思考一件积极的事情，可以是让你感到愉快的地点或时刻，只要对于你来说有积极的意义就行。
- 每天多进行几次这个小仪式，它能让你在任何地方都能感到放松（坐着、站着、工作、开会、开车……）。我把这个几分钟的休息叫做"随时随地的小假期"。每天多做几次，让这个仪式成为习惯，短暂的休息可以放松身体，让你恢复精力，还能促进主管智力和创造力的大脑皮质层的利用。它能让我们更有效率，拥有更好的反应力和创造力，头脑更加清醒。大卫·塞尔旺-施莱伯（David Servan-Schreiber）医生的畅销书《痊愈的本能》（*Guérir*）中提到的大量研究表明，这种休息方式对人体器官里的脱氢表雄酮（DHEA）含量能够起到积极的影响，这种激素被公认可以起到"抗衰老"的作用。除此之外，这种休息方式还有益于免疫系统。

最简单的呼吸抗压方法是保持规律的心跳。大卫·奥阿尔（David O'Hare）医生所著的《心脏协调365》（*Cohérence cardiaque 365*，蒂埃尔·苏卡出版社，2012年）对这一主题做出了很清楚的阐述。

注意：

身体和精神不是分离的，它们组成了一个有机整体，二者之间积极或消极的相互作用都会对整个身体产生影响：

- 矫正体态也就是矫正自己的精神、情感和性格。
- 照顾好自己的情绪、保持意识清醒、管理好自身压力，就是矫正体态的正确方法。

第九章
不同类型的体态

到底有没有理想的体态？在阅读了前面以理想体态为线索的八个章节之后，你可能会提出这样的疑问，其实，答案是肯定的！

1948 年，生物力学的研究让肯德尔（Kendall）教授和美国整形外科学校定义了什么是完美体态："肌肉和骨骼保持平衡状态，不对任何运动系统或其子系统产生任何压力。"

对完美体态而言，可以从外侧脚踝中间开始，沿着股骨，经由髋骨顶点再到肩膀中间，最后到耳后，拉起一条直线。这条线有任何偏斜，都被视为不良体态，它会产生代偿现象和肌肉失衡，损坏和抑制运动系统的某些部位。

尽管这个定义不完整，但是可以让我们更好地了解接下来会讲到的体态。最根本的是，我们要知道，体态是动态变化的，是身体为了以最少的精力来保持平衡而不断自我适应的表现。从本质上讲，完美体态是不可能达到的，但是正如我们之前所讲，避免不良体态的形成才是最重要的。

以下是参考体态的示意图

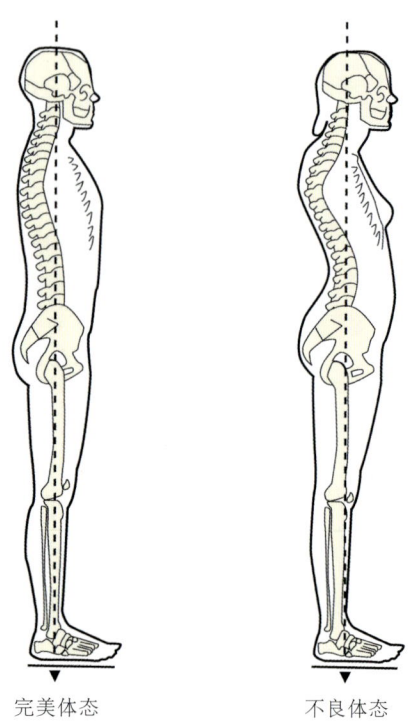

完美体态　　　　不良体态

在右边的示意图中,我们可以清楚地看到,与我们之前所描述的完美体态中线相比,这条中心线发生了偏移。这条线从脚踝前方起始,沿着股骨,经过向前移位的髋骨顶点后方,延伸到肩膀的前面,最后到达耳后。这种体态非常普遍,我们会在后面进行详细说明。

最常见的不良体态

现在来看看最常见的不良体态。每一种都与肌肉失衡有关,并会导致可预测的后果,如疼痛或受伤。不管是久坐族,还是高水平运动员,都可能会产生这些体态。运动可以矫正体态,让人更挺拔,这样的观点非常普遍,事实上,挺拔并不等同于身体平衡。

1号体态

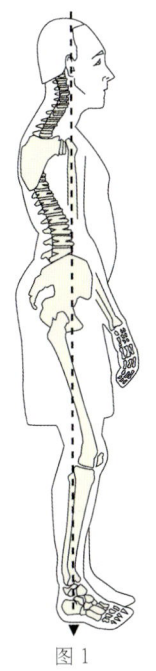
图 1

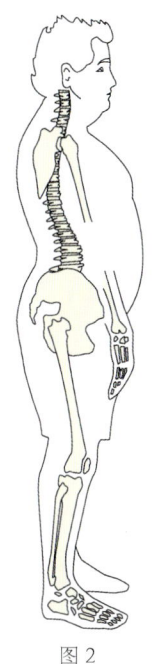
图 2

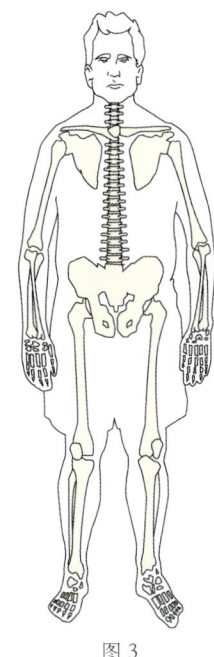
图 3

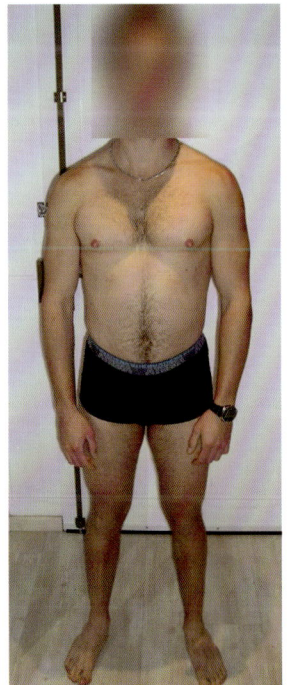

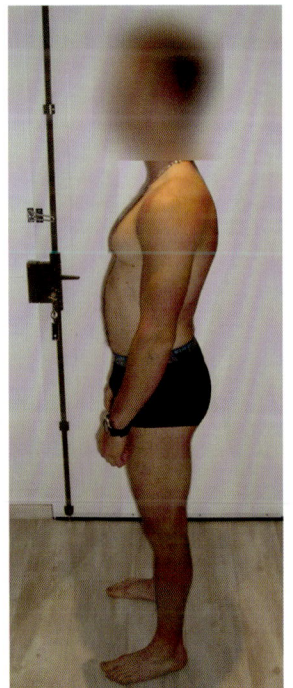

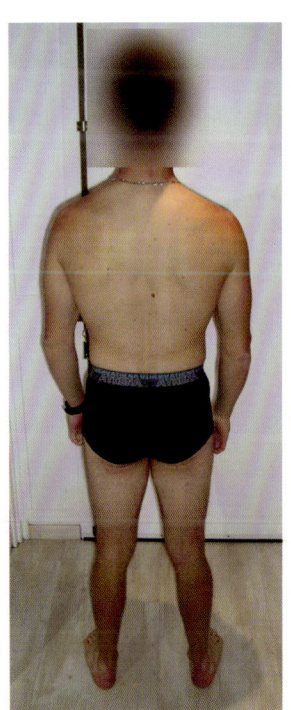

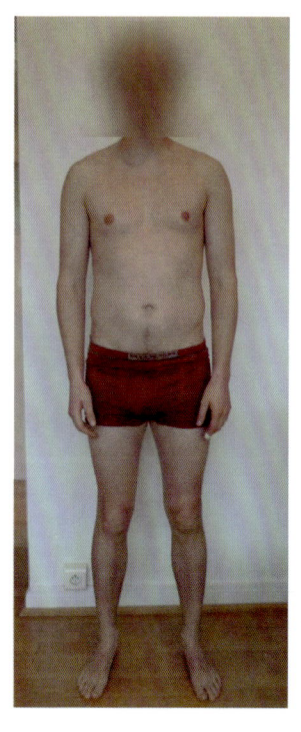
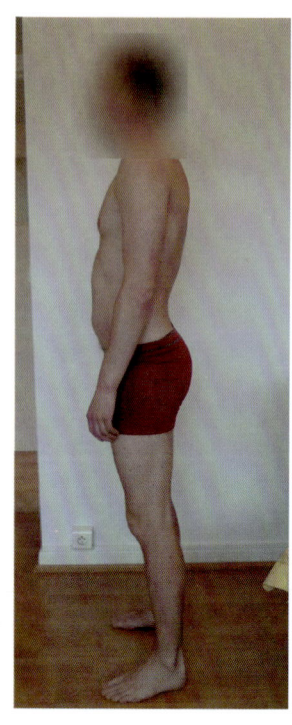
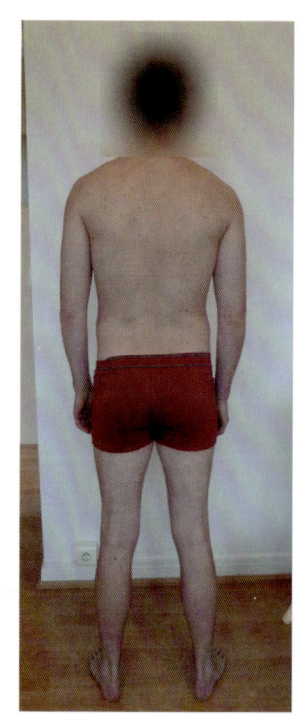

20世纪50年代,在布拉格进行机能再适应研究的扬达(Janda)医生,对1号体态做出了详尽的描述和分析,这种体态也被我称为"之字形曲线"体态,是最常见的体态之一,尤其是在儿童青少年身上。因此,从这一时期开始,他们就应该进行矫正训练。最主要的不平衡来自骨盆。由于髋骨顶端向前移(内部移动),胸椎就会向后凸,以至于肩膀和头部必须前倾,才能使身体与脚掌重新达到平衡。

在肌肉方面,这种体态会导致臀部和腹部肌肉群的无力或记忆缺失。相反,这些肌肉的拮抗肌、髋部屈肌则会变僵、变短,出现张力亢进,竖脊肌也是如此。浅层肌肉的失衡会抑制脊柱和骨盆周围的深层肌肉。

肩胛之间的浅层肌肉是脆弱无力的,而且过长,拮抗肌(胸肌和肱二头肌)又太短,而且肌张力过大。颈部的前侧肌肉变得太短,而后侧的拮抗肌又太长而且无力。

大部分在骨盆位置出现失衡现象(参见第69页图2、图3)的人都属于这种体态，双腿呈现外八状态，这说明负责股骨外旋的肌肉太过僵硬，肌张力过大。髋部外侧回旋肌僵硬伴随着负责髋部内旋的拮抗肌的肌无力现象。在上半身的肩部位置，我们也能发现相同的肌肉失衡现象，但没有这么严重。

拥有这种体态的人通常会出现脊椎和脊柱的退化现象，在三十来岁时出现，随年龄的增加逐渐发展。他们还要忍受从上背部一直延伸到骶骨的背部疼痛，甚至还会出现膝盖上的问题，因为控制膝盖的某些运动的臀部肌肉不能有效地发挥其功能。这种体态引发的最后一个问题是：髋部和胸廓部位的肌肉缺乏柔韧性，而这又会导致腰部和颈椎的超负荷运转，在身体做弯曲或旋转动作时更加严重，但是这些被过度使用的区域本应该减少活动，因此就导致了区域内的某些关节被磨损得更快。

2 号体态

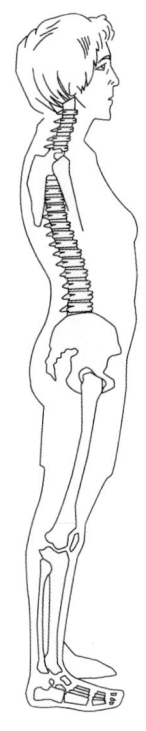

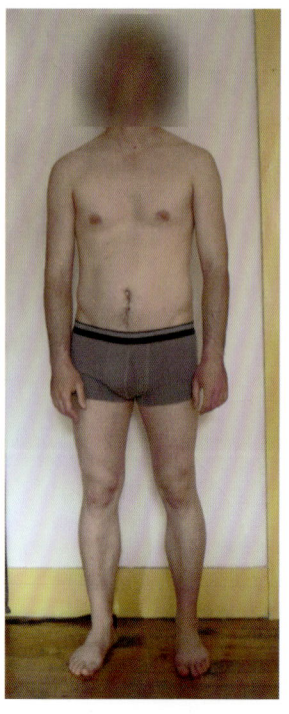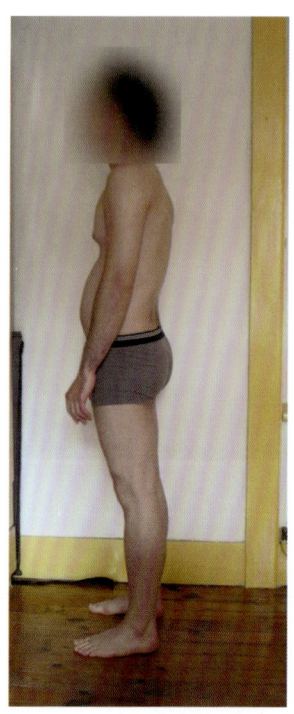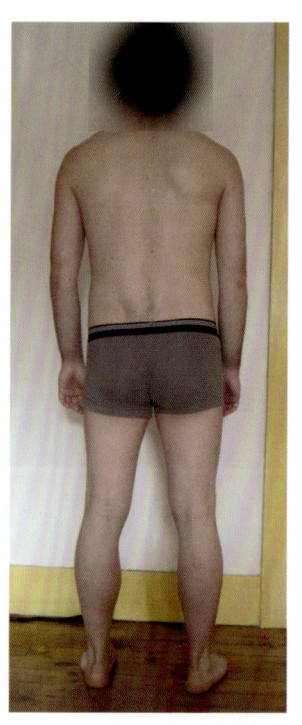
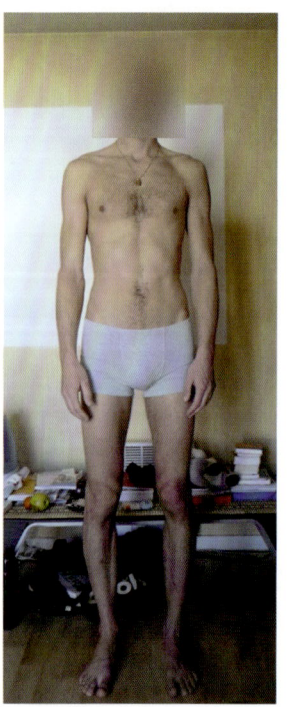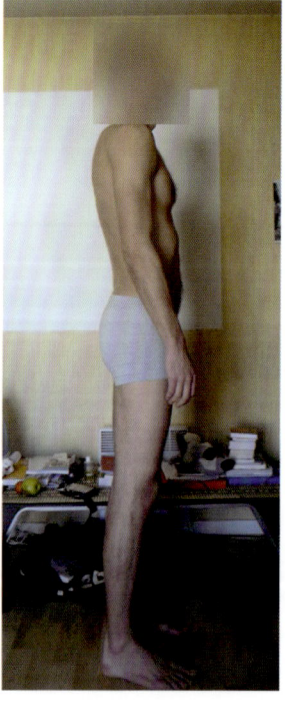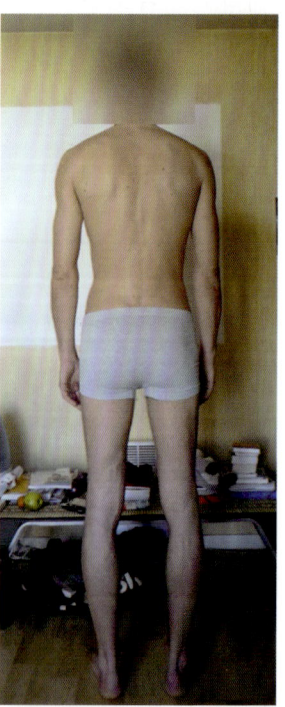

第二种体态应该从侧面角度来判断。在图中我们可以清楚地看到，髋部向前位移，从而导致躯干的上半部分向后倾斜。为了平衡上半身的重量，脑袋就必须前倾。

髋骨前倾经常伴随着膝盖的过度拉伸（膝盖向后凸）。与 1 号体态相同，这种体态也需要将身体重心放在脚部位置，尽管这种平衡并不意味着完美体态。曾经或者现在拥有这种体态的人是靠髋部前侧的韧带来支撑身体。这只需要很少的力量、张力和精力来保持身体的对称，然而，这却不是理想的状态。事实上，这种体态会给韧带和肌腱带来很大的压力，此外，还会导致在前几章提到过的超负荷伤害循环的出现。

在肌肉方面，臀部肌肉会出现无力和发展受限的问题。腰大肌也常常会出现记忆缺失（一些人不能将膝盖抬高超过 90 度）。更普遍的是，这种体态会造成骨盆和脊柱的深层肌肉出现肌无力症状。大腿后侧肌肉过于僵硬。在上半身，胸部和肩部前侧的肌肉也过于僵硬而且张力过大，颈部前侧和两侧肌肉也是如此。相反，上背部、肩胛和肩膀后侧的肌肉则过长而且无力。

骨盆前倾并不意味着在坐着时，身体也会保持相同的体态。恰恰相反，腹部深层肌肉缺乏肌张力，这会迫使拥有这种体态的人用臀部上方来落座，并将背部拱成弧形，导致肩膀内缩、头部前倾，加重肌肉失衡。

拥有这种体态又经常在办公室坐着办公的人，很有可能会出现肩部问题和前臂肌腱炎。因为这种姿势对肩膀不利，负责在运动时维持脊柱稳定的腹部深层肌肉也缺乏控制力。脊柱和骨盆的不稳定可能造成踝骨和膝盖的扭伤，甚至是膝盖肌腱炎。

第三种体态表现为扁平足、身体内旋、膝盖轻微弯曲，尤其是骨盆上部向后偏移（骨盆后倾），脊柱呈现"C"字形，腰部不再具有明显的弧度，上背部弯曲，头部和肩部前倾，还可以观察到胸部明显内缩。在坐姿中，脊柱呈现出更明显的"C"字形。

3号体态

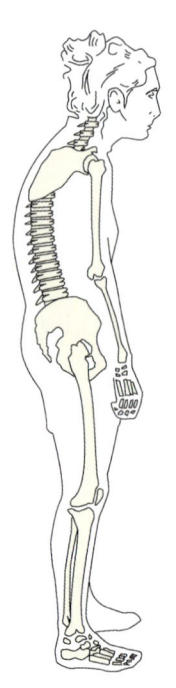

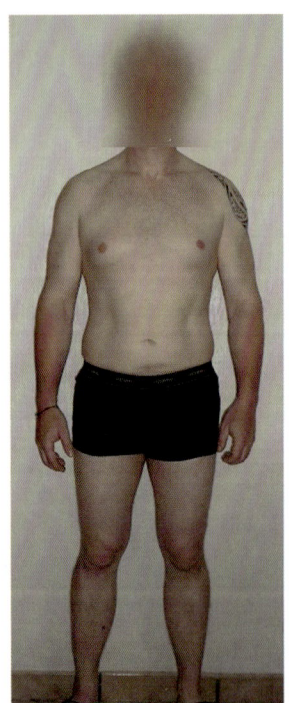

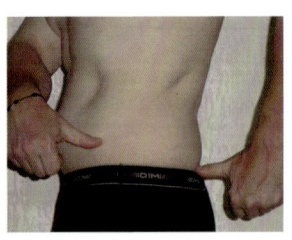

放在髂骨顶点处的拇指显示出骨盆后倾的问题。

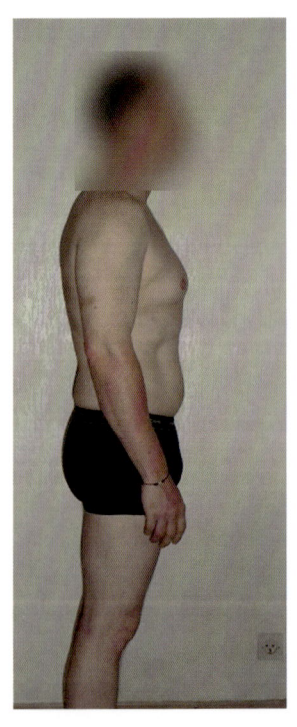

在肌肉方面，这种体态与以下身体失衡现象相关：使骨盆后倾的肌肉过于僵硬，力量太强，相反，负责骨盆向前旋转的髋部屈肌则太长而且无力。内收肌太短且张力亢进，引起股骨（大腿骨）内旋，从而促使膝盖内倾。它们的拮抗肌——骨盆深层肌肉和臀中肌太长且无力。除此之外，腓肠肌（小腿肌肉）、比目鱼肌、腓骨肌又太短，从而加剧了扁平足的倾向。长时间保持静止姿势，会造成上背部和支撑肩胛骨的肌肉变得无力，长度过长。因此，肩胛骨会有向外展开45度，形成三角形的趋势。相反，它们的拮抗肌——胸肌、颈部和肩膀前侧肌肉则会越发僵硬和强壮。

拥有这种体态的人容易出现坐骨神经痛、腰痛和骶髂关节痛，脚部和足弓也有痛感。而且，"C"形脊柱也会引起上背部、颈部疼痛，并且刺激长期牵引颅骨的触发点，引起头部疼痛。这类人群还可能患上手臂、前臂、手腕肌腱炎或腕管综合征，等等。

4号体态

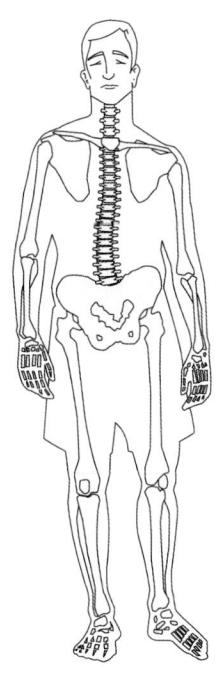

第四种体态在前三种的基础上又有了一定的变化。如果观察图片，我们也可以从拥有1号和2号体态的人身上发现4号体态的特征（参见第70页、第72页）。

这种体态从正面看最容易辨认，通常出现在脊柱侧弯或者背部受过创伤引发剧烈的保护性肌肉痉挛的人身上。问题在于，这种因创伤形成的体态在数周甚至数月后才会被发现，而这时身体已经发生了严重的代偿现象和肌肉失衡。

拥有这种体态的人会出现一只脚外扩的现象（或一只脚比另一只外扩严重），这一侧脚上方的膝盖和髋骨有时也会外扩。同样，外扩脚一侧骨盆也比另一边要高。检测骨盆失衡，可以采用以下方法：保持站立姿势，将双手拇指放在身体两侧骨盆凸起的骨头上，你会发现，有一侧拇指的位置相对较高，而骨盆较高一侧的肩膀却相对下垂，另一侧肩膀则更高。当你在镜子面前仔细观察的时候，可以明显地看出这种不平衡。在这种体态中，为了保持视线的水平，头部会自然地向肩膀更高的一边靠近。拥有这种体态的人，身体骨盆高和肩膀低的一侧会受到压迫，这种情况是由长时间的肌肉张力、整个肌肉链的痉挛和触发点的激发所引起的，以保护这个受伤严重的区域。

在肌肉方面，我们可以在受压迫的一侧发现肌肉收缩和触发点。因为下垂的一侧肩膀的肌肉太长且无力。而肩膀相对较高的一侧，颈部的肌肉又太过僵硬且张力过大。总的来说，拥有这类体态的人会出现背痛的问题，尤其是在髋骨较低的那一侧。其他的疼痛会出现在颈部和肩部。较高的髋骨将会发展成关节病变。

第五种体态也是一种附属体态，可以在前三种体态中发现它。通常情况下，这种体态多与第四种体态相结合。因此，在本书中，我们采用相同的方案来矫正4号和5号体态，而且要在做完基本的矫正训练（1号、2号、3号体态矫正计划）之后进行。

这种体态的失衡现象从上方观察会更加明显。这种体态呈现为螺旋

5 号体态

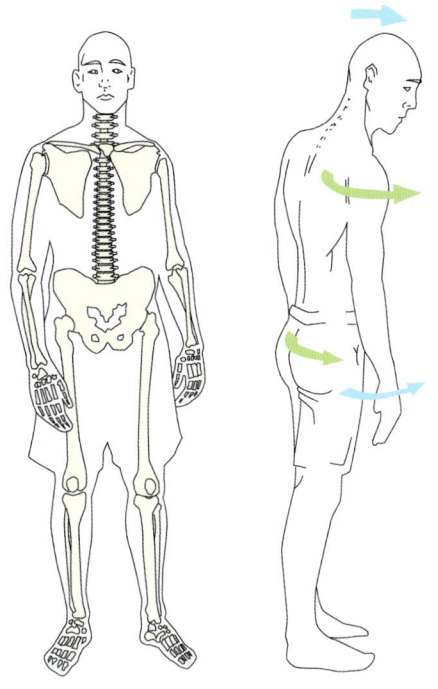

形。我们可以观察到螺旋从脚开始，经过膝盖、骨盆、躯干和肩膀，一直到头部。随着螺旋向上，身体向一侧敞开，同时通过向另一侧的旋转来进行代偿。正如我之前所描述的大部分不良体态，需要观察的重要部位是髋部、骨盆、上半身、肩膀及脚部。

如果你独自站在镜子面前，或者可以看到全身，你可以通过以下方法来自我检测：穿着紧身衣，站在镜子前大约 50 厘米处，站直身体且正面对着镜子，闭上眼睛，把食指放在身体两侧的骨盆顶端（髂骨顶端），闭上眼，保持这个姿势，5 秒后睁开双眼，立刻低头看看手指。如果一侧食指更靠近镜子，这就说明你的骨盆出现了旋移。请你观察肩膀，是不是一侧肩膀比另一侧更靠近镜子？哪一侧更靠近镜子就说明同侧的骨盆出现了旋移。有时，这种观察是有难度的，因为骨盆看起来似乎没动，只有肩部出现了旋移。

另外一个你需要观察的部位是膝盖，这次是从侧面观察。比较两侧膝盖，你可能会发现一侧膝盖有轻微的弯曲。这就说明这一侧的骨盆呈螺旋状前倾，这只是一个补充因素，有时候不一定能出现这种代偿现象。

最后一个需要观察的部位是脚。如果你的左脚比右脚略微超前，那么通常情况下右脚要比左脚外扩。

眼睛和双脚之间的某个部位是这种体态较难观察到的地方，身体向一个方向偏转，同时另一侧做出代偿，这样才能让视线保持在正前方。请记住，眼睛能将身体位置信息传递到大脑，这是非常重要，因为这样才能让将重心保持在双脚上，让身体得以平衡。

在运动过程中，5号体态对身体造成的损害是最大的。因为我们使用的是螺旋链和功能链，这个内容在肌肉链一章中提到过（参见第17页）。在我们行走过程中，由于不良体态和身体为保持平衡而做出的代偿反应，这些肌肉链的某些环节会承受到反复且巨大的压力。

一个经常坐着的人每天走1500步，然而一个经常运动的人却可以走到5000步。总之，以这种体态去跑步，就像是开着一辆轮胎变形的车。你耗费了很多精力，还要冒着全身关节出现问题的风险。如果以打网球或高尔夫球的人为例，情况会更加糟糕。事实上，在挥杆时，如果身体的旋转方向和挥杆方向相同，那么，这个人每次进行后挥杆（球杆举至肩膀后方）时，动作会受到限制，而且永远不会达到某种杆头速度。这样不仅会限制他的进步，还会对他的脊柱造成严重伤害。

在肌肉方面，这种体态的产生是因为牵引髋部和上半身的一整条肌肉链失去了平衡，也就是斜肌和另一侧的竖脊肌。

这种体态常见于身体转向某一侧并长时间保持这种姿势的人。我想到了牙医、外科医生、清洁工、园丁，还有超市收银员等等。

运动员差不多都属于第5种体态，因为运动模式偏好（右撇子或左撇子）会造成身体斜向地运动，还要加上有些运动通常只会运用单侧身体（如高尔夫）。

拥有这种体态的人常常会感觉髋部、颈部和膝盖疼痛。

了解4号和5号体态以及它们的联系

4号和5号体态是脊柱侧弯或者脊椎旋移造成的结果。

脊柱侧弯可根据多种方式来分类，包括可逆性、严重程度、形状和位置。你本人或你的医生、运动治疗师、整骨师需要做的第一件事，就是定义脊柱侧弯的类型：它是"结构性的"，还是"功能性的"？如果当我们向前或向身体一侧弯曲脊柱，或者以一种特定的方式转动时，脊柱弯曲度会有所改善，那么一般情况下，这就属于"功能性"或"继发性"脊柱侧弯。如果这些运动不能让弯曲的脊柱重新伸直，那么这就是"结构性"或"原发性"脊柱侧弯。脊柱的不正常弯曲会发生在脊柱的各个层面。在脊柱矢状切面（侧面）出现的过度弯曲被称为脊柱过度后凸或脊柱过度前凸，而横向产生的代偿现象（横截面）则通常被称作"旋移"或"扭转"。如果不采取措施来应对功能性侧弯，它很有可能变为结构性侧弯，因为大脑会改变肌肉和筋膜间长度和张力的关系来弥补身体的不对称现象，从而保护肌肉组织。长时间的体态代偿会导致周围的结构组织代偿失调，这个人就会开始感受到症状的加重。

聚焦结构性脊柱侧弯

结构性脊柱侧弯是一种身体畸形，经常伴随着胸廓和腹部器官机能的改变以及心理和情绪问题。心脏、肺部和其他器官机能受到影响的程度与身体变形程度成正比。从青春期到成熟期，脊柱侧弯造成的问题，如腰痛、头疼、颈部疼、关节炎、胸廓疼痛和器官的机能障碍，迫使许多人寻求解决办法。就算书中的锻炼计划可以改善结构性脊柱侧弯，但是被确诊为结构性脊柱侧弯的患者还是应该接受专业的治疗，比如运动疗法或整骨疗法，虽然复杂的治疗会耗费很长时间，但却是恢复健康最基本的方法，也有利于身体的长久健康。

功能性脊柱侧弯

功能性的脊柱侧弯是指结构正常的脊柱出现弯曲，这种弯曲是暂时的异常现象，它是由多种原因引起的，比如：长短脚、肌肉痉挛或是像阑尾炎之类的炎症情况。尽管这里的脊柱侧弯是暂时的，但是为了更好地治疗脊柱周围潜在的失衡现象，采用生物力学治疗方法来治疗脊柱和肌肉是非常重要的。

功能性的脊柱侧弯表现在躯干和背部的不对称，但是这种不对称会在身体向前或向侧面弯曲、旋转或伸展时有所缓和。功能性脊柱侧弯经常伴随着其他不良或是松弛体态的特征，如圆肩、腹部凸起和扁平足。无论男女老少都有可能产生功能性脊柱侧弯。脊柱畸形的人经常会受旋转性脊柱侧弯的影响，脊柱底部就像是红酒开瓶器一样呈现逆向的旋转趋势，而脊柱则绕着这个轴心旋转（5号体态），这种偏斜现象通常是由长短腿和骨盆失衡（4号体态）导致。正是这些原因让这本书和它第一个版本的内容有了些许不同，我不再区分4号和5号体态，还提出了针对这两种体态的矫正方案，对主要体态矫正方案（1、2、3号体态）进行了补充。

长短腿

长短腿是一种最常见的身体不对称现象（一只腿比另一只短）。如果两条腿的长度相差很大，那么体态和行走都会受到影响。

双腿之间的差异可能是：
- 结构性的：由于先天性原因、创伤或疾病造成了双腿骨骼长度不等。
- 功能性的：由人体力学的改变导致下半身不正常发育：足旋后或足过度旋前、骨盆单侧失衡、肌肉或关节失衡、躯干不稳定。

踝骨或足部有结构缺陷会显著地影响腿的长度和骨盆的位置。最常见的足部不对称现象是足旋前。足部的感受器会向大脑传达最细微的重量改变信息。大脑一直都在维持着骨盆的平衡，所以，当左腿比右腿长时，为了适应重心的改变，大脑会让左脚足部内缘降低（使较长的左腿变短），同时，让右足旋后，使较短的右腿拉长。如果我们对此不采取任何措施，长时间的足部旋前会导致左足内缘过度内翻，并给膝盖侧面半月板及膝盖侧前部韧带带来极大的压力（很多跑步运动员会因此明白为什么总是膝盖出问题）。

在一个人行走时，通过观察以下方面，我们可以很容易地判断他是不是长短腿：

- 一侧肩膀高于另一侧
- 手臂摆动不平衡
- 一侧骨盆高于另一侧
- 较短的腿一侧出现足旋后；较长的腿一侧出现足旋前
- 较短的腿一侧出现足弓和（或）踝骨弯曲
- 较长的腿一侧出现膝盖弯曲

注意：一些作者认为，腿的长短差异不会对跑步产生太大的影响，因为双脚从不会同时着地。然而，布卢斯坦和达米科的研究表明，腿的长短差异是导致奔跑者受伤的第三大原因。

长短腿：如何辨别体态？

- 右腿通常（70%的情况下）比左腿短（4号体态）。
- 在腿短的一侧可以观察到腰部凸出，也就是说，这一侧身体更加弯曲和扭转，这会导致旋转代偿的出现，延续到颅骨底部为止（5号体态）。

- 对侧的骨盆出现适应或代偿现象，也就是说，在短腿一侧身体弯曲的现象会有所缓解（4号和5号体态）。

从神经学来解释长短腿

当一个右脚比较短的人站立时，我们可以观察到身体重量会向左侧偏转。但是很多研究者，尤其是卡普勒、普雷维亚和伯普，认为某些人向左侧转移身体的重量，是一种抵抗万有引力的条件反射，这是我们在胎儿时就形成的脑侧化造成的，关于脑侧化我们在前几章里有讲到过。他们的理论是，人体运动模式的优势要远远大于人体构造和地心引力的影响因素。卡普勒、普雷维亚和伯普以及他们后继的研究者都认为，人体右侧在运动模式上的优势，究其根源要追溯到妊娠期第三阶段的胎儿姿势，正是这个引发了大脑侧化。

在大脑中，运动优势通常是从左侧大脑到右侧身体（左侧大脑负责右侧身体）。左侧前庭优势对于保持身体平衡、协调和方向感必不可少，它可以通过同侧方式穿过身体，来到右腿，以便当身体进行右侧运动优势相关的活动时，左腿能够承受身体的重量。举例来讲，一个具有右侧运动优势的人通常会用左腿来平衡身体，进行像踢球一样的简单动作。在站姿中结合右侧运动优势和左侧前庭优势，通常会导致较长的左腿一侧的骨盆向左偏移。这种神经性的体态变化能够解释许多疼痛问题，尤其是出现在运动员身上的。

多种类型相结合的体态

我们已经在有关运动模式的章节里讲到过，在遇到问题时，身体有着不可思议的能力来进行代偿，适应各种状况。如我们刚才看到的一样，几种体态结合在一起的情况是很常见的，最常见的是一种主要体态（1、2、3号体态）结合4号、5号这两种附属体态。因为后两种体态紧密联系，所以我们采用同一个矫正方案，但必须在完成基本矫正方案（1、2、3号体态）的基础上进行。

片面的治疗方式

读到这里，你可能会发现，在外科医生、作业疗法的医务人员、运动治疗师或者整骨师眼里，我们站立的方式几乎都不是完美的。我尽管是这本书的作者，但是我也在努力平衡自己的体态（我拥有1号体态，还结合了4号、5号附属体态，因为我从年轻时就开始进行高强度的体育训练，也有左前庭优势）。多年的运动，再加上"父亲遗传的体态"，让我不得不每天都进行一系列的矫正训练，比如本书"实战演练"部分的锻炼方案。你可能会反驳我："但是，如果医务人员很清楚不良体态的负面影响，为什么他们不向大家多讲讲呢？"这里面有很多的原因：

首先，医务人员提到过不良体态的负面影响，但通常情况下，没有人会去重视它。事实上，这需要我们质疑自己，也要花费很多精力去重视这个问题，对于很多人来说这是难以做到的。改变意味着改正看问题、身体活动和从事体育运动的方式，而我们总是要等到没有选择的时候，才会去采取积极的改变方法。

其次，通过前文的分析，我们可以发现，体态方面的毛病和其造成的疼痛是很复杂的，二者形成密不可分的整体，所以治疗单一部位的疼痛似乎更简单。"归根结底，疼痛不就是患者来看医生的主要原因吗？"医生可能会这样认为，因为他们知道（或不知道），深入治疗如此重要，但是却只有很少的人可以坚持完成这个辛苦的治疗过程。

最后，只要医疗、辅助医疗和药剂方面的从业人员都是依靠患者的健康状况维持生计，那么，请问大家，寻找疼痛的根源以消除疼痛，让患者再也不来求诊，这对于他们来说，有什么好处？不过，我还是相信一定有很多的专业人士不满足于治疗疼痛，还更希望治愈疼痛，这就需要整体的分析诊断和开放的思想了。

最常见的全面治疗方式

全面治疗身体的技术和方法包括：针灸、指压按摩、印度（阿育吠陀）疗法、整骨疗法、手法治疗、脊柱按摩疗法、筋膜疗法、罗夫疗法［以发明该疗法的理疗医生依达·罗夫（Ida Rolf）的名字命名］、费登奎斯疗法（以发明人的名字命名）。除开这些，我们还能举出很多治疗方法。

这些疗法常常受到正统医疗界的诟病，批评它们缺乏科学研究，也没有实验来进行佐证。但是，这些疗法取得的效果有时候比传统医疗方法更好。它们的背后没有魔法，有的只是对身体全方位的把控和治疗疼痛根源而不单只治疗症状的意愿。

然而，即使这些可供选择的治疗方式非常有效，但每天锻炼身体的"重要工作"才是无法取代的最佳治疗方法。第一步要从我做起，让爱惜和保养身体成为我们日常生活的一部分，只有这样，我们才能在人生路上保持最佳状态。那么，我们每天应该做些什么呢？这就是本书的第二部分涉及的内容。

行动

第一章
学习自我按摩

通过改善肌肉和筋膜组织的性能，按摩和推拿的方法能够让我们拥有一个像是被熨斗熨烫过的肌肉组织。肌肉和筋膜变得平滑，能够随时进行伸展和弯曲。

在肌肉失衡状态下，肌肉链或主动肌和拮抗肌之间的肌张力、长度和力量间的平衡会被打破。在神经系统方面，一些过于僵硬和张力亢进的肌肉会受到长时间的微弱电流刺激，然而它们的拮抗肌则因为长度过长、张力过大、记忆缺失等原因，接收不到足够的电流刺激。我们将这种作用机制称为"交互抑制"。

如果在这种情况下，我们坚持做一些能让相关肌肉和肌肉链受到一定压力的练习，就能减小肌肉的张力（之后我会对这点进行详细的补充）。总的来说，通过自我按摩，身体组织承受的压力就会消除为零，还能够更容易地重新建立起不同的主动肌和拮抗肌之间肌肉张力和肌肉长度的平衡关系，尤其可以通过一些拉伸技巧和支撑训练达到这种平衡（参见第 105 页）。

前面提到过，筋膜的改变同样有可能造成肌肉失衡，这种连接肌肉、肌腱、韧带和骨头的网状组织有可能发生增厚现象，形成结节和粘连。此外，触发点也是肌肉失衡的原因之一，几乎每一块肌肉中都有触发点，这很容易形成肌肉结节。不过，当我们肌肉紧张的时候，通常的建议是做拉伸，这样会让身体得到放松，但只是暂时的。那么，当这个肌肉结节得到伸展时会发生什么呢？它会缩紧，并且越来难越解开。如果我们在拉伸肌肉或者肌肉链之前没有展开结节，就会发生以上情况。

这就解释了为什么自我按摩和肌肉抑制的方法如此有效且重要。在提升肌肉和筋膜组织的性能的同时，这些技巧能够使我们拥有一个像是被熨斗熨烫过的肌肉组织。肌肉和筋膜变得平滑，能够随时进行伸展和弯曲。

自我按摩的科学原理

尽管这些方法技巧受到了某些按压技巧和针对固定部位的按摩方法的影响，但是在我看来还是有必要解释一下背后的科学原理，以及对组织和触发点产生的效果，因为这些方法在欧洲并不被了解（详见方框中的文字）。

针对不同机械刺激感受器的自我按摩方法

前面讲过，身体的机械感受器和痛觉感受器存在于运动系统的筋膜、肌肉和肌腱中。

- 高尔基腱器官是由筋膜纤维排列形成的，存在于关节囊、韧带及肌腱连接处。高尔基腱器官会对伸展产生反应，但是它们只有在肌肉活动情况下才能受到刺激，被动的肌肉伸展并不能抑制高尔基腱器官。刺激（深度按摩）高尔基腱器官能降低肌肉张力。我们可以通过较强的组织伸展来刺激其他研究得较少的高尔基腱器官，比如深入和缓慢的按摩技巧。而且按摩滚筒和网球都是很适合的工具。
- 潘申尼小体及其组织对压力的改变、高速和震动的按摩技法的反应十分敏感，并且还可以为运动提供反馈。对此应当采用快速而轻柔的按摩方法，理想工具为按摩棍。
- 鲁菲尼氏小体对持续性压力和侧面伸展（侧面按摩能够拉伸纤维

十分敏感，在受到刺激的情况下，它能够抑制交感神经系统活动。可能就是这个原因，我们在对深层组织进行缓慢按摩的时候，不但能够放松局部组织和整个身体，还可以进入一个由副交感神经系统控制下的轻松状态。按摩鲁菲尼氏小体最好的方法是侧面牵引，也就是保持与肌肉纤维垂直的按摩方向，缓慢牵引皮肤和筋膜。最适合的工具是表面凹凸不平的按摩滚筒。

- 间质感受器会对快速且轻微的压力变化做出反应，当它们受到刺激的时候能够帮助血管扩张。一些间质感受器具有机械刺激感受器的功能，一些间质感受器可以感知疼痛，具有痛觉感受器的功能。通过自主神经系统来刺激间质感受器，能引起小动脉和毛细血管筋膜的压力变化。间质感受器很适合用按摩棍快速且轻柔地进行按摩。

肌肉抑制和自我按摩的方法能够让肌肉传感器产生抑制，也能降低肌张力，缓解由触发点引起的肌肉痉挛。简单来说，在疼痛和（或）紧绷的部位施加一定的压力，并持续一段时间，能够减少触发点的活动，缓解阻止局部肌肉的过度紧张。正确地运用这些方法，就能够让僵硬缩短的肌肉得到拉伸，长度增加，从而促进肌肉长度和张力、主动肌和拮抗肌之间的平衡。

自主神经系统的影响

我们的身体以整体方式运作，因此了解身体的各个运动系统（神经系统、肌筋膜系统、关节系统）的运转会影响身体其他系统和器官组织，这是非常重要的。同理，按摩肌筋膜（肌肉和筋膜）系统或对此施加压力也会对身体的其他系统产生影响。

我们已经了解了压力作用于感受器和机械刺激感受器的方式。这些感受器只占了全部本体感受器的20%，剩下的80%则是对局部疼痛，尤其是筋膜组织疼痛十分敏感的间质感受器。

这些间质感受器有自主功能，通过降低总体的肌肉张力来调节心跳节律、血压、呼吸及交感神经系统。

因此，从总体上来看，对肌肉和筋膜施加压力和按摩有助于降低整个运动系统的压力（心理上和身体上），原因如下：

- 血管的扩张能够让组织获得更多的氧气和养分，同时促进废弃物的排出。血管得到更好的扩张，有利于全身组织的修复和再生。机体组织变得更加健康，肌肉运动系统才会变得正常，肌肉也不会那么容易受到损伤。
- 组织韧性的改变可以促进肌肉的顺畅收缩和关节的灵活运动。
- 整个运动系统再生能力的改善离不开一个顺畅的呼吸，血液中的含氧量提高也可以缓解我们的疲劳感和焦虑感。
- 交感神经系统的紧张度降低，从而缓解了肌肉痉挛，降低了受伤的风险。

自我按摩的禁忌

尽管按摩能够带来很多好处，但是也要注意某些不宜进行按摩的情况：

- 严重和（或）长期的骨质疏松
- 骨髓炎（骨质组织病变）
- 静脉炎（静脉血栓）
- 疼痛型疏松结缔组织炎
- 类风湿性关节炎
- 湿疹和其他皮肤病变
- 骨折恢复期
- 疼痛型血肿
- 严重且长期的糖尿病
- 受放射性治疗和化疗的癌症（需得到医护人员的许可）

如何进行自我按摩?

自我按摩可以每天进行，从而放松身体、减轻疼痛。将自我按摩结合下一章节将要讲到的体态伸展方法，这就是预防受伤、减轻疼痛、改善体态的最佳策略，它们不仅适用于每一个人，而且每年的花费不会超过 120 欧元。

当然，在某种程度上，这个按摩并不轻松，因为是你自己为自己按摩。由于按摩部位有肌肉痉挛和触发点，所以在刚开始的几个星期还会感到疼痛，因此我在这一版中引入了**按摩棍**，因为它能够帮助你更好地控制力度，对处于按摩起步阶段的人来说，这更容易掌握。按摩棍使用起来非常方便，你可以每天用按摩棍有规律地按摩肌肉张力过大的部位，尤其是因为坐姿形成的张力过大的部位。

几个星期过后，在某些多肉部位（臀部和背部）做过尝试之后，我们就可以使用**按摩滚筒**了。当然，在进行更加深入的按摩时，你仍然会感受到组织受压而引发的不适感。按摩滚轮独有的凹凸表面能够让它"钩住"筋膜组织，以多种角度在皮肤上滑动（如果体毛多的话请小心！），按摩到筋膜和其中的机械刺激感受器，这样的效果可以媲美专业按摩手法。我每周至少用这种方法按摩一次。

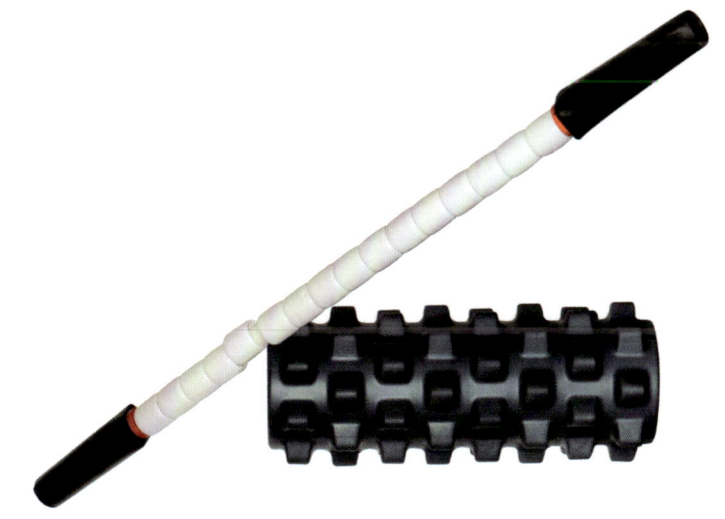

最后，**网球**可以按摩到更深层的组织，对于某些特殊部位和触发点，运用网球能达到非常好的效果，而且解放了你的手指关节。

以上三种工具就组成了一套轻巧便捷的按摩工具。而且，它们还各具用处，你可以根据自我按摩的部位和方式来进行选择。

有规律地使用这些工具（针对长期疼痛部位，可以每天多进行几次按摩）进行按摩，能够让你重新拥有一个无痛身体。自我按摩也会成为显示肌肉组织和筋膜健康状况的晴雨表。

自我按摩的实际操作

接下来我所讲的这些方法都非常有益，我建议多多尝试。运用不同的技巧来按摩，你会发现身体的反应也会有相应的不同，只要你使用正确的按摩方式，几个星期后，你就能发现身体的变化。但是请注意不要一直采用你觉得最舒适的方法！要记得按摩是为了消除肌肉的紧张和痉挛，而这个过程不是完全"舒服"的。

按摩棍（理想的初学工具）

- **深度按摩**（在白天、体态矫正锻炼前或者体育运动后进行）

– 以来回方式缓慢按摩身体的每一个部位，持续 1 分钟（大约 6 次）。

– 如果按到了有痛感的地方，坚持按压该部位 20 到 30 秒，疼痛感就会减小。如果疼痛感增加，则表明用力过度，在这种情况下，请适当减小力度。

- **快速而浅层的按摩**（在白天或者运动之前进行）

– 用滚动按摩方式对肌肉紧张或者将要运动到部位进行按摩，持续约 30 秒。

– 用力轻柔但是节奏要快。

按摩滚筒

- **深度按摩**（在白天、体态矫正锻炼前或者体育运动后进行）

– 以来回方式缓慢按摩身体的每一个部位，持续 1 分钟（大约 6 次）。

– 如果按到了有痛感的地方，坚持按压该部位 20 到 30 秒，疼痛感就会减小。如果疼痛感增加，则表明用力过度，在这种情况下，请适当减小力度。

- **滑动牵引按摩**（在白天、体态矫正锻炼前或者体育运动后进行）

– 施加一定力度将滚筒放在需要按摩的部位，用滚筒上的齿状物"钩住"皮肤和筋膜，然后轻缓地滑动，做 3 次到 4 次滑动牵引按摩。

可以顺着肌肉纤维的走向来进行按摩，也可以同时采用横向按摩的方式。比如，在对股四头肌进行滑动牵引按摩时，可以从膝盖到髋部进行 2 次，然后从大腿外侧到内侧进行 2 次。

这种按摩方法适用于皮肤或者表面光滑的组织部位，因此我建议男士在采用此方法按摩前，用剃毛器剪短体毛，原因自然不言而喻……

网球或者手

- **深度按摩**（在白天、体态矫正锻炼前或者体育运动后进行）

– 以来回方式缓慢滚动按摩身体特定部位，保持 1 到 2 分钟，大约来回 6 次。

– 如果按到了有痛感的地方或是触发点，请参考 CTS 流程 1 和 2。

– CTS 流程 1：按压触发点，并保持 5 秒静止不动，放松 50% 的压力，保持 5 秒，重复按压 6 次。

– CTS 流程 2：按压触发点，并保持 5 秒静止不动，放松 50% 的压力，然后对该部位进行 4 到 8 次（根据速度而定）的缓慢自我按摩。

- **滑动牵引按摩**（在白天、体态矫正锻炼前或者体育运动后进行）

– 将网球放在需要按摩的部位，对此施加一定力度，"钩住"皮肤和筋膜，然后慢慢地滑动。重复 3 到 4 次。

– 可以顺着肌肉纤维的走向来进行按摩，也可以同时采用横向按摩的方式。

需要记住的规则

我们应该每天都进行自我按摩，特别是刚开始的头几个星期。如果感到身体疼痛或是肌肉张力亢进，我们可以每天多按摩几次。**最重要的是按摩的频率而不是强度。**

在前几次尝试之后，身体可能会出现酸痛现象，只要疼痛持续不超过 10 天（根据按摩的频率而定），都算正常现象。

随着你的身体组织重新找回运动的自由，你可以不用再每天都做按摩，但是一周还是要完成几次，视你的体态而定，某些身体部位可能需要更多的重视和保护。

关于自我按摩的具体方法，请参见第 138 页及之后的相关内容。

第二章
活动和放松关节

这一章所介绍的活动和放松关节的方法,对于第一次体验它的人来说有着十分神奇的功效。然而它与神秘的巫术和梅林的魔法没有任何关系,这种方法是由新西兰的理疗医生布莱恩·穆里根(Brian Mulligan)发明的。

从19世纪60年代初期始,穆里根就开始研究手法治疗。穆里根的手法治疗包括针对脊柱和肢体末端关节的治疗技法。19世纪80年代,他在治疗一位打篮球时手指受伤的患者的过程中,偶然发现了这种疗法。患者的手指关节浮肿而且不能活动。穆里根说:"在采用我的方法后,收到的效果是令人吃惊的。当患者活动手指关节时,我从关节的侧面让其保持平移,患者马上就能够活动手指并且感受不到疼痛。而过去采用的那些治疗方法,比如牵引或松动术,甚至使用超声波和冰块都没有起到作用。对于这样惊人的疗效,我只能用关节内部的定位出现了小偏差来解释。当我们进行了正确的定位后,关节又能够正常活动了。从这个假设出发,我发展出了针对整个肌肉骨骼系统的检查和治疗方法。"

到现在,已经有许多研究证实了穆里根疗法的实用性和有效性。

穆里根疗法主要适用于因疼痛引发的活动受限,以及关节活动障碍。这种治疗方法旨在增加关节活动幅度,同时减轻疼痛。尽管大多数情况下,一次有效的治疗需要治疗师拥有丰富的经验,治疗次数也要达到一定数量才看得到显著的改善,但是这种治疗原理十分简单而且适用于所有的关节。

牵引活动是如何产生作用的?

牵引活动练习能够放松关节并促使其更好地运作。在前几章,我们已经讲过了肌肉失衡和肌肉张力如何造成代偿现象(交互抑制、协同肌优势)和关节机能障碍(关节抑制)。通常,我们日常保持的不良姿势、肌肉痉挛或肌张力亢进,可能会造成一个关节与其他关节产生"矛盾"。肩部、髋部及踝骨等部位常常会出现这种现象,更广泛地讲,身体上所有的关节都有可能受到影响。在关节某些部位进行活动的时候,会被牵引到某些方向,相较于关节应处的正常位置,这时的关节会更加深陷,从而撞到、触到或者摩擦到附近的筋膜和韧带。这给关节带来了一定的压力,而这股力量会刺激关节的本体感受器,反而加重了肌肉痉挛和肌肉抑制。牵引活动练习的目的是放松关节,降低关节中的本体感受器的活跃度,消除肌肉的保护性痉挛。此外,这些练习还可以增加关节部位的供血,使其获得更多的养料和氧分。

我很幸运能在旅居美国的时候学习穆里根的这套方法。这些技巧最大的益处是我们可以将其用到自己身上,而且只需要一条有足够弹力的带子作为工具。

本书中所讲的方法都十分简单易行,适用于疼痛或是活动受限的关节部位。目的是让大家学会在弹力带的牵引下活动关节。大家可以在网上买到很多弹力各异的带子,也可以在我个人网站(www.christophe-carrio.com)的店铺里找到。

关节活动的方向要遵守以下三个原则:

- **无痛**原则:所有的关节牵引活动练习都不会引起关节或者关节周围组织的疼痛。如果出现了这种情况,请减小活动幅度,如果疼痛仍然没有减轻,请换一个牵引方向。
- **见效快**原则:所有的关节牵引活动练习都能让关节的灵活度得到

显著且快速的改善，而且不会造成疼痛。

- **循序渐进**原则：进行关节牵引活动练习也要循序渐进，在开始时进行小幅度的活动（即便我们有能力做更大幅度的活动），然后再慢慢地增加活动幅度。

关于关节牵引活动练习，请参见第 178 页及之后的相关内容。

第三章

重塑体态

伸展是一种非常自然的动作，大多数动物都会，当然也包括人类。然而，有一个糟糕的趋势，那就是人类常常会忘记真正对自己好的东西，伸展便是其中一个。

    如果我们观察孩子，会发现他们在一天中会有规律地做伸展运动，这很有意思，这种习惯与猫和狗的行为有些类似。我们也会不由自主地这么做，尤其是在起床后和久坐之后。然而，生活方式、不良体态、时间的流逝、坐姿、身体和心理的创伤等一系列因素导致我们的身体逐渐失去柔韧性，这些我们自发做出的身体姿势已经不能再让身体恢复灵活。总之，我们的肌肉组织会渐渐萎缩，限制我们的动作，加剧我们的不良体态及由此导致的疼痛。

    有些古老的方法，比如拥有不同文化来源的瑜伽（印度、埃及、尼泊尔等），或者现代方法，比如费登奎斯疗法、伸展体操、罗夫疗法，还有普拉提，都可以对抗肌肉萎缩。

    一方面，主动肌肉链和拮抗肌肉链之间的张力平衡保持得越好，关节的活动就会越顺畅。另一方面，各条肌肉链之间的张力/长度平衡能让身体活动消耗更少的能量，让我们每天保持充沛的精力，在一定程度上延缓衰老。实际上，更少的能量消耗意味着更少的自由基生成，机体的氧化也会减少，所以能延缓衰老。最终，只要身体能够恢复能量，自由活动，我们就会更热爱运动，让整个身体保持良好运转的状态，良性循环就开始了。

衰老的影响

大部分影响我们身体柔韧性的生理变化，都与肌肉萎缩有关。肌肉纤维质量变差，数量变少，就会出现肌肉萎缩。纤维和神经细胞同样是衰老过程中的受害者。同样，在成年人身上，身体灵活度的降低也与神经细胞的减少息息相关。随着身体活动的减少，肌筋膜和神经萎缩加剧。神经细胞和肌肉细胞数量减少，导致神经肌肉效率降低，逐渐限制到身体的柔韧性。

在静止不动的情况下，比如当我们坐着、生病或是受伤时，软骨就开始退化。事实上，和所有的身体组织一样，软骨也需要一定程度的机械性压力来保持健康。如果软骨表面没有平衡且规律地承受一定压力，那么它就会萎缩，变得脆弱，而一些过度使用的软骨组织则会提前损坏。

运动和伸展活动不但能让整个机体保持柔韧和灵活，还能维持关节的健康。

不同的伸展方法

伸展运动的方法多种多样，每一种都和自然生理属性相对应，不管是交互抑制（主动肌收缩导致拮抗肌的放松）、自体抑制（反肌伸张反射），还是肌伸张反射。当我们太用力或者太快拉伸某块肌肉时，肌伸张反射就会产生。肌肉中的机械刺激感受器命令肌肉收缩，让拉长的肌肉纤维不被撕裂。

我从事运动的理念是：不执着于单一的方法，而是博采众长来提高生理和心理上的运动表现，当然，使用兴奋剂的情况除外。在矫正体态方面，我也严格遵守着这个理念。

在这本书中，我们使用的这些方法来源于瑜伽、静态伸展（在一定时间内保持一种姿势）、动态伸展（收缩拮抗肌来拉伸肌肉或肌肉链）。第二种动态伸展有很多益处，通过主动肌和拮抗肌之间的关联，它能让关节和肌肉组织重新恢复柔韧性和活动性。这种方法还可以促使大脑重新调整肌肉伸展和关节活动的能力，以及拮抗肌的收缩能力。我们还会运用到神经肌肉反应的方法。

神经肌肉反应法

这种方法的原理很简单，就是交互抑制（当一块肌肉收缩时，它的拮抗肌放松），我们可以用不同拉力的弹力带，将这种原理应用到锻炼中。刺激某些关节周围的本体感受器可以让我们更好地感受自身体态和体态引发的问题（比如 1 号体态的过度弯曲、5 号体态的过度偏转，等等）。更确切地说，我们是借助弹力带来夸大体态的失衡，从而让身体在反向运动时做出回应。

通过帮助大脑运用或重新建立一种更加适合身体和体态的运动模式，神经肌肉反应法能够让体态得到快速改善。

神经肌肉反应法绝不是肌肉锻炼运动，因此"为了迅速矫正我的体态，我要用拉力最大的弹力带或者勒紧弹力带"这种想法是错误的。如果你运用普通的肌肉锻炼方法，就只能活动到全身强健的大肌肉，然而，体态的控制首先要让全身肌肉群得到更加精细和平衡的激活……否则，站立也会成为一项使人倍感疲劳的肌肉活动！

通过几次反复的锻炼，神经肌肉反应法能够让身体迅速适应新的体态。

在第一版中，我没有对此进行详细介绍，出于以下几个原因，我想在这里向大家推荐这种方法：

- 对绝大多数人来说，这种方法简单易行，可以在日常生活中实践。
- 采用站姿，可以随时随地进行练习。
- 效果显著，让人有动力坚持下去。
- 这种方法针对双足行走及站立的标准体态和动作，类似于我们通常进行的体育运动。

- 在运动前热身和运动之后进行，可以改善体态。
- 在身体无痛时，可以将其作为完美的锻炼方法。

但是，在身体疼痛的时候，最好是优先进行矫正训练中的地板动作，因为这些动作是最原始的标准体态。事实上，当我们还是小婴儿时，我们正是在地上学会如何稳定身体关节的。所以，当身体忍受慢性疼痛时，回到问题的源头是有一定道理的。这类地板动作有以下几个好处：

- 稳定本体感受器的活动及肌肉痉挛。
- 如果某个关节因为肌肉失衡而产生偏转（无法在运动中正常运转），重力施加在关节上的压力会导致软骨和关节表面的炎症和浮肿反应，这些练习可以缓解压力，从而避免这种现象。
- 使边缘系统和爬虫脑系统平静，因为它们会在受到压力或疼痛的情况下增加肌肉张力。通过"婴儿式"的地板动作，我们可以让自己回到那段曾经没有忧愁和压力的时期。

这就是本书运用这两个体态矫正计划的理由：

- **短期日常计划**，当你觉得"还不错"或"一切顺利"，或者没有太多时间时，可以进行这套训练计划。
- **长期矫正计划**，如果身体出现包括疼痛、受伤等问题，可以进行这套训练计划。身体状态好（或"还不错"）时，也可以一周进行 1 到 2 次，用不同的方法来矫正体态。

需要的装备有按摩滚筒、网球、拉力及长度不同的弹力带，还有地垫（用起来舒适的）。

在网上可以买到这些装备，我的个人网站也有售，网址 www.christophe-carrio.com。

本书还为大家准备了一些方便在办公区域进行的练习（参见第 196 页）。请记住，在体态矫正过程中，比起只做一次过度的练习，少量多次要好得多。

要了解每种体态相对应的长期或短期矫正计划，请参见第 209 页及之后的相关内容。

在新版书中，我给出了适用于 1 号、2 号、3 号体态的矫正计划，还增加了针对 4 号和 5 号体态的附属矫正计划，适用于以下情况：

- 高低肩
- 一侧肩膀前伸
- 保持站立时，重心移向一侧腿或髋部
- 一侧髋部或膝盖有疼痛感
- 骨盆旋移（一侧骨盆前倾）
- 坐姿旋转测试：盘腿而坐或正常坐在椅子边缘，分别把手放到相对的肩部（手臂交叉）。旋转肘关节和上半身，从身体一侧到另一侧。如果你在左右转动的过程中感觉到一种约束感，那么测试结果为"是"，你就需要进行这个矫正计划。明显感到运动受限的一侧要按照 3∶1 的比率优先锻炼，也就是说相较于正常的一侧，这一侧要进行 3 倍的重复锻炼。

第四章

通过支撑训练来矫正体态

本书的主旨是：根据人体构造来重塑身体，从而消除疼痛。但是，我们还需要进一步锻炼身体，保持正确的体态，让身体在运动时运用正确的运动模式。这就是支撑训练的目的。

在这本书中，我一直在对大家强调：我们的身体是一个整体。当我们运动的时候，身体会动用到肌筋膜和关节链。我们之前讲到过，如果其中有一个环节出现了问题，那么整个链条都会出现机能障碍，影响到整个身体。常规的研究都注重于如何锻炼身体，如何在受伤时恢复身体，而在这本书中，我希望能够更进一步。其实，在通常情况下，人们提倡以拉伸为基础的体态矫正方法，然而就像我之前所说的一样，这还远远不够。我们还需要了解大脑，通过大脑采用的运动模式（通常是错误的运动模式）来平衡或运动身体。自我按摩能够降低肌肉张力，放松神经系统，本书中所介绍的练习和体态能够从整体上拉伸、活动肌肉和肌肉链。但是，我们还需要进一步锻炼，以巩固正确的体态，保持正确的运动模式。这就是支撑训练的目的。

探索身体的"核心"

肌肉链将不同的肌肉群连接起来。这些肌肉链都有一个位于身体中心的共同点，英国人将其称为"核心"。这个核心点就像是身体的支柱，让上肢系统和下肢系统能够通过肌肉链进行交流。这个部位越稳定越牢固，手臂或腿部产生的能量就能更有效地运输到身体的各个部位。因此，我们可以把身体比喻成自行车车轮，那么身体的核心就是车轮的轮轴，手和脚就是辐条。

最近，人们认为腹部和骨盆区域是身体的核心。这也解释了为什么医生、运动治疗师及体育教练都会建议通过仰卧起坐来强化核心部位。

然而，这只是对身体运行机制的片面认识。如果我们对解剖学，特别是对肌肉链加深认识的话，我们就会明白人体核心（力量支柱）是由骨盆、脊柱及肩胛部位（上半身长手臂的地方）组成的。

只要核心支柱越稳定、力量越强，四肢的运动就会越有效、精确、迅速、有力，而且省力。可惜的是，我们的生活方式、久坐不动的习惯、疼痛、害怕受伤的心态或采取的错误运动姿势，这些都会导致核心支柱的失衡。

因此，本章节的目的就是帮助大家重建一个平衡且稳定的核心支柱。在自我按摩和体态矫正训练之后进行支撑训练，能够让我们重新打造一个强健且无痛的身体。

重塑核心支柱

通常情况下，尤其是当你身体出现疼痛时，请从自我按摩开始，然后进行至少 15 天的体态矫正训练，最后再加入支撑训练。至少要经过这些过程，你才能看到自我按摩及体态矫正训练产生效果。

这样做的目的是让大家在最短的时间里锻炼到更多的身体部位。如果你觉得身体某个部位的肌肉没有得到特别的锻炼，也不要感到惊讶。支撑训练主要针对一整条肌肉链，保持姿势时产生的肌肉收缩感会分配到一整条肌肉链上，所以不用像锻炼腹肌一样去在意哪一块肌肉有灼热感，只需集中精力保持正确姿势就可以了。

注意:

以下是支撑训练的 7 大要点:

1. 身体要保持在一条直线上:头、脊柱、骨盆和腿部也要保持对称。

2. 要遵从脊柱的三条自然曲线。

3. 保持住上半身挺直。

4. 随时保持"充分伸展",尽量让身体保持在一条直线上,运动某些深层肌肉,比如人体天然的束身衣:腹横肌。

5. 连续做完一整套动作之后才能休息。

6. 请注意整个肌肉链的平衡,身体前侧肌肉链和后侧肌肉链的锻炼时间要相同,这是很重要的,这样才能避免某条肌肉链过于强壮。侧面肌肉链也要得到锻炼。

7. 不要忘记在锻炼中正确呼吸。

关于支撑训练,请参见第 278 页及之后的相关内容。

第五章
消除疼痛的方法总结

这本书每一章的主题都非常广泛，有时还比较复杂。因此，我有必要将它们进行总结，以下就是打造"无痛身体"的关键点。

1. 我们形成多年的不良体态或偶然遭遇的外伤都可能导致身体出现问题，有可能表现在肌肉或关节上。

2. 为了能够重新拥有或维持无痛身体，我们应该细心照料它，就如同我们对房子、车子或珍惜之物所做的那样。

3. 每天都要对身体进行全面的照料，不能只在周末或节假日进行（除开严重生病或受伤的情形）。我们每天都会刷牙，洗澡。爱护身体组织也是一样的道理，如果我们不对其进行按摩，不运动身体，就会产生粘连现象。这本书所讲的练习和方法并不是需要强制执行的"义务"，而是每一个家庭都能够自然践行的保健运动。

4. 从自我按摩开始，然后再做体态矫正训练。最好是每天分别做一次短期和长期练习。短期矫正训练用时短，可在早上或者白天进行，长期矫正训练耗时长，可在睡觉前或看电视的时候进行。试着每天都做练习，连续坚持15天。

5. 在进行体态矫正训练时，要根据自身体态按照一定顺序来进行，而且，过程中是不会出现疼痛的。但是，在刚开始的时候，因为运动唤醒了某些肌肉，身体可能会感到疼痛。如果你有时间的话，可以增加1倍的锻炼量。

6. 15天的自我按摩和体态矫正训练过后，你需要加入支撑训练。一开始我们没有进行支撑练习，是因为我们需要集中矫正体态，重建运动模式。

7. 我们要根据自己的感受来进行自我按摩。如果你发现某个部位比较疼痛，或某个部位的肌肉结节（触发点、粘连）较多的时候，就要花更多的时间对此进行按摩。我建议大家在白天的时候多多进行按摩（可以把按摩棍和网球带去上班）。实践证明，按摩的次数多比按摩时间持续久更有效果。在刚开始的几天或几个星期，建议大家一天至少按摩3次，优先按摩出现问题的部位（也就是第一次按摩时出现疼痛的区域）。

8. 在白天的时候，请参考本书"实战演练"部分的相关内容，选择一套关节活动动作进行练习，每天至少进行3次，每一次至少持续5分钟时间。

9. 如果你长时间保持坐姿，请同时进行第三套和第四套关节活动练习。

10. 支撑训练是矫正训练的补充。刚开始做的时候它会有些消耗精力，几个星期后，支撑训练就能让你的身体更加强壮，充满能量。

当你坐着工作时

我们已经讲过，久坐不利于脊柱和身体健康。但是坐姿是我们最常采用的姿势，因此每天做一些运动来抵消久坐带来的负面影响是很有必要的。我们要牢记，坐姿没有好坏之分。经常改变坐姿有助于我们缓解脊柱沿线和周边组织（肌肉、筋膜和软骨）的机械性压力。大家可以在本书"实战演练"部分看到适合每天进行的"关节活动练习"，只要一想到就可以随时进行练习。每45分钟做一次是最理想的。你可以将几套动作结合在一起，也可以分开做。最重要的是：所有的练习都要做！

当我们没有做练习时，常常会以"我忘记了"作为借口，当然也有可能是实情，特别是在办公室工作时，我们常常会遇到这种情况。但是，电脑或电子记事本已经普及，我们可以设置闹钟（可以通过闹铃提醒，也可以通过邮件提醒），每隔45分钟或1小时提醒一次。所以，我们再也没有借口不去按时做这些练习了，而且，这些小练习也只需要30秒到1分钟而已。它们不仅能够减轻背部疼痛，还可以巩固每天进行的体态矫正练习。锻炼身体可以降低肌肉张力，而肌肉张力过大则会消耗大量能量。这些小练习可以让呼吸更加充分和完善，从而增加大脑含氧量。总之，你只要每隔45分钟运动1分钟，就能让你之后的工作更有效率。这也是一个能让你休息一下的好理由。

当关节疼痛时

我们在前面讲到过，关节受限会阻碍身体的运动，它可以导致组织失去灵活性，还会带来疼痛。"关节牵引活动练习"非常神奇，它能够快速地解决问题，让关节重新恢复良好的状态。当某处关节组织有疼痛感时，只要情况允许，建议你每天都进行关节牵引活动练习（上班前做2分钟，在自我按摩后和体态矫正训练前做5分钟），这是很有必要的。和自我按摩一样，这些练习应当能够很快地减轻疼痛，而不是加重疼痛。

关于关节牵引活动练习，请参见第178页及之后的相关内容。

真人真事

为了达成目标，我们应该设立一些可行、可测、可量化的目标，而且这些目标能否实现取决于我们是否能够完全掌控它们。同样，当我们面对需要用一生去追求的大目标时，又会怎样呢？在人生的各种陷阱和诱惑面前，我们该如何拥有坚持的动力？我这里没有现成的答案，也没有神奇的策略，有的只是生活中的真实故事，这些例子中的当事人已经按照我提供的方法，坚持锻炼了多年。

先从我自己的例子开始。数年前，我受过伤，之后便一直在寻找能够让这种情况不再发生的方法和练习。但是，和所有人一样，我有时也会缺乏动力，感到疲惫，还会因为生活中一些琐碎之事而懈怠。或许正是因为这个原因，我开始写这本书，初心是为了自己。一方面是为了整理我所有的研究，另一方面是为了确立自己的目标，严格做到自律。和大多数人一样，特别是体育运动员，我是从模仿典范开始的。写这本书也是为了证明我可以成为我所倡导的理念的典范。因此，这本书的可信度和我自身的体态是紧密联系的！这个原因也促使我坚持正确的道路，保持一个健康的身体，以便更好地从事体育运动，

不同的故事，不同的出发点：贝尔纳（Bernard）是一名热爱运动的外科医生。多年来做手术的经历，运动后没有进行肌肉拉伸，导致他的颈部椎间盘出现了问题：在 D1 和 C7 之间的椎间盘突出（也就是第一节脊椎和最后一节颈椎之间）。眼看就要退休了，贝尔纳决定好好享受生活，对于他来说，就是做做运动。为了一次性解决问题，他咨询的医生同行都建议他动手术。我就是在那时候认识了他，距今已经两年了，他按照这本书里的练习计划进行锻炼。现在他的颈部已经不再疼痛，手臂也不再出现神经疼痛，几个月前，他正式退休。现在，他每天早上打高尔夫，下午进行肌肉锻炼、跑步或是打网球。那么他的椎间盘突出问题呢？最近一次检查结果显示，他只有轻微的髓核偏移问题。总体来说，已经没有大碍了。

从年轻时起，威尔伦（Vernon）就是一位前途光明的美式橄榄球运动员。但在 2004 年，一件不幸的事发生了，在职业球员选拔赛中他的右膝受了伤。这次受伤不仅熄灭了他对美式橄榄球的热情，也断送了他金光闪闪的"钱途"，一名优秀的职业美式橄榄球运动员年薪高达几百万美元。随后，他进行了一些"奇怪"的复健，在受伤一年之后，我开始帮助他进行锻炼。他的身体出现了很多代偿问题，它们会导致肌腱炎和疼痛，主要在是髋部和下背部。威尔伦在每次训练前后都会认真做这些练

习，晚上还会再增加一次。对于他而言，身体就是他谋生的工具，和他拥有的豪车一样贵重，所以需要每天呵护它。

最后一个美丽的故事，来自弗朗索瓦兹（Françoise）和罗歇（Roger）。他们是一对夫妻，一个70岁，一个72岁，为了保持健康，他们每天都会一起做这些矫正训练（他们将之称为"健身"）。他们相互激励，更是为了不在身体上成为对方的负担。于他们而言，这是一个相互尊重的方式，因此他们从来没有懈怠过。这是他们每天的仪式，正如他们所说，这是"让我们充满活力的仪式"。

一般来说，本书中这套消除疼痛的方案在家庭或朋友间实行，会收到更好的效果。但这并不是一定要大家组团练习，每个人的体态不同，适合的方法也不同。更重要的是让家人、朋友和其他人接纳、尊重并鼓励我们呵护自己身体的行为。

总之，每个人都应当找到自己的动力，来完成本书所讲的原理、方法和练习。当然，我知道，将这些习惯坚持一生是十分困难的。我通过写这本书来承担我的责任：分享消除疼痛的经验和方法。现在，是时候承担你的责任了，请认真呵护自己的身体吧！

第六章

抗炎症营养学的要点

从全面的人体健康来看,营养学是一个不太为人所知的领域,甚至重要性被低估,很多时候被曲解,以至于被错误地应用。食物对人类的炎症反应机制有着非常大的先决影响,所以我认为对这一主题进行完整的介绍是非常有必要的。事实上,健康的饮食能更好地帮助身体减轻甚至消除痛苦。

我们已经在讲述触发点和炎症循环的章节中提到了炎症反应。炎症本身并不是坏事,因为炎症可以让身体对抗病毒、细菌、创伤等因素的侵袭。

这些病毒细菌等也可以直接在我们的身体内产生、繁殖,在身体启动自体免疫机制时,免疫系统不能够识别某些机体细胞,然后就会对抗并清除它们。

炎症机制的问题主要在于,炎症被认为是一个过渡过程,有利于治愈疾病和对抗病原体,但是它常常会转化为长期的慢性炎症,而慢性炎症则会降低组织再生的能力(现在大家应该熟知了这些后果对外在体态的影响),同时也会加速衰老,引发多种疾病(关节病变、癌症、糖尿病等)。下面是抗炎症营养学的五个要点。

选择高质量的油脂

我们吸收的油脂在炎症反应机制中扮演着重要的角色。实际上,某些种类的油脂[含有欧米茄6(Omega-6)]可以让身体制造一些致炎因子，然而，有些油脂恰恰相反，它们像防火墙一样可以制止炎症的恶性循环：这些油脂含有欧米茄3（Omega-3）。

欧米茄6存在于葵花籽油、葡萄籽油和一些由富含脂肪酸的饲料饲喂的动物的油脂当中。我们还可以在牛肉、饲养的鱼类、工业化养殖的肉鸡及这类肉鸡产的鸡蛋、由人造奶油和上述的几种食用油烹调出的菜品中找到欧米茄6。欧米茄3来源于菜籽油、亚麻籽油、核桃油及富含脂肪的鱼类（金枪鱼、鲑鱼、沙丁鱼、鲭鱼）和甲壳类海鲜。

脂肪酸是什么？

我们通过油脂成分之一的脂肪酸来鉴别油脂。脂肪酸是主要由碳元素和氢元素构成的链状化合物。因为化学性状不同，脂肪酸分为三类：当其中不能再含有氢元素时，被称为"饱和脂肪酸"；当脂肪酸中含有一个氢原子时被称为"单不饱和脂肪酸"；当其中含有多个氢原子时则被称为"多不饱和脂肪酸"。

在多不饱和脂肪酸中，有两种最重要：因为身体不能够自行制造它们，必须通过食物摄入。这两种物质是亚油酸（主要来源为葵花籽、玉米）和α-亚麻酸（核桃、亚麻籽、油菜籽）。一旦被人体吸收，这两种物质会被转化为其他的脂肪酸。亚油酸和由其转化的脂肪酸形成欧米茄6，α-亚麻酸和由其转化的脂肪酸则形成欧米茄3。

油脂之所以在炎症反应机制中扮演重要角色，主要是因为它们由脂肪酸构成（参见对页图表），我们的身体需要通过脂肪酸来合成一种激素：前列腺素。那么这些脂肪酸是什么？

通过含有欧米茄6的脂肪酸，我们的身体能够合成前列腺素，这一物质可以加剧炎症、血液凝结和血管收缩。

通过含有欧米茄3的脂肪酸，人体可以制造出另一种前列腺素，产生和欧米茄6完全相反的反应，能够消炎、抗血液凝结和扩张血管。

在最理想的情况下，这两种反应是相互平衡的。但是问题在于，现在，人们摄入的食物中欧米茄 6 的含量远远高于欧米茄 3。在法国人、比利时人、瑞士人和加拿大人目前的饮食中，欧米茄 6 和欧米茄 3 的比例在 10/1 和 20/1 之间，但是最理想的比例应该是在 4/1 左右。

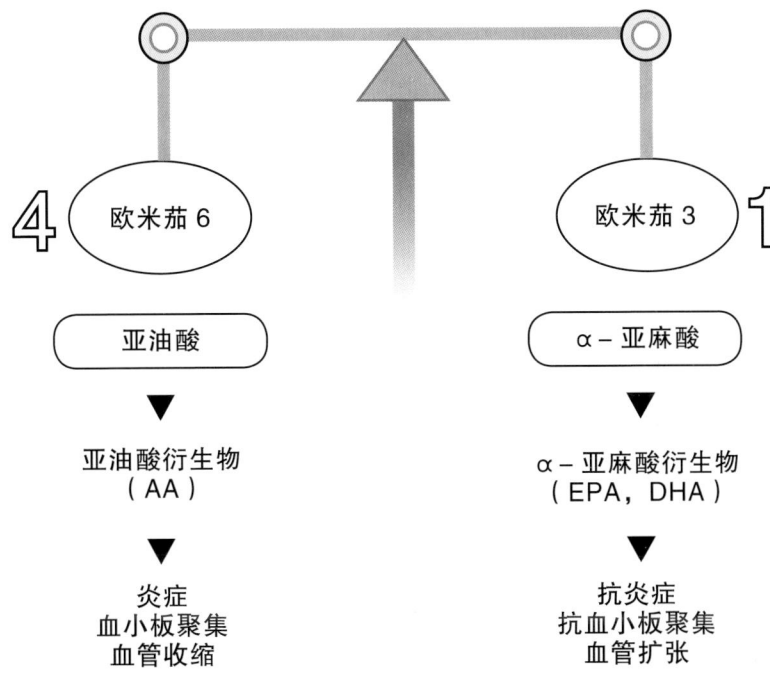

在 20/1 的比例下，欧米茄 6 的代谢远超过欧米茄 3 的代谢。我们制造的炎症化合物远远多于抗炎化合物，结果导致饮食中欧米茄 6 和欧米茄 3 比例失衡，从而产生慢性炎症。

解决方法是什么？尽可能少摄入含有欧米茄 6 的食物，多摄入含有欧米茄 3 的食物，尽量让二者达到 4/1 的平衡比例。

总体上看，应该保证饱和脂肪酸的低摄入量，所以需要减少摄入含有动物脂肪的食物，比如牛羊肉等，还有奶制品（奶酪、全脂牛奶和酸奶、黄油）。

单不饱和脂肪酸存在于橄榄油、鳄梨、杏仁、腰果等食物中。这种物质有利于健康，因为它不会刺激前列腺素的生成。

为了对抗炎症机制，我们需要减少欧米茄 6 的摄入，同时增加欧米茄 3 的摄入。理论上很简单，但是实际操作起来却没那么容易。

就像我提到的那样，很多食物富含欧米茄 6：油、人造奶油、方便食品、肉类……很难将这些食物完全从你的菜单中删除。也正是因为如此，我们需要尽最大可能地限制这类食物的摄入，并且与此同时多多摄入富含欧米茄 3 的食物。

因为含有欧米茄 3 的油类很不稳定，经过高温，欧米茄 3 这种物质存留很少，所以建议在烹调中使用橄榄油（富含单不饱和脂肪酸和抗氧化物）。在调味时，优先使用菜籽油、亚麻籽油或核桃油。

在蔬菜方面，我推荐马齿苋，含有最多欧米茄 3 的绿色蔬菜（接下来分别是野苣和菠菜）。格勒诺布尔核桃同样含有理想比例的欧米茄 3 和欧米茄 6。亚麻籽也是高质量的欧米茄 3 来源之一。不管是整体的还是磨成粉，亚麻籽都可以被加入不同的食物中，比如沙拉、什锦麦片、果泥、白奶酪和面包。

每周至少吃三次富含脂肪的野生鱼类（沙丁鱼、金枪鱼、鲭鱼、鲑鱼、鳀鱼）。新鲜沙丁鱼和罐头沙丁鱼都是很好的选择。一方面，这些鱼类是在野生环境中捕捞。另一方面，因为体形较小，沙丁鱼体内的重金属和二噁英等有毒物质的含量较少。食用亚麻籽的母鸡下的蛋（比如法国蓝白心协会[1]的产品）中，欧米茄 6 和欧米茄 3 的比例也非常合适，在一些以亚麻饲养的猪制成的猪肉制品中也能发现这样合适的比例。

你还可以到药店购买含有欧米茄 3 的保健品，连续服用几个月，来保持欧米茄 3 和欧米茄 6 在体内的平衡，这种方式尤其适合素食主义者。

最后，要注意一些增加欧米茄 6 致炎危害性的油脂，比如反式脂肪酸，这种物质的产生来自一个工业生产过程：油脂的氢化。这种方法可

---

[1] 译者注：蓝白心协会（Bleu-Blanc-Cœur），法国一家提供有机环保农产品的组织协会，积极推广天然食物中的营养成分和健康农产品。

以将液态的植物油硬化为固态脂肪,所以被广泛用于食品制造业中。反式脂肪酸通常存在于蛋糕、经过加工的儿童谷类食品、方便食品和快餐食品当中。在购买食物时请查看标签,要注意上面是否标有"氢化油或部分氢化油"字样,如果在食品成分表中没有标注出这类物质,就说明食品中不含有氢化油(如果食物中含有这类成分,法国法律规定食品生产厂家必须将其标注出来)。

选择优质糖类

通过参与脂肪酸的代谢,胰岛素可以影响致炎的前列腺素的分泌。胰岛素分泌得越多,就会越活跃。在酶的作用下,胰岛素促进脂肪酸的转化,将二高-γ-亚麻酸(熟知此类物质的人也称其为 DGLA)转化为花生四烯酸,后者则是生成致炎前列腺素的源头。

胰岛素是一种由胰腺分泌的激素,能够控制血液中糖的含量(血糖)。血液中游离的糖分越多,器官就会分泌出越多的胰岛素,这样才能将血糖控制在稳定的水平。但是,我们如今的饮食习惯会促使胰岛素不断且大量地分泌,这主要是摄入的食物的糖类特性所导致。事实上,富含糖类的食物对血糖的影响不完全相同,所以胰岛素的释放也有所不同,我们用食物血糖生成指数(IG,英语缩写为 GI)来测定食物对血糖率的影响。高血糖生成指数(数值在 70 和 100 之间)的食物可以快速且强效地提高血糖含量和胰岛素的分泌率。中等血糖生成指数的数值在 55 到 70 之间,低血糖生成指数的数值低于 55。然而,我们现今食用得最多的含糖类食物大都属于高血糖生成指数这一类(参见第 120 ~ 122 页的表格):白面包、细粮、土豆、炸薯条、精面粉、谷物早餐等。低血糖生成指数的食物通常较少出现在我们的餐桌上,这类食物包括扁豆、蔬菜、干菜豆、干果等。

食物血糖生成指数表

高食物血糖生成指数 （≥ 70）	中等食物血糖生成指数 （55 < IG < 70）	低食物血糖生成指数 （≤ 55）
水果类		
椰枣 103	甜瓜 65	新鲜苹果 38
	樱桃 63	新鲜杏子 34
	木瓜 59	杏干 30
	香蕉（熟透）65	糖水桃子 52
	无花果干 61	柚子 25
	葡萄干 64	葡萄 53
	新鲜菠萝 59	半熟香蕉 52
	糖水杏子 64	猕猴桃 53
		梨子 38
		橙子 42
		苹果汁（无添加糖分）44
		柚子汁（无添加糖分）48
		纯天然橙汁 50
		番茄汁 38
坚果		
		山核桃 10
		盐腰果 22
		盐焗花生 23
蔬菜类		
所有蔬菜的食物血糖生成指数都很低		
		生胡萝卜 16
		熟胡萝卜 47
豆科蔬菜		
		水煮绿色干扁豆 30
		珊瑚小扁豆 26
		扁豆罐头 48
		水煮干鹰嘴豆 33
		小豌豆 41

（续表）

高食物血糖生成指数 (≥ 70)	中等食物血糖生成指数 (55 < IG < 70)	低食物血糖生成指数 (≤ 55)
大豆和豆制品		
		含钙豆浆 43
		水果豆浆酸奶 25
		豆腐（无碳水化合物，糖类）
土豆		
烤土豆 95	蒸土豆（带皮）60	熟红薯 46
即食土豆泥 83	薯片 56	
白煮土豆（不带皮）78	白煮土豆（带皮）66	
	炸薯条 64	
谷物及谷物制品		
白法棍面包 75	酵母全麦面包 60	全麦面包 49
白法棍面包（60克）配巧克力酱（20克）72	白法棍面包（60克）配黄油（10克）和覆盆子果酱（20克）62	粗裸麦面包（德国黑面包）50
白吐司 74	牛角面包 67	露怡早餐饼干 37
全麦白吐司 71	天然什锦麦片 56	家乐氏全麦维谷物麦片 34
白面包干 75	传统燕麦片 59	法国蓓恩巧克力饼干 52
家乐氏 special K 系列饼干 84	意大利细面条（煮11分钟）59	意大利通心粉 47
露怡杏子酱饼干 71	白大米（水煮）64	米线 35
家乐氏玉米片 77	印度香米 58	法国 Ebly 小麦（烹饪10分钟）50
家乐氏 Coco pops 82	意大利玉米粥 68	糙米 50
家乐氏卜卜米 82		意大利小麦粉丸子 52
家乐氏 Smacks 71		
牛奶木薯粉羹 81		
膨化大米饼 82		
即食大米（煮6分钟）72		

（续表）

高食物血糖生成指数 （≥ 70）	中等食物血糖生成指数 （55 < IG < 70）	低食物血糖生成指数 （≤ 55）
苏打水、饮料		
雪碧 70	可口可乐 58	橙汁 52
	芬达橙味 68	苹果汁 40
	啤酒 66	葡萄汁 48
糖、甜食、小吃		
葡萄糖 100	白糖（蔗糖）68	黑巧克力 23
哈瑞宝软糖 78	玛氏巧克力棒 62	玛氏巧克力豆 33
哈瑞宝甘草糖 78	混合蜂蜜 62	牛奶巧克力 41
		果酱 46
奶制品		
	炼乳 61	低脂水果酸奶 18
		全脂牛奶 27
		半脱脂牛奶 30
		冰激凌 38
肉类、蛋类、海鲜类		
这类食物含有极少量糖类，甚至不含糖，所以对血糖的影响极小。		

［来源于《食物血糖生成指数指南》(*Guide des index glycémiques*)，蒂埃里·苏卡出版社］

我们可以从表格中看出，摄入含有越多膳食纤维且未经过加工的食物，人体中分泌的胰岛素就越少。这类食物正是我们应该优先选择摄取的。与此同时，我们也要考虑到这样一个事实：我们摄入的糖类越多，胰岛素的分泌量也会随之增加。因此，在食用血糖指数低的食物时，还要考虑到摄入量，100克的藜麦和250克的藜麦对血糖和胰岛素的影响是不同的。显而易见，我们并不能因为一种食物的血糖生成指数低就过量食用。为了计算一定量的食物使血糖升高的能力，专家们提出了"食物血糖负荷"这样一个概念。

计算某种食物的血糖负荷需要将这种食物的血糖生成指数乘以一份食物中碳水化合物的含量，再除以100。

食物血糖负荷 =
[食物血糖生成指数 × 一份食物的碳水化合物含量（克）]/100

根据每个人的体重、身高、年龄和运动强度，可以计算出每日的食物血糖负荷量上限，为了控制致炎因子的产生，让身体不过量分泌胰岛素，我们每日摄入的食物不宜超过这个血糖负荷量。（想要更详细了解食物血糖负荷，请参看本出版社出版，由梅达尔（Médart）博士所著的《糖尿病患者的血糖指数饮食指南》(*Le régime IG diabète*)，这本书不只是针对糖尿病患者，也适合所有人群。）

注意烹饪方式

在烹饪过程中，会产生一系列影响人体体态和身体健康的化学反应。比如著名的美拉德反应，面包在烤制中产生棕色脆皮和烤熟美味烤鸡，这些过程中都存在这种反应。面包和烤鸡虽然美味可口，但是这个反应却会产生一种不利于身体健康的分子：糖基化终产物（AGE，也称为晚期糖基化终末产物）。如果是机体自身产生糖基化终产物，我们对此是无能为力的，但是我们身体内存在的大部分糖基化终产物都是来自食物。糖基化终产物对身体有害，因为它加速机体的老化。比如，糖基化终产物会破坏胶原蛋白分子，让它失去弹性，这会导致皮肤和肌腱失去张力，产生皱纹，让皮肤加速老化。不难想象，这种物质也会以同样的方式损害筋膜，对我们的体态造成负面影响。

我们可以通过减少各种糖类物质的摄入来控制糖基化终产物在人体内的生成。比如减少食用含精制糖的食物（白面包、谷物早餐、饼干、甜食等）、含糖饮料，总的来说，减少摄入血糖生成指数高的食物。

要控制人体吸收的糖基化终产物的量，我们应该避免使用过度高温的烹饪方法，比如：把烤箱温度调到100度以上的高温焙烤、油炸、油煎等。相对温和的烹调方法是更好的选择：蒸制食物，或者把食物包上锡箔或铝箔纸，文火焖煮。更加值得提倡的是尽可能地生吃食物（腌渍鱼肉、寿司和生鱼片、生牛肉片、拌生牛肉末……）。

香料效应

大自然对我们温柔以待，但是很多时候，我们对大自然却并非如此。它为我们提供了一个分子的宝库，让我们能够利用这些物质来自我治疗。很多药物都是来自植物，就像阿司匹林中的主要成分：水杨酸，就提取自白柳树皮。

相较于药物，植物和香料有着不容忽视的优点。它们的毒性弱，甚至没有毒性（至少我们即将提到的这些物质是没有毒性的）。因此，就算摄入很大的剂量，也比吃药的风险要小，但是，制药公司却不会告诉我们这些！药物并非没有用处，但是如果我们可以减少药物的剂量，相应的副作用也会减少，何乐而不为呢？

香料正好提供了这样一个可能性，让我们可以减少抗炎症药物的用量，而正是这些药物会常常带来麻烦的不良反应。一些实验室实验和精密分析研究表明，很大一部分香料都有强效的抗炎效果。比如我们现在要详细介绍的三种香料：姜、姜黄和丁香。

姜

姜是一种富含抗氧化剂的植物，通常，抗氧化剂可以有效对抗一些引发炎症的细胞，比如白细胞三烯。

个人建议：与其在你的菜肴或汤中加入胡椒粉或盐，不如将它们换成姜粉，我们可以轻松地在超市的香料和调味料货架上找到它。

姜黄

姜黄是一种常用在印度菜当中的香料，它可以让菜肴着上鲜艳的橙黄色，也是著名调料咖喱的重要原料。姜黄中被研究得最多的生物活性物质就是姜黄素，它拥有抗氧化和抗炎等药理特性。科学家已经证明姜黄素治疗关节病变的功效和抗炎症药物相当，而且姜黄素还能够增强白细胞（人体内的天然卫士）活性，并且能够对抗某些病毒。

个人建议：可以在米饭中或在用来调味沙拉和生食的酸醋调味汁中加入姜黄，也可以把姜黄加在橙汁或茶当中（姜黄茶是非常著名的）。

丁香

丁香同样含有非常强效的抗炎症物质，即丁香酚。这种物质被口腔科医生用来作为止痛剂的材料。丁香中含有大量的抗氧化物。在炎症过程中，特别是慢性炎症，人体会产生许多的自由基，这些具有氧化性的分子会攻击机体细胞，并产生新的炎症。

个人建议：在烹调肉类或鱼类时加入丁香。在做汤时，可以用嵌有3到4颗丁香子的洋葱和蔬菜一起煮制。

上述所有的香料，尤其是姜黄，在和少量（一小撮）的胡椒粉或者少量的食用油（橄榄油或菜籽油）搭配时，其中的有效物质可以更好地被人体吸收。

多食用蔬菜和水果

为了各项机能更好地运转，人体的pH应该保持在一个弱碱性水平上，这样人体内的化学反应才能达到最佳效果。人体的酸碱平衡在很大程度上取决于两种效果对立的化合物的存在。一种是硫酸，产生于两种含硫氨基酸（蛋氨酸和胱氨酸）的降解过程中，能够使机体呈酸性。另一种是碳酸氢钾，产生于食用钾盐（柠檬酸钾、苹果酸钾）的降解过程中，能够让人体的酸碱值提高，呈现碱性。

直到旧石器时代末，大约在 12000 年前，人类摄入的食物都呈现出显著的碱性。从新石器时代起，人类摄入的食物才开始呈现酸性。这很容易解释，旧石器时代，人类的饮食主要是植物（含有极少量酸化剂），植物中富含钾盐，这种物质可以轻易地中和食物代谢中产生的酸性物质。在大约 15 万或 20 万年前，就算我们的祖先摄入越来越多的动物蛋白质（鱼类、肉类），但饮食仍然呈现碱性，因为其中的绝大部分仍然是植物。专家表明，在当时，如果每人每天摄入 3000 卡路里的食物，以重量来计算，其中植物会占到食物总重量的 65%。

然而，从新石器时代起，人类饮食中水果和蔬菜的摄入减少。占据主要地位的食物（谷物、肉类、乳制品）含有含硫氨基酸，却几乎不含碱性物质。这导致了机体酸性增加。现如今，我们摄入谷物的酸度就占据了摄入食物酸度的 40%，这个比例是相当高的。

当人体内产生的酸性物质量过多时，骨密度减小，肌肉减少，肾脏负担加重，儿童甚至成人的生长激素分泌也会受到影响。当人处于慢性酸中毒时，人体会自发地在机体内寻找碱性的物质来中和酸性物质，而这类碱性物质存在于骨头当中，也正是因为如此，在发达国家中常见的骨质疏松症很大程度上是由机体酸化造成的。

正如我在前面提到的一样，这类酸性物质会造成肌肉减少。在这个过程中，肌肉被一种弹性很弱的胶原组织替代，这会对我们的体态和关节活动性造成负面影响。

如何对抗机体的酸化？其实答案很简单。少食用肉类、谷物和乳制品，多食用水果、蔬菜，并且饮用弱碱性水：维希圣约尔（Vichy St Yorre）矿泉水、阿尔维（Arvie）矿泉水、罗珊娜（Rozanna）矿泉水、波多（Badoit）矿泉水。

第七章

抗炎营养饮食实践

为了更方便地运用在生活中，下面为大家提出一些可以减少炎症和疼痛的饮食须知。

- **每一餐都要食用水果和蔬菜**，特别是如果这餐饭含有蛋白质，比如肉类、鱼类、蛋类。每天和每周都要变换蔬菜和水果种类（特别要食用颜色不同的水果蔬菜）。每天食用少量（或者大量，根据实际情况来定）的大蒜和洋葱。这两种同科同属的蔬菜可以让血管畅通，增强免疫力，并且具有抗氧化性。
- **每周至少食用三次多脂鱼类**，比如野生三文鱼、新鲜沙丁鱼或橄榄油腌渍沙丁鱼罐头，每周食用一次甲壳类海鲜。
- **限制红肉的食用量**。优先选择禽肉类。尽可能选择来自生态产业供应链和露天散养的动物制成的肉制品和蛋制品。这些产品确实比普通的要贵，但是却更有利于人体健康。而且，当这些食物更贵的时候，我们会更加注意食物本身和烹调食物的方法（香料、烹调火候、配菜）。所以，我们可以全方位受益。
- **每天食用一些香料**，比如：姜黄、姜、丁香。我们可以在酱料、酸醋汁、热饮和谷物等食物中加入这些香料。还有桂皮，这种香料具有抗氧化和降血糖的特性（可以限制胰岛素的分泌），我们还可以把它加入茶和甜点中。
- **限制谷物的食用量**，特别是细粮（白面粉、白面团等）。推荐全谷物、印度香米、藜麦、荞麦、苋菜等，这些食物的血糖生成指数都相对较低或处在中等水平。

- **注意避免过度的烹饪方式**。推荐温度保持在 100 度以下的蒸煮方式，用醋渍汁腌渍鱼肉，还可以使用与制作鞑靼牛肉相同的方式来料理肉类和鱼肉，或者将其制成寿司。

- **严格控制糖类的摄入量**。但是在体育运动之后却可以适当补充糖分，因为糖类（来自栗子奶油、蜂蜜、苹果泥等食物）会很快被运动后的肌肉群消耗和吸收，同时这也有利于肌肉的恢复，重建在运动中受损的肌肉纤维组织。

- **饮用弱碱性矿泉水**，比如：阿尔维（Arvie）矿泉水、罗珊娜（Rozanna）矿泉水、波多（Badoit）矿泉水、依云（Evian）矿泉水。

食物过敏和脊柱

食物在维持脊柱和骨盆的稳定性上有着一定的作用。我们的内脏器官实际上拥有感觉神经，这些感觉神经和腹部肌肉群的感觉神经取道的神经通路是相同的。这就意味着当一个器官，比如肠道因为食物过敏或者结肠炎而疼痛时，我们的大脑不能很清楚地确定这是腹部区域的肌肉疼痛还是内脏疼痛。所以，大脑会判断出传送这个信号的脊椎节段，并且向它传送命令，让它做出像是处于炎症时的反应。从这时起，这个区域的肌肉会受到抑制作用影响，失去肌张力，这就降低了此区域脊柱的稳定性。

注重饮食可以让我们减少这种现象的发生，具体来说，我们需要避免摄入不耐受食物，并且保护好肠道菌群。常见的不耐受食物中通常含有麸质（一组存在于小麦类谷物中的蛋白质）和乳糖（乳制品中主要的糖分）。这两种物质几乎构成了我们现今摄入食物的基础。大部分农产食品加工产业链生产出的食品中都含有这些物质。

总的来说，对于如何拥有一个健康的消化系统，我给大家提出的建议和上面讲到的相同：少吃甜食，避免过度烹饪，优先选择全谷物和"原始"谷物（藜麦、荞麦、稻谷），相较于小麦，这些谷物不容易引起过敏反应，多吃水果和蔬菜，多吃多脂鱼类。

实战演练

说明与准备

在"实战演练"部分,你们会看到关于自我按摩法、关节牵引活动练习、针对各种体态的矫正计划(短期和长期)及可以巩固体态矫正成果的支撑训练的图解和详细说明。

自我按摩法

我们可以根据身体部位(足部/小腿、大腿、髋部/骨盆、背部、肩膀/胸部、颈部/手臂)与你拥有的时间和想要达到的目的,选择一到两种自我按摩方式。

在你的时间表中划出一段时间来按摩:如果你只有 5 分钟时间进行自我按摩,不要按摩过多的区域,我们身体的某些部位要比其他部位更加紧张,也正是这些部位是需要我们优先按摩的,特别是在时间不够的情况下。

自我按摩能缓解产生各种痛感的肌肉紧张和肌肉粘连。第 133 页和 134 页的表格可以让我们更加清楚按摩不同身体部位的益处。

牵引放松练习

进行牵引放松练习的注意事项:
- 在存在某种运动受到限制时进行。
- 在某个关节周围区域敏感或有痛感时进行。
- 在**自我按摩之后**及体态矫正运动之前进行。

- 为了保持关节的活动性，应在白天进行。
- 在运动之后进行，在此运动过程中身体某部位受到压迫或快速运动：比如跑、跳、改变方向、下肢肌肉锻炼，这些运动会影响到髋部和脚踝，所以要注意牵引这些部位。在手臂动作较多或受限的运动之后，锻炼髋部、肩部、胸廓、颈部。
- 在做一项会让某一身体区域的运动幅度和活动性受到限制的运动之前进行，这种被抑制的状态会引起肌肉代偿。在这种情况下进行牵引放松练习之前必须做好热身活动。

- 循序渐进，平均完成 15 种牵引练习。
- 每个练习完成 1 到 2 组。
- 在关节活动受限的情况下，要先运动不受限的一侧，并且按照 3∶1 的比例，即每进行 15 次受限部位牵引，就要做 5 次不受限部位的牵引练习。
- 在关节脱臼的情况下，要遵守无痛原则，并且要时刻留心。常常向你的运动治疗师和整骨师咨询如何正确进行牵引放松练习。从第 178 页开始，我们会讲到四类牵引放松练习，每一类都针对一个特殊的关节部位。

关节活动练习

这类运动特别适合久坐族，每天做一些运动来对抗坐姿产生的负面影响是非常重要且有必要的。从第 195 页起，我们会讲到 5 套关节活动的方法，适合在白天进行，只要一想到就可以练习。最好可以每 45 分钟做一遍这些动作。你可以在一次练习中组合几套动作，也可以每套单独练习，但重要的是，每一套动作都要认真完成。

肌肉部位	按摩原因	按摩持续时间
足底	此部位的肌肉紧张和肌肉粘连会引起疼痛和肌腱炎，经由浅层后侧肌筋膜链先引起髋部和脊椎的屈曲受限。	20秒到1分钟
比目鱼肌/腓肠肌	这两种肌肉较短但有力量，但肌肉紧张和肌肉粘连会引起跟腱炎和足弓炎症，比目鱼肌和腓肠肌连接处拉伤或撕裂。	20秒到2分钟
腓骨长肌、腓骨短肌/胫骨前肌、胫骨后肌	这些部位的肌肉紧张和肌肉粘连会引起膝盖两侧疼痛、足部疼痛（神经压迫）、骨膜炎。	20秒到1分钟半
腘绳肌	此部位的肌肉紧张和肌肉粘连会引起拉伤和撕裂，膝盖后区疼痛，压迫刺激坐骨神经，引起髋部和膝盖屈曲受限，并且会通过浅层后侧肌筋膜链降低骶髂关节的活动协调性。	30秒到1分钟半
内收肌	此部位的肌肉紧张和肌肉粘连会引起髋部、骨盆、背部、膝盖疼痛，髋部的整体运动都会受到限制（这就使得背部必须进行代偿）。	1到3分钟
臀肌、髋部回旋肌、阔筋膜张肌	这些部位的肌肉紧张和肌肉粘连会引起： – 坐骨神经刺激 – 髋部运动改变（过度内旋或外旋） – 运动模式（行走、跑步、冲刺、跳跃）受到影响 – 膝盖疼痛 – 骶髂关节和膝关节稳定性降低	1到4分钟
股四头肌/髂肌	这两个部位的肌肉紧张和肌肉粘连会引起： – 膝盖疼痛（膝盖外侧、髌骨、膝盖内侧） – 背部（脊柱极度前凸）疼痛带有臀肌抑制现象（交互抑制） – 髋部疼痛	30秒到2分钟

（续表）

肌肉部位	按摩原因	按摩持续时间
背部	此部位的肌肉紧张和肌肉粘连会引起： – 一条腿长度缩短，腰方肌、背阔肌和竖脊肌痉挛情况下引发的坐骨神经痛 – 慢性腰背疼痛 – 肩部疼痛，在背阔肌受限情况下的肩关节不稳定并出现内旋现象，肩胛骨周围肌肉紧张 – 颈部问题：斜颈，斜方肌上束和中束纤维和（或）肩胛提肌的紧绷引起的背部和颈部疼痛（手臂坐骨神经痛） – 菱形肌的过度紧绷会造成肩胛骨运动节率的改变，导致肩膀周围的肌肉进行代偿	1 到 5 分钟
胸大肌，胸小肌	这两种肌肉较短但有力量，肌肉紧张和肌肉粘连会引起： – 肩部肌腱炎 – 肌肉附着处撕裂 – 肌肉增长变缓，失去速度和爆发力 – 不良的体态	30 秒到 3 分钟
颈部	此部位的肌肉紧张和肌肉粘连会引起： – 颈部疼痛 – 体态改变（头部前倾） – 偏头痛	30 秒到 3 分钟
肱二头肌 / 肱三头肌	这两个部位的肌肉紧张的和肌肉粘连会引起： – 肩部和前臂肌腱炎（肱二头肌的肌肉起点和止点，附着于肱骨的旋后肌内侧部位） – 肌肉增长变缓，失去速度和爆发力	30 秒到 3 分钟
前臂 / 手部	这两个部位的肌肉紧张的和肌肉粘连会引起： – 手部疼痛（腕管综合征） – 前臂肌腱炎（肌肉起点） – 上肢力量减小	1 到 3 分钟

体态矫正计划

- 体态矫正训练应该是简单易行的,所以,我在长期和短期计划中选择了简单且可以同时锻炼多条肌筋膜链的姿势和运动。
- 为了让身体达到完全的放松,不要忘记在体态矫正训练之前进行自我按摩,这样,你的矫正计划效率会更高。
- 目标是每天锻炼,这样才能收到切实可见的效果,内外兼修。外在的变化会让你的朋友们觉得你变得更挺拔,体态更好,气色更佳;内在的变化让你感觉疼痛减轻,身体舒畅,充满活力。你越认真努力就会越快见到锻炼的效果。这样,你也会更加有动力,将这个计划融入日常生活中。看到你变得更好,也许你的朋友们也愿意参与进这个锻炼计划,或者,他们至少也会接受这样一种新的健康生活方式。
- 要按照不同的方法规则来进行锻炼,书中详细说明了需要做多少组练习,每组练习需要重复多少次,各组练习之间需要休息多久。
- 最好按照书中的顺序来进行锻炼,因为每一个动作都是在为下一个动作做准备。
- 在锻炼过程中要注意呼吸,做静止的姿势和运动动作时要保持缓慢、完全且充分的呼吸。呼吸与肌张力之间有着密切联系,这也是我们用力时要屏住呼吸的原因。所以,我们在任何时候都要控制好呼吸。

支撑训练

所有的动作都是串联着的,一个紧接下一个。最开始,支撑的时间会比较短,训练越多,坚持的时间也会逐渐增加。保持正确的姿势是最重要的,除了肌肉在运动中的正常感觉外,支撑训练不会造成痛感。如果发生这种情况,这就意味着你在做支撑运动时有某一环节没有做好,或者你的姿势错误。你可以拍摄下你的训练过程(或者通过镜子自我观察),把你的姿势和书中的示范图进行对比。有时大家对自己身体的感受和事实之间有着很大差距。有些人的姿势错得一塌糊涂,却认为自己做得完全正确。

如何制定支撑训练计划?

- 如果你身体疼痛且平时运动较少:

— 在你的疼痛症状减轻之后进行(通常在你开始自我按摩和体态矫正计划的 10 到 15 天后)。

— 每天只需完成一套完整的支撑动作。

— 每天更换一套新的动作来进行锻炼。

- 如果你身体疼痛但经常运动:

— 在你的疼痛症状减轻之后进行(通常在你开始自我按摩和体态矫正计划的 10 到 15 天后)。

— 每周 2 到 3 次,但要**在锻炼之后进行**,每次完成完整的 3 套 /2 组支撑动作。

— 建议你参考我的另一本同样由蒂埃里·苏卡出版社出版的书:《如何雕塑你的腹肌》(*Sculptez vos abdos*),你可以在里面找到适合你体态的支撑训练计划。

器材

为了进行书中的运动锻炼项目,你需要如下器材:

- 按摩棍(可以在 www.lanutrition.fr 和 www.christophe-carrio.com 购买)。如果没有专业按摩棍,也可以使用擀面杖。

- 按摩滚筒(可以在 www.lanutrition.fr 和 www.christophe-carrio.com 购买)。你也可以自己制作按摩滚筒,购买一根直径在 15 到 20 厘米,长度在 60 厘米到 1 米的 PVC 管,一块运动地垫,垫子应该是硬泡沫材质且厚度较厚。将垫子包裹在 PVC 管表面,粘好,一个自制按摩滚筒就做好了。

- 网球。

- 弹力带(可以在 www.christophe-carrio.com 购买)。关于如何选择不同拉力的弹力带,你可以在我的个人论坛里找到相关建议。

关于如何选择弹力带套组,我推荐经典弹力带套组,因为这是最多功能的。你可以用它完成这本书上所有的相关练习（反应性神经肌肉训练、牵引放松训练）。它还可以满足你塑造肌肉线条和美感的训练要求，还可以提高运动水平。如果你的预算允许，我向你推荐完整的弹力带套组，相对较贵，但可以完全满足 CTS 训练要求。

如何固定弹力带？

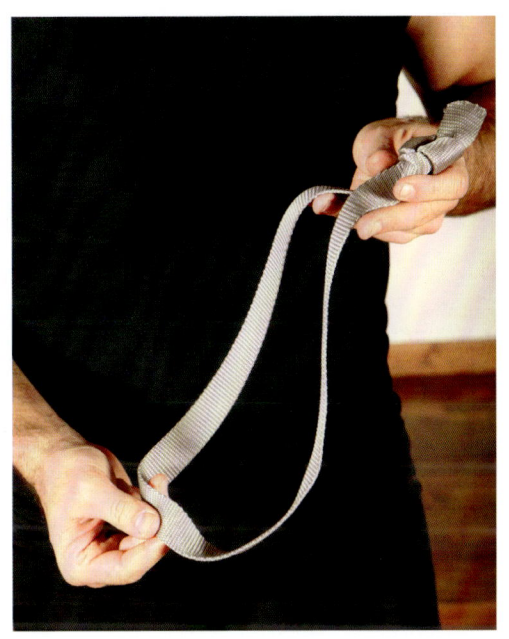

要固定弹力带，首先要准备一根长约 50 厘米的尼龙扁带，将带子两头打结绑到一起，形成一个圆环。把尼龙带放到门缝的两个合页之间，只要关上门，绳结就会卡在下方的合页上。这样你就可以把弹力带固定到绳圈中了。

自我按摩法

按摩棍按摩足部和腿部

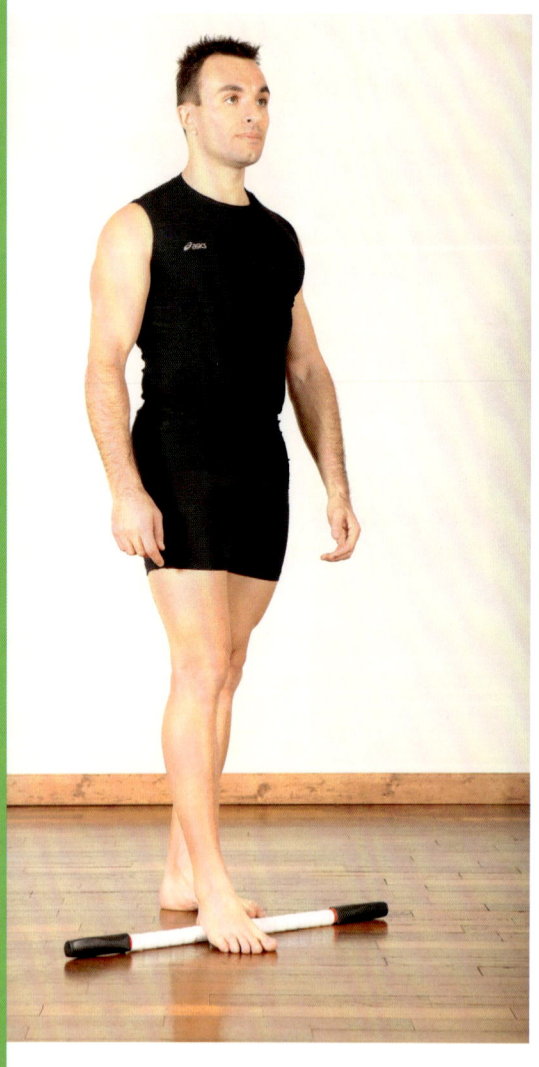

A. 身体直立，一只脚踩在按摩棍或者网球上，然后开始滚动，两只脚轮换进行，要保证整个脚掌（从脚趾到脚后跟）都得到滚动按摩。

按摩肌肉部位： 足底肌肉

B. 身体呈坐姿，左腿侧弯放在右臀下方，右腿屈膝撑地，用按摩棍从不同角度滚动按摩整条小腿后部，以达到全方位锻炼肌筋膜的目的，然后用同样方法按摩左腿小腿。

按摩肌肉部位： 腓肠肌和比目鱼肌

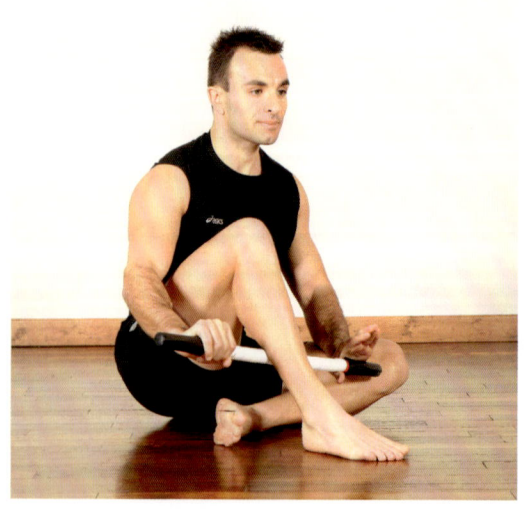

自我按摩法 139

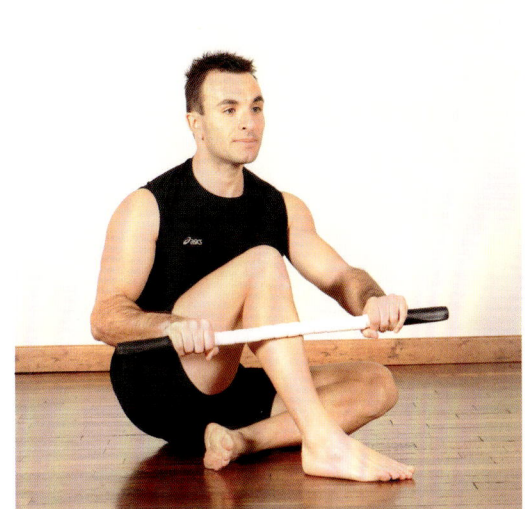

C. 身体呈坐姿，左腿侧弯放在右臀下方，右腿屈膝撑地，用按摩棍从不同角度滚动按摩小腿侧前部（注意避开胫骨），以达到全方位锻炼肌筋膜的目的，然后用同样方法按摩左腿小腿。

按摩肌肉部位：胫骨前肌和腓骨肌

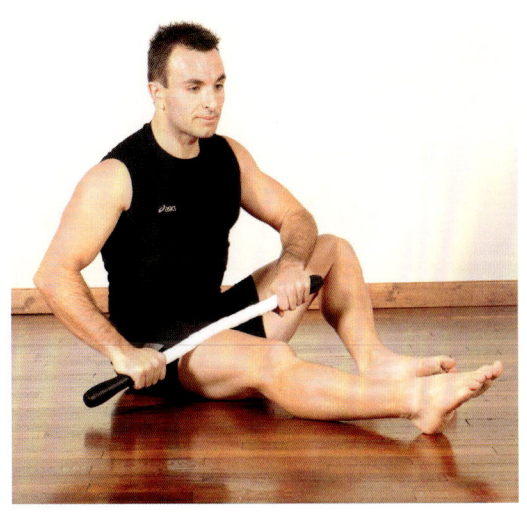

D. 身体呈坐姿，一条腿平放在地上，另一条腿屈膝斜放，将按摩棍放在大腿上，沿着大腿向膝盖和脚部的方向来回滚动按摩，注意要从不同角度按摩到整条腿，这样才能全方位地锻炼肌筋膜。

按摩肌肉部位：股四头肌和阔筋膜张肌

E. 身体平躺，一条腿呈屈膝抱胸姿势，将按摩棍放在大腿后侧，沿着髋部到膝盖的方向来回滚动按摩，注意要从不同角度按摩到整条腿，这样才能全方位地锻炼肌筋膜。

按摩肌肉部位：腘绳肌和内收肌

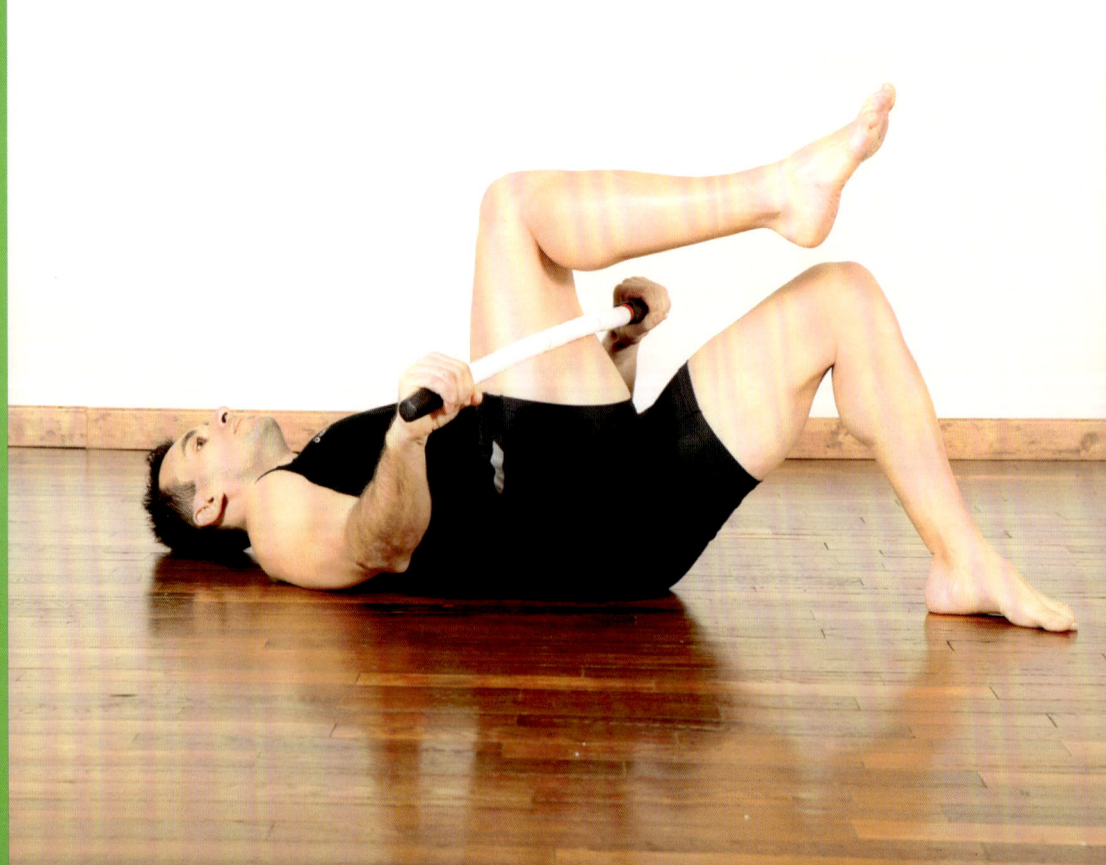

按摩棍按摩躯干下部

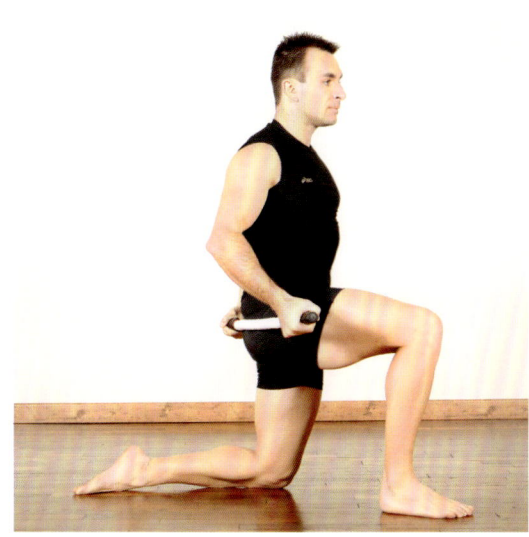

A. 单膝下跪，右脚在前，用按摩棍从不同方向滚动按摩整个右臀，以不同方式锻炼肌筋膜。然后用同样方法按摩另一边。

按摩肌肉部位：臀大肌和臀中肌

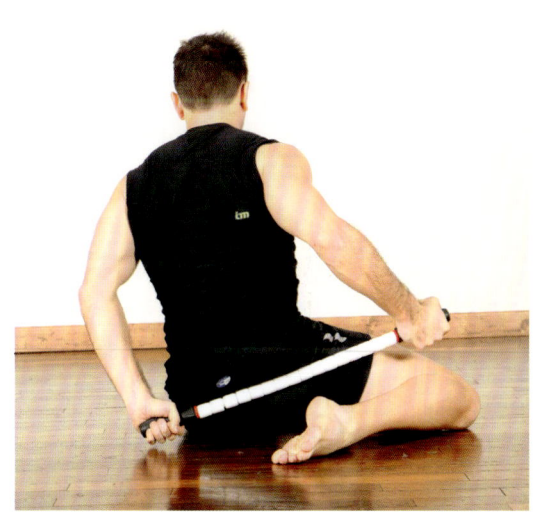

B. 身子侧坐，左腿屈膝折叠于身前，右腿沿臀部向后折叠（为了保护膝盖，请保持脚背朝下）。用按摩棍全方位按摩右臀，并用相同方法按摩左臀。

按摩肌肉部位：臀大肌和髋部回旋肌

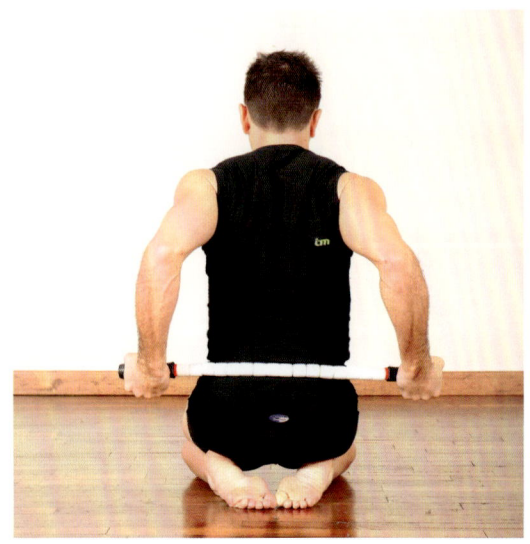

C. 跪坐在地上（或坐在凳子上），用按摩棍自下而上滚动按摩腰部。

按摩肌肉部位： 腰部肌肉

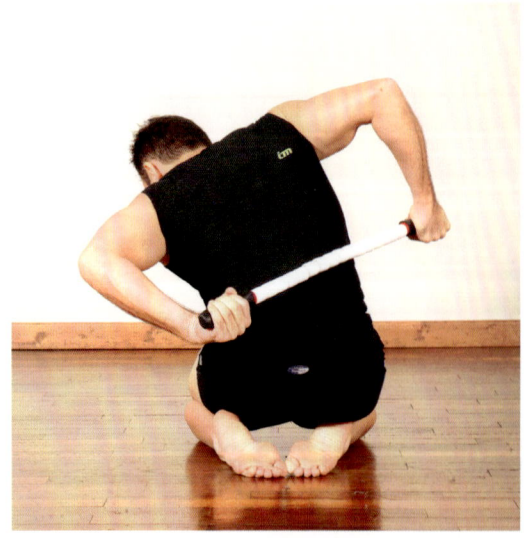

D. 跪坐在地上（或坐在凳子上），左手将按摩棍一端固定在左后背，右手将另一端固定在右肋部。身体略微向左侧弯，自上而下滚动按摩背部。

按摩肌肉部位： 腰方肌和外斜肌

按摩棍按摩肩部和胸部

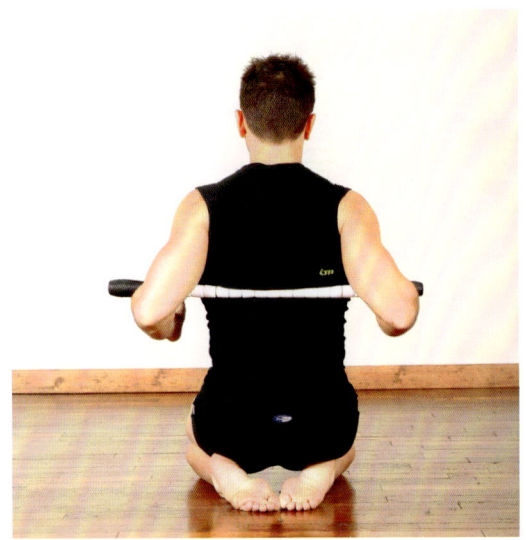

A. 跪坐在地上（或坐在凳子上），将按摩棍放在背部，两端固定在手肘弯曲处，自下而上滚动按摩。

按摩肌肉部位：斜方肌和菱形肌

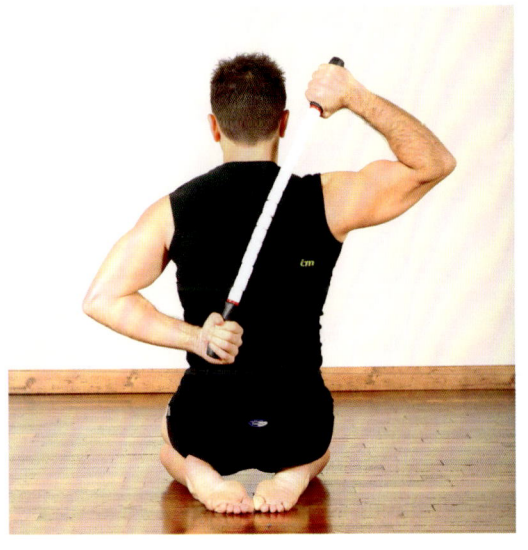

B. 跪坐在地上（或坐在凳子上），将按摩棍放在右肩位置，左手放在后背处并握住按摩棍另一头，然后自颈部向肩部进行滚动按摩。

按摩肌肉部位：斜方肌和肩部稳定肌肉群

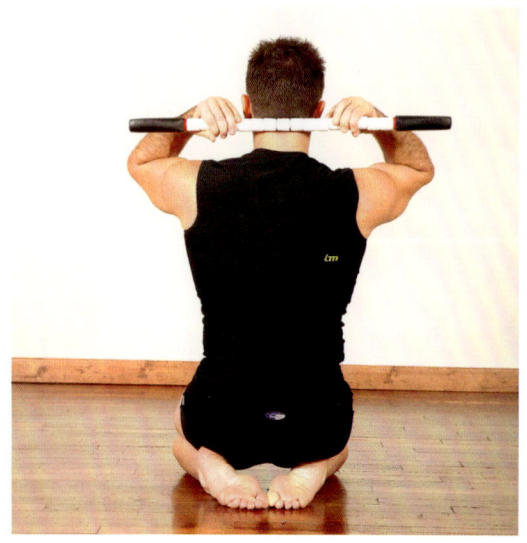

C. 跪坐在地上（或坐在凳子上），将按摩棍架在后颈，自下而上按摩颈部。

按摩肌肉部位： 斜方肌、肩胛提肌和颈部肌肉

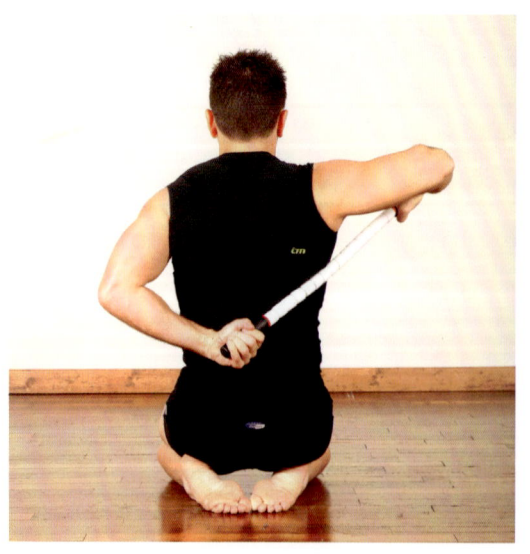

D. 跪坐在地上（或坐在凳子上），将按摩棍放在腋窝处，左手握住按摩棍另一头，从腋窝向后背中部进行滚动按摩。

按摩肌肉部位： 背阔肌、小圆肌、大圆肌和棘下肌

自我按摩法 145

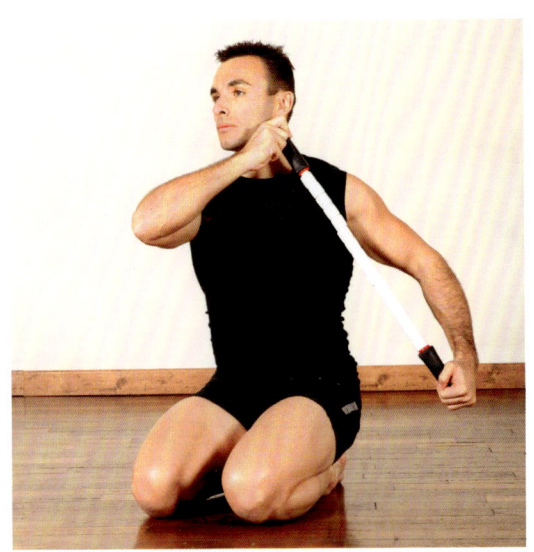

E. 跪坐在地上（或坐在凳子上），按摩棍放在肩窝处，向下滚动来按摩胸部肌肉。
   按摩肌肉部位：胸大肌

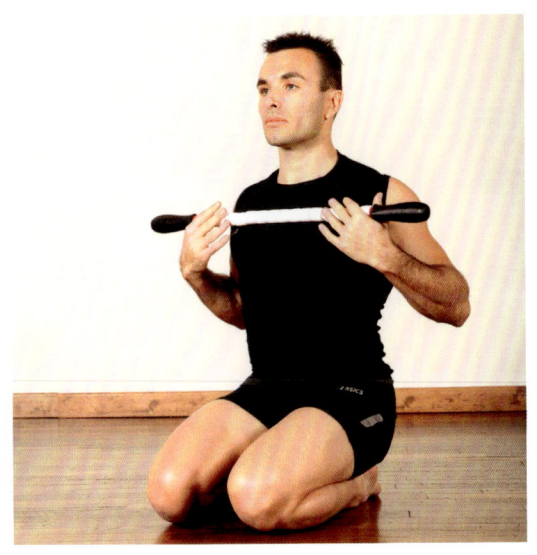

F. 跪坐在地上（或坐在凳子上），将按摩棍横放胸前，并从上至下按摩胸部肌肉。
   按摩肌肉部位：胸大肌

按摩棍按摩颈部和手臂

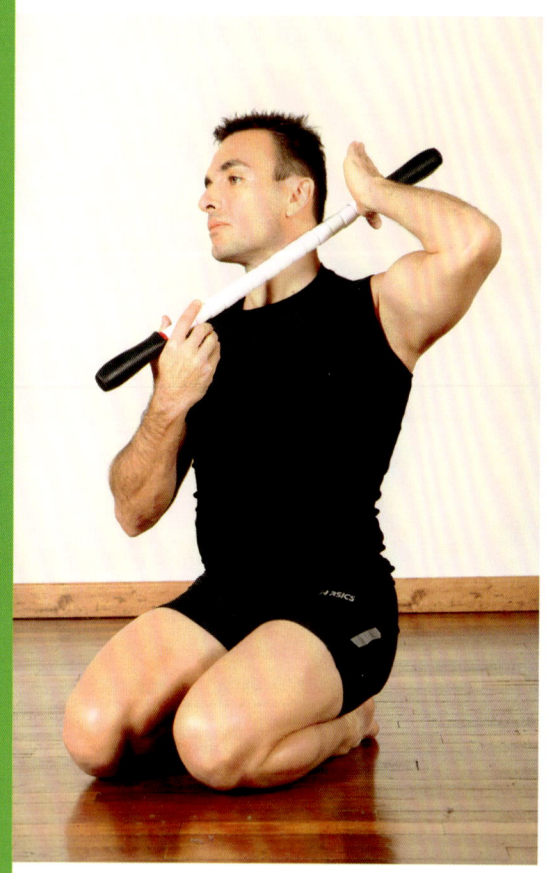

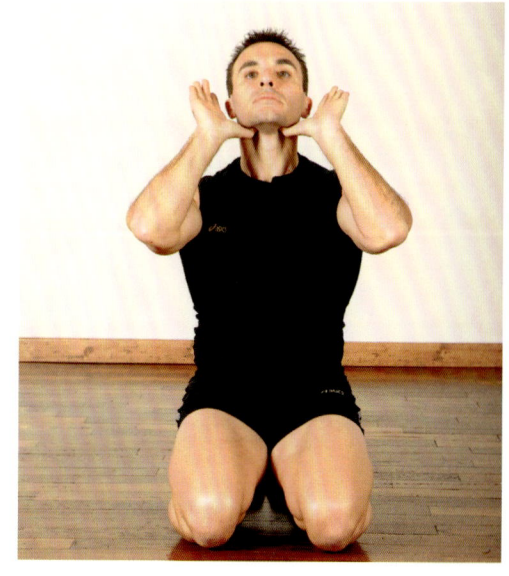

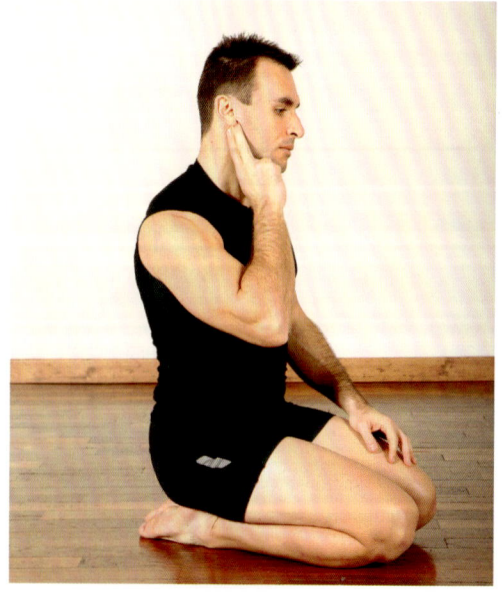

A. 跪坐在地上（或坐在凳子上），用按摩棍按摩颈部所有肌肉群（注意避开喉结），包括颌骨部位的肌肉。也可以用手指代替按摩棍。
按摩肌肉部位：胸锁乳突肌、斜角肌和颈部深层肌肉

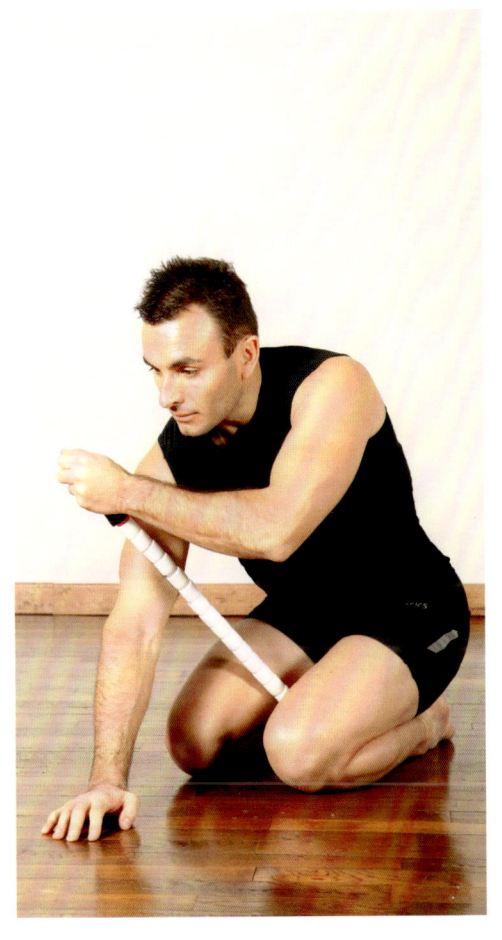 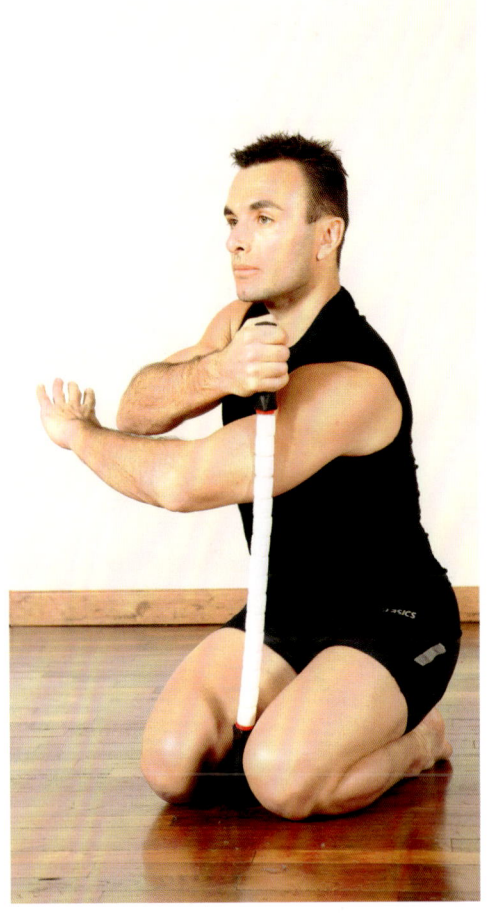

B. 跪坐在地上，用大腿固定住按摩棍末端，利用棍子另一端从不同角度按摩整个肱二头肌和肱三头肌。

按摩肌肉部位：肱二头肌和肱三头肌

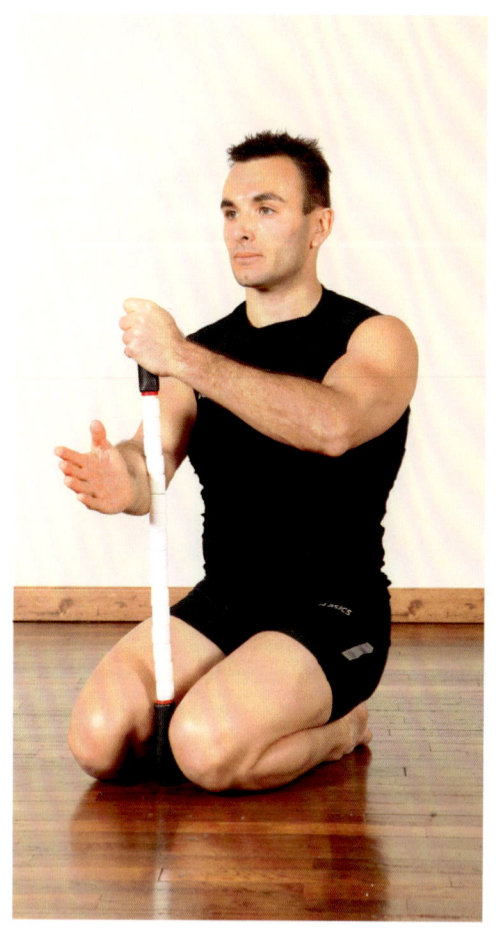 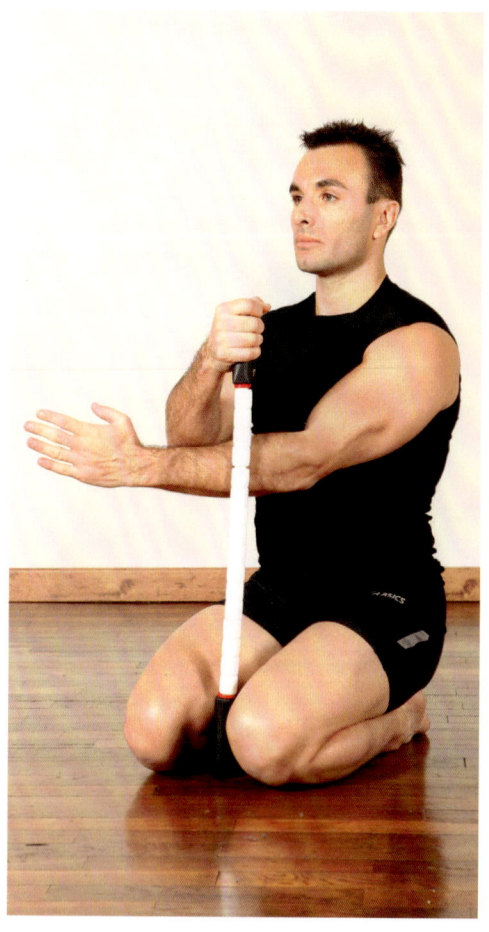

C. 跪坐在地上,用大腿固定住按摩棍末端,用按摩棍按摩整个前臂和手部。

按摩肌肉部位:前臂肌肉

滚筒按摩足部和腿部

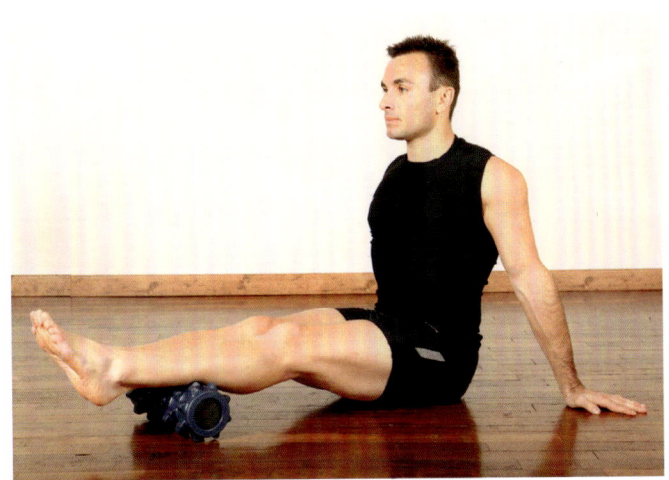

A. 平坐在地上,将按摩滚筒放在腓肠肌下方,轻轻抬起身体,让滚筒从小腿肚向跟腱方向滚动,如果你感到腓肠肌非常坚硬和疼痛,可以双腿同时进行按摩。

按摩肌肉部位:腓肠肌和跟腱

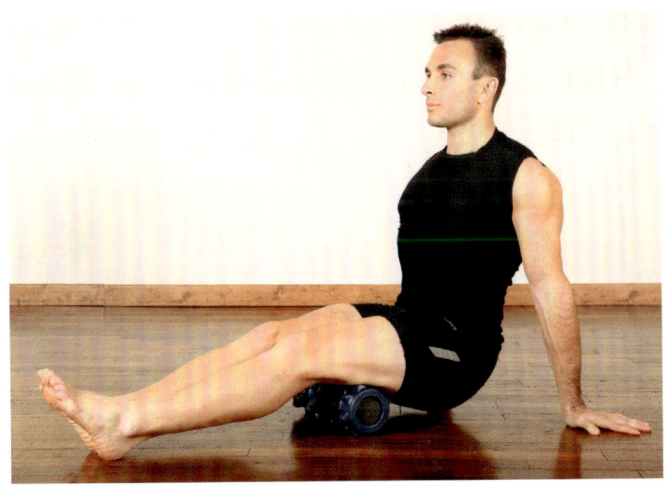

B. 平坐于地上,将按摩滚筒放在腘绳肌下方,来回滚动30秒到1分钟。

按摩肌肉部位:腘绳肌(大腿后侧肌群)

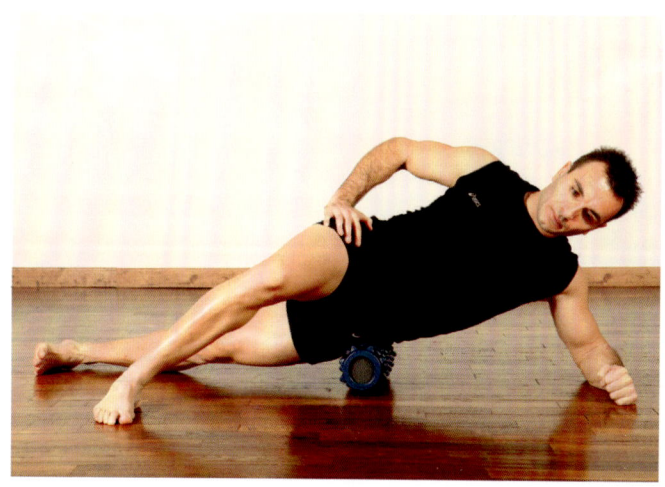

C. 侧身躺下，用前臂支撑身体，将按摩滚筒放在髋部脂肪最多的地方，移动身体，让滚筒从髋骨凸起处沿大腿外侧向膝盖滚动。一开始做这个练习会感觉到难以忍受的疼痛，重在坚持。
按摩肌肉部位：阔筋膜中张肌和小张肌（大腿外侧肌群）

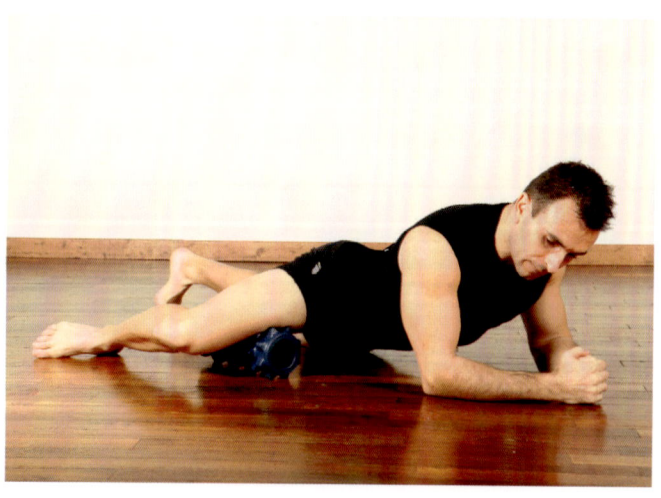

D. 俯卧，用前臂支撑身体，将按摩滚筒平放在地上，抬起一条腿，让股四头肌（股内侧肌）压在滚筒上，沿着膝盖到髋部的方向滚动按摩腿部。
按摩肌肉部位：股内侧肌和内收肌（大腿内侧肌群）

滚筒按摩髋部和骨盆

A. 臀部一侧坐在滚筒上方,手掌撑地,来回滚动 30 秒到 1 分钟。

按摩肌肉部位: 臀大肌

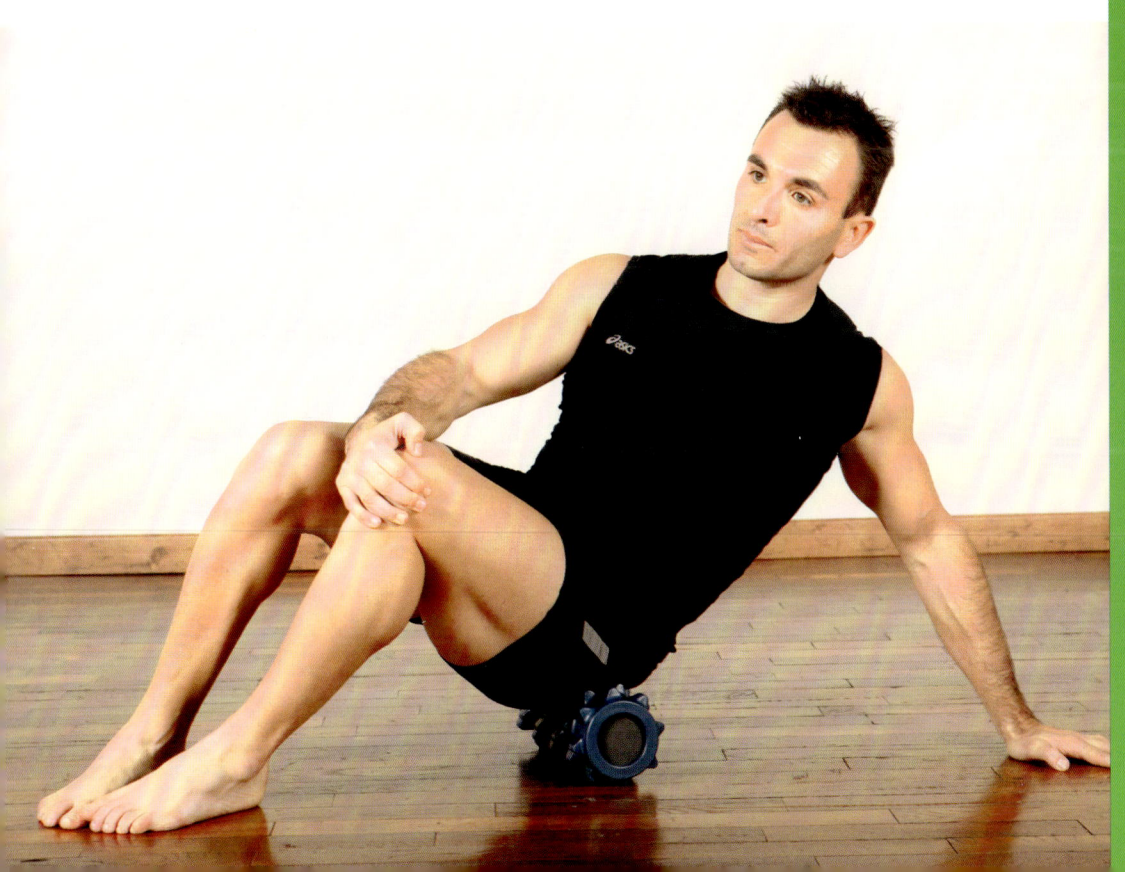

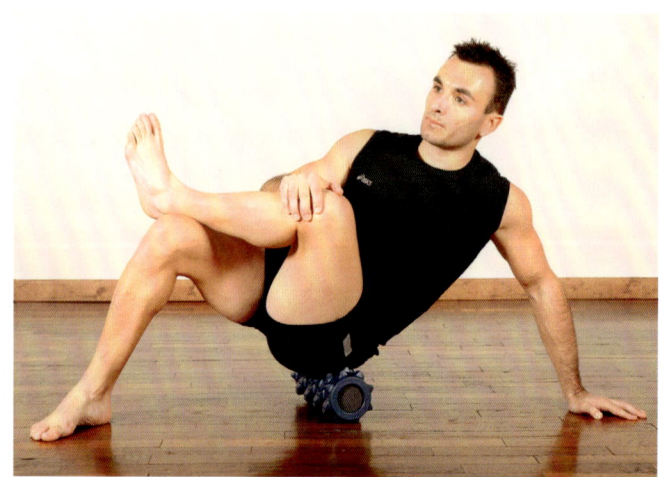

B. 坐在按摩滚筒上，使滚筒处于腘绳肌下方，手掌撑地，将没有支撑身体的一条腿放到另一条腿的膝盖上方。来回滚动1到2分钟，并注意按摩每条腿上有痛感的点或区域。

按摩肌肉部位：回旋肌／髋部稳定肌肉群

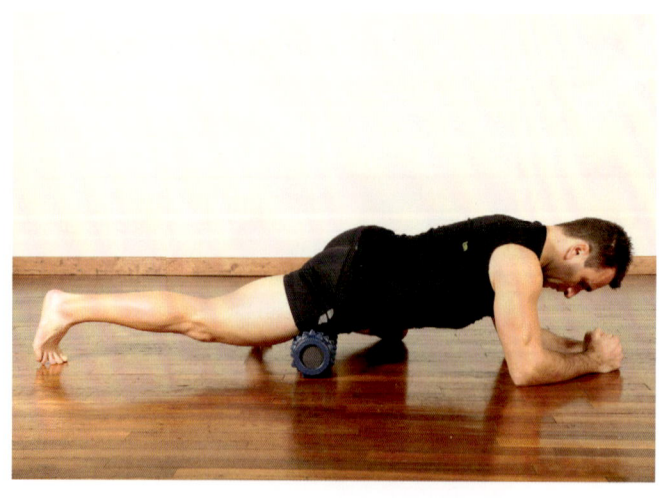

C. 身体俯卧，用前臂支撑身体，双脚伸直。开始时，将按摩滚筒放在双腿的股四头肌下方，当股四头肌痛感减小，可以移开一条腿。使滚筒从髋部的肌肉附着点向膝盖滚动，双腿轮流进行。

按摩肌肉部位：股四头肌和髋部屈肌

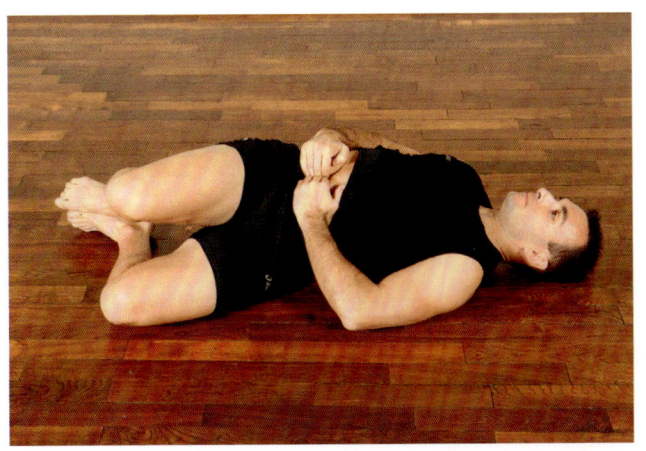

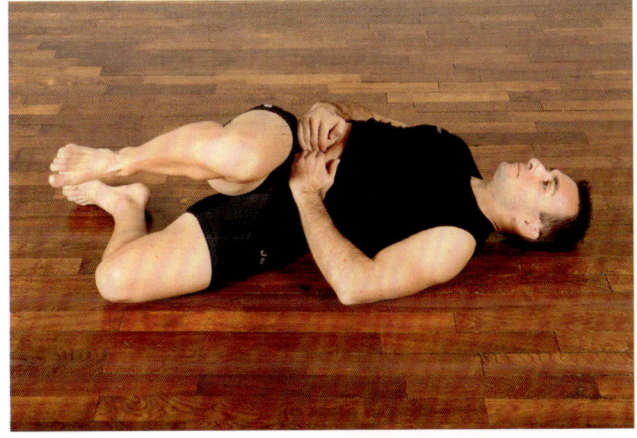

D. 平躺在地上,双腿折叠,脚掌着地。一侧膝盖侧放,以便于内脏向身体侧面移动。手指垂直放在肚脐和髂嵴(骨盆两侧凸起处的骨头)之间。轻轻加大手指力度按摩腹部。你还可以同时活动另一侧膝盖。在此过程中,当你触及痉挛的腰大肌时,腰椎会感到放射状的灼热感。如果出现恶心、眼前发黑等症状,这就说明身体不适应或是你按到了不该按的部分(内脏器官或其他),遇到这些情况就要立刻停止按摩。

按摩肌肉部位:髂腰肌

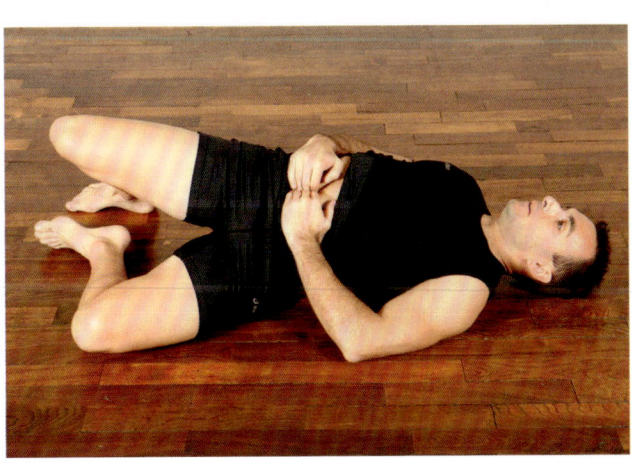

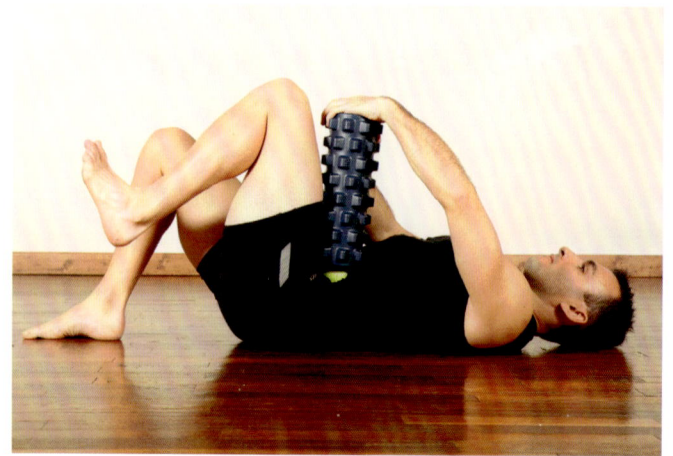

E. 平躺在地上,双腿屈膝,双脚平放在地上。将网球放在肚脐和髂嵴之间,轻轻将按摩滚筒垂直压在网球上。抬起膝盖,然后伸直腿,重复这个动作并在此过程中保持滚筒下压。

按摩肌肉部位:髂腰肌

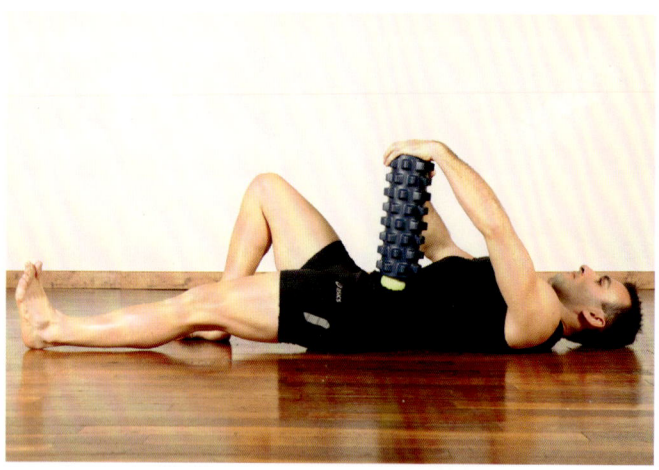

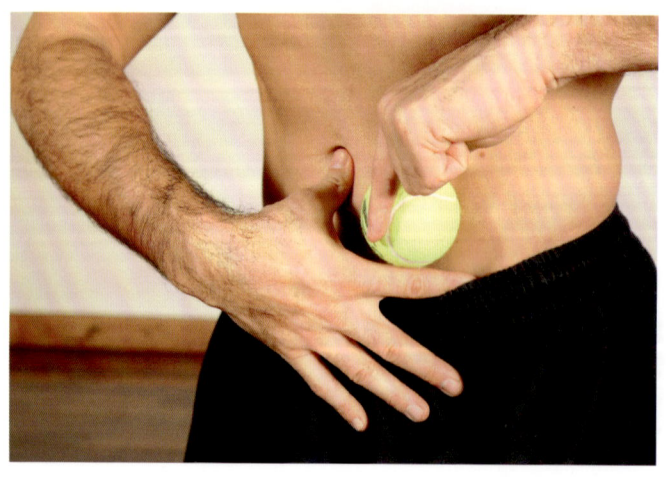

滚筒按摩背部

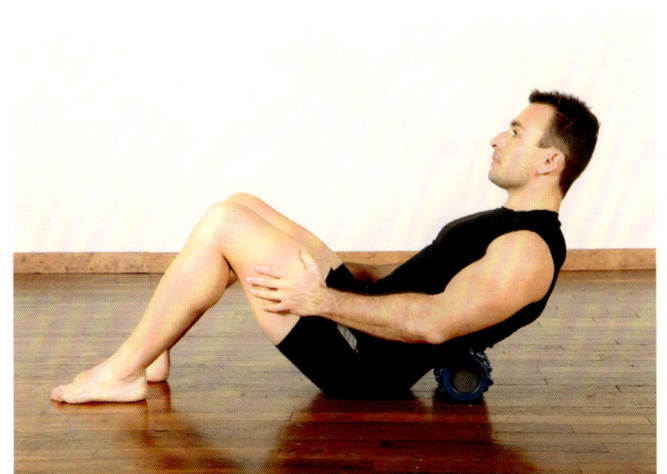

A. 身体平躺,将按摩滚筒放在腰部下方。屈膝,让骨盆处接地,保持腹部肌肉紧绷。滚动按摩腰部30秒到2分钟。也可以靠墙来完成按摩动作,这样可以减轻身体压力。
按摩肌肉部位: 下背部肌肉群

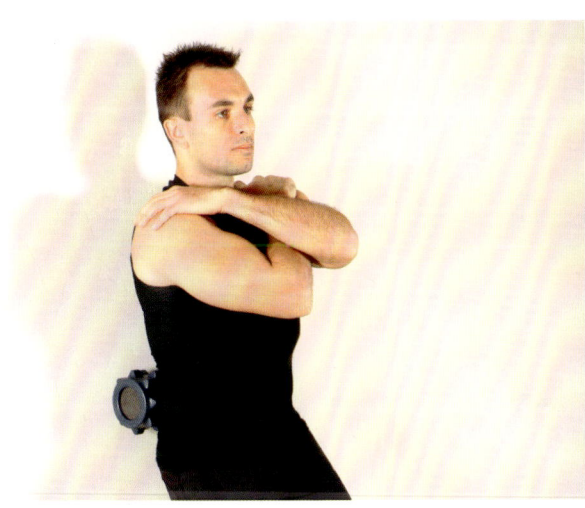

B. 靠墙站立,身体微斜,将按摩滚筒压在髋部脂肪堆积处。以滚筒为中心轻轻转动身体,身体前倾。运动双腿来让滚筒上下滚动。

按摩肌肉部位:腰方肌

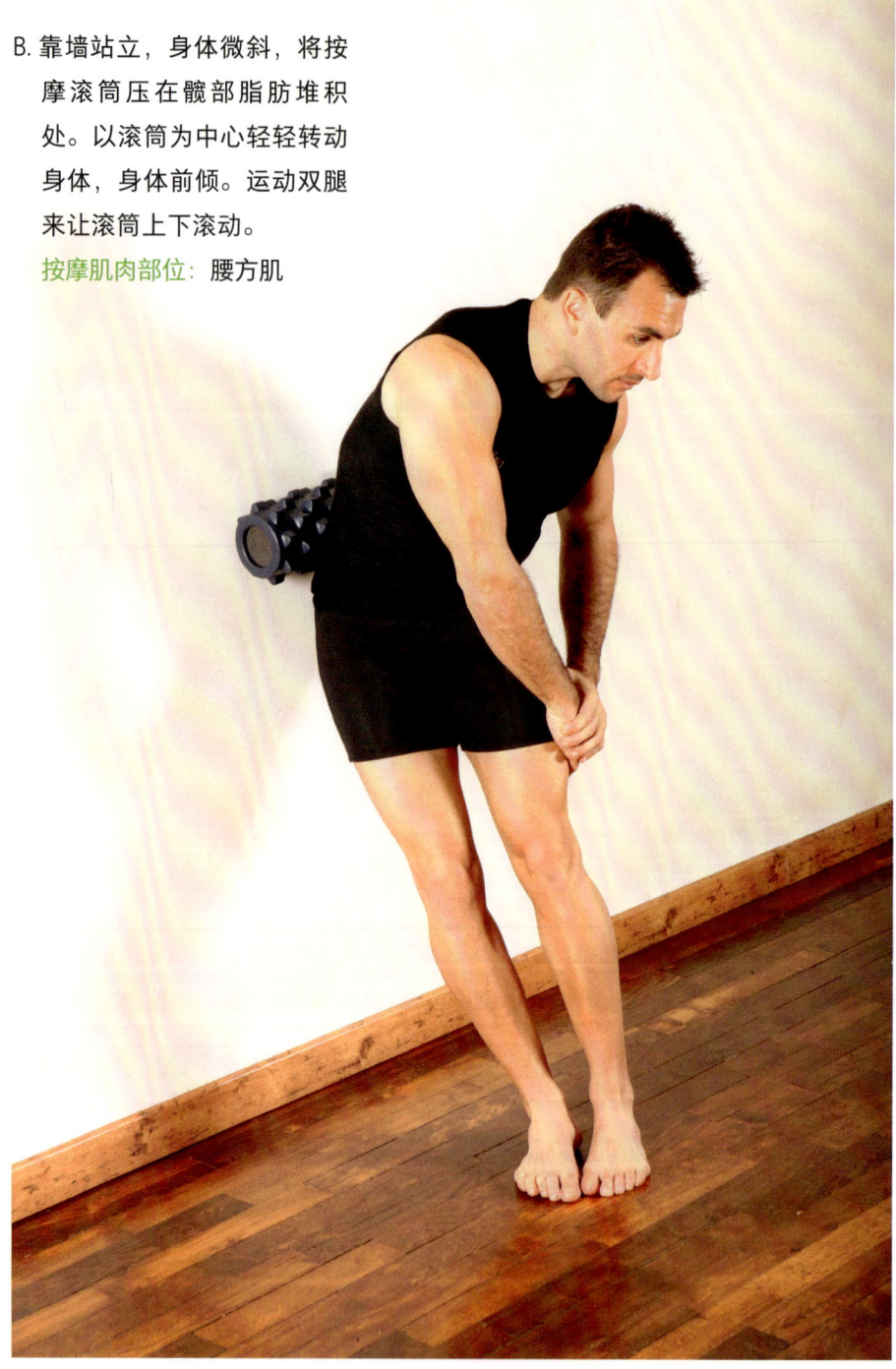

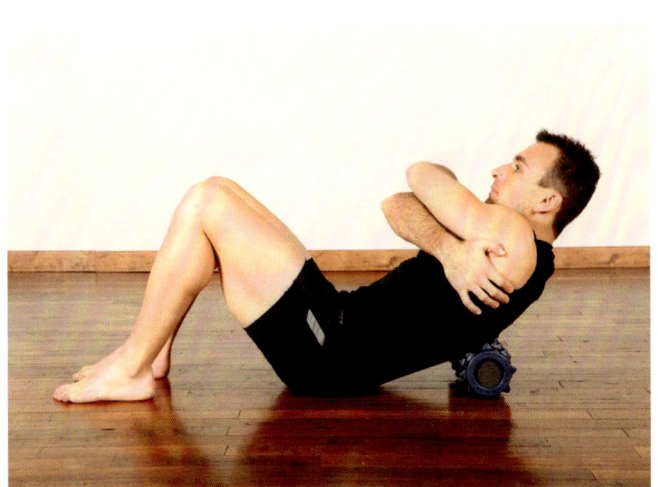

C. 身体平躺,将按摩滚筒压在两侧肩胛骨中间。保持骨盆部位悬空,收紧手肘,双手环抱胸前。按摩肩胛肌到斜方肌,同时身体绕滚筒左右旋转。这个练习也可以靠墙来做,以减轻身体压力。

按摩肌肉部位:上背部肌肉群

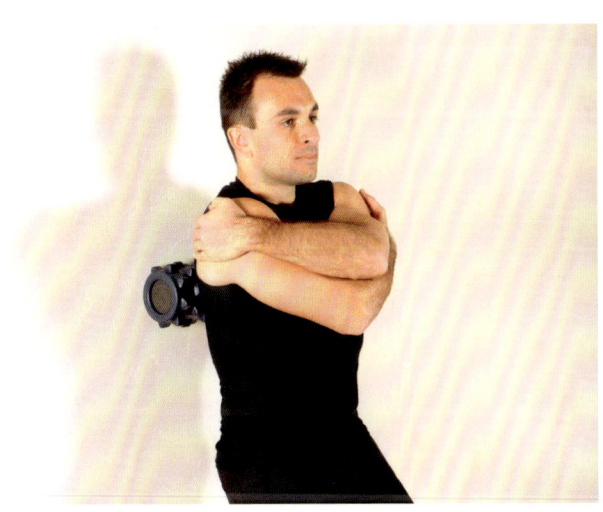

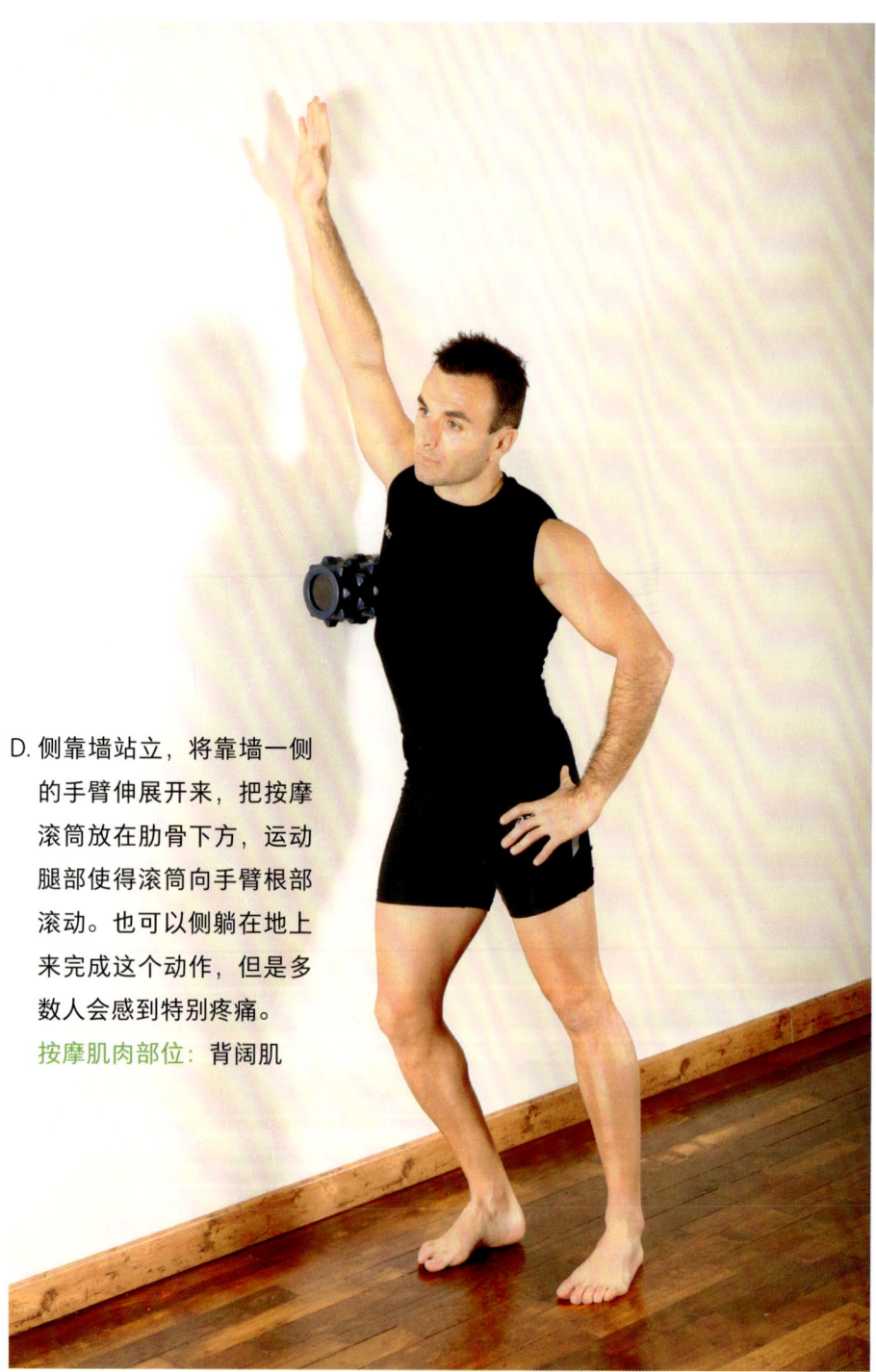

D. 侧靠墙站立,将靠墙一侧的手臂伸展开来,把按摩滚筒放在肋骨下方,运动腿部使得滚筒向手臂根部滚动。也可以侧躺在地上来完成这个动作,但是多数人会感到特别疼痛。

按摩肌肉部位:背阔肌

滚筒按摩肩部、胸部和手臂

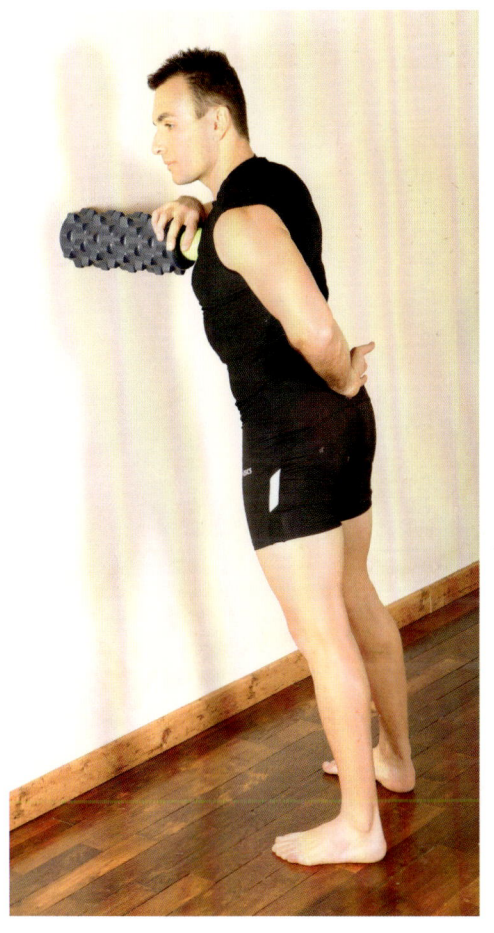

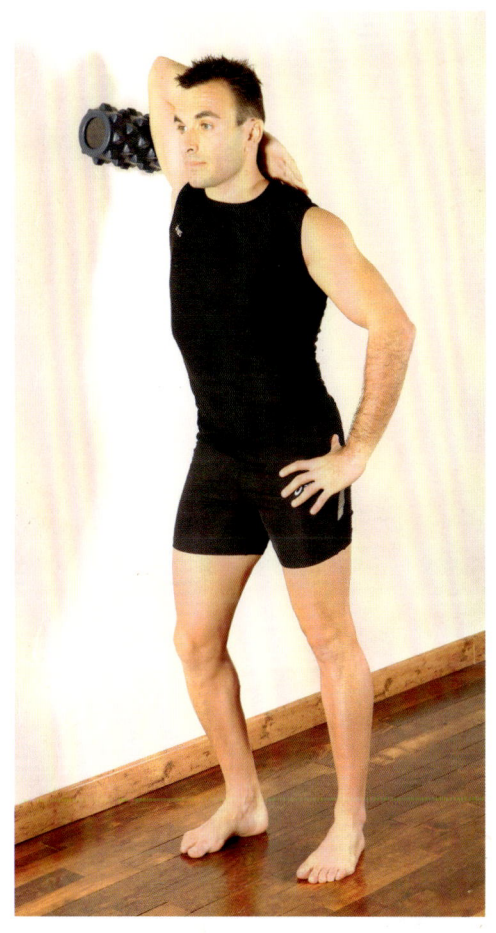

A. 将按摩滚筒垂直放在墙上,把网球放在滚筒另一端,让球在胸部和肩部来回滚动。

按摩肌肉部位:胸大肌(胸部)

B. 侧靠墙站立,伸展靠墙一侧的手臂,将按摩滚筒放在肱三头肌下方,然后将手放到后脑处。运动腿部使得滚筒从肘部向手臂根部轻轻滚动。这个动作也可以侧躺在地上完成。

按摩肌肉部位:肱三头肌

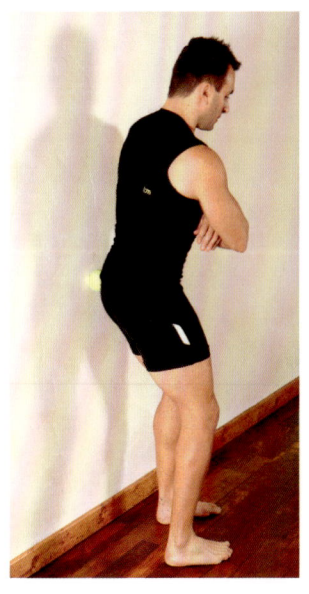
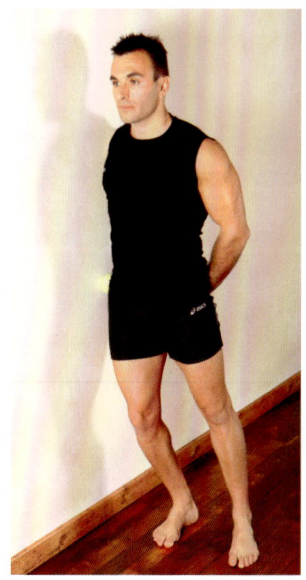
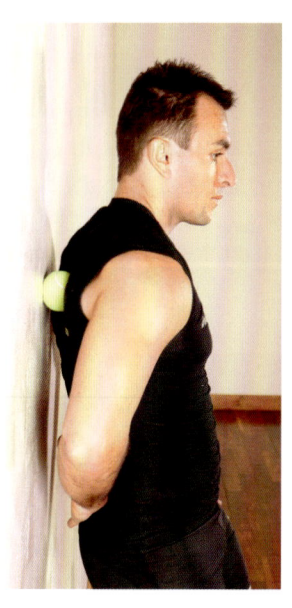

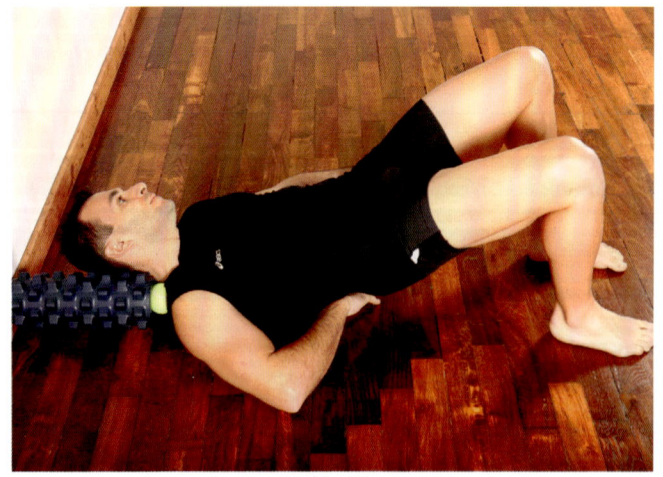

C. 因为按摩滚筒和按摩棍的表面积较大，所以很难按摩到身体的一些部位。在这种情况下，网球是非常有用的，特别是在按摩触发点的时候。

腿部滑动牵引按摩

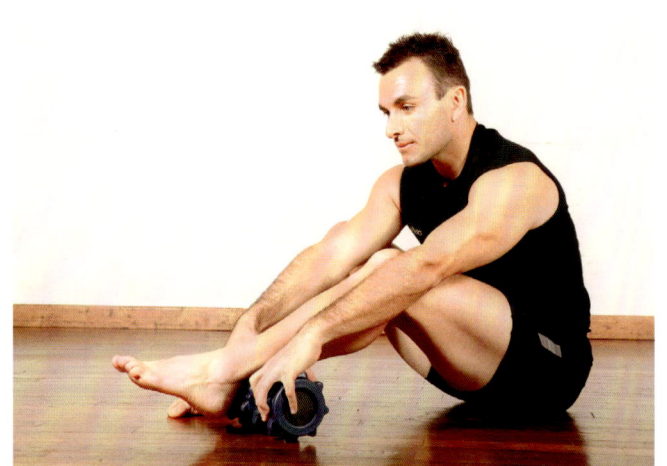

A. 身体呈坐姿，将按摩滚筒放在腓肠肌下方，双手握住滚筒两端，然后轻轻旋转滚筒，用滚筒上的齿状物"钩住"肌筋膜，慢慢地向上滑动按摩。将滚筒放回起始点，重复按摩动作。

按摩肌肉部位： 腓肠肌和比目鱼肌

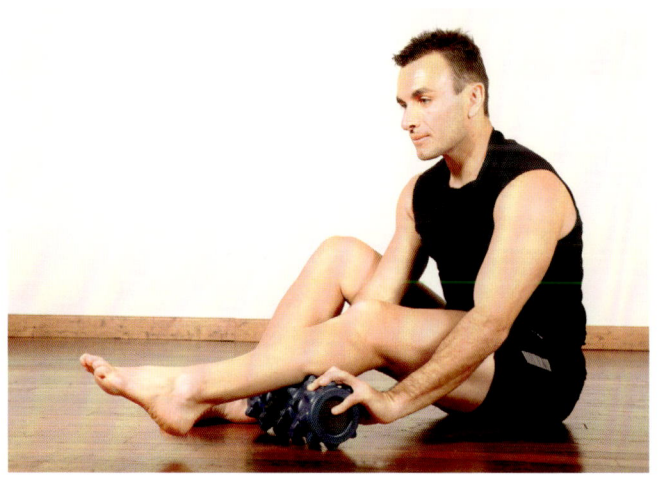

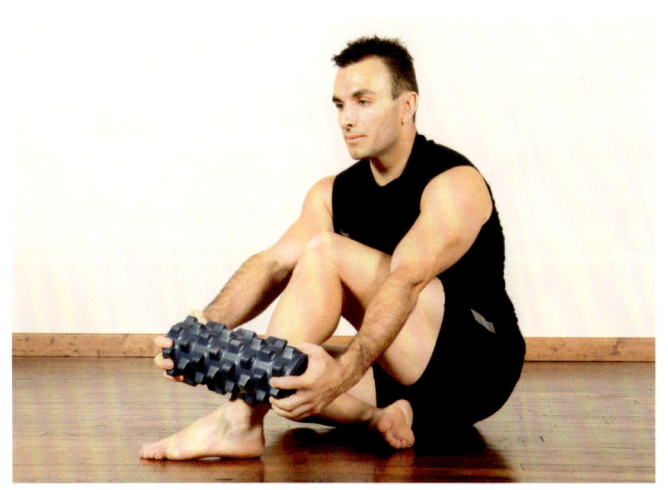

B. 身体呈坐姿，将按摩滚筒放在外侧踝关节边缘，双手握住滚筒两端，轻轻旋转滚筒，用滚筒上的齿状物"钩住"肌筋膜，慢慢地向上滑动按摩。将滚筒放回起始点，重复按摩动作。

按摩肌肉部位：胫骨前肌和腓骨短肌

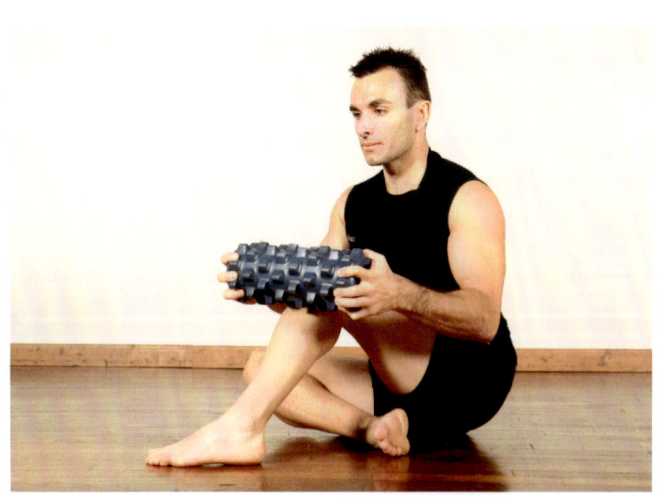

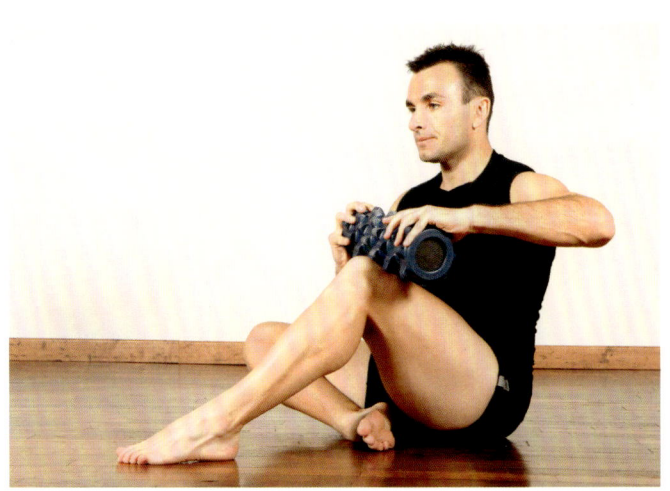

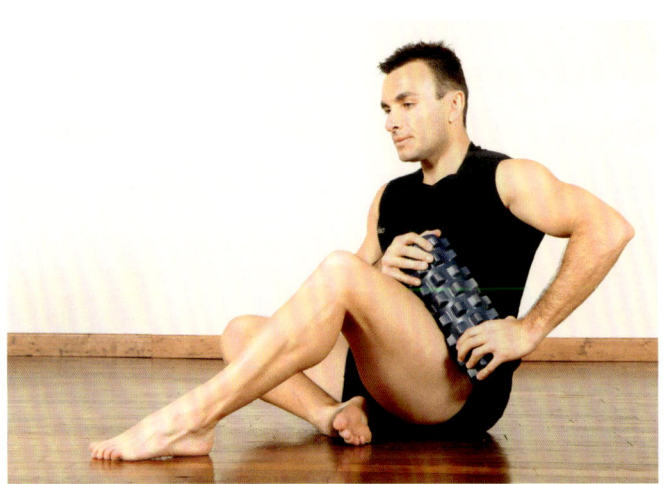

C. 背靠墙坐在地上，一条腿屈膝撑地。将按摩滚筒放在膝盖上方，双手握住滚筒两端，轻轻旋转滚筒，用滚筒上的齿状物"钩住"肌筋膜，慢慢地滑动按摩。将滚筒放回起始点，重复按摩动作。也可以变换按摩角度。

按摩肌肉部位：股四头肌

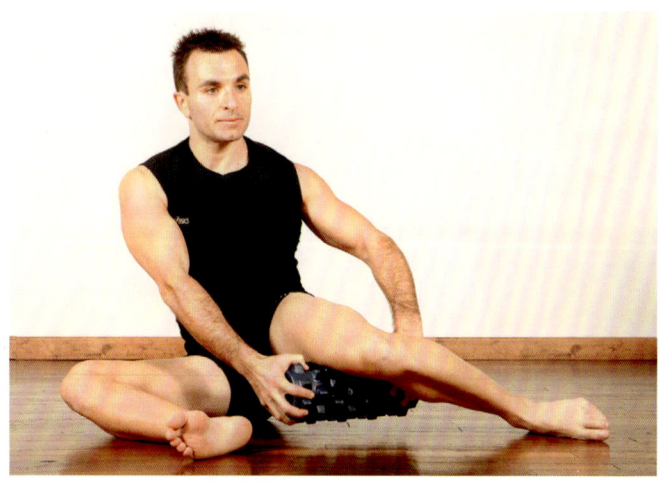

D. 身体呈坐姿，一条腿向身体一侧伸展，将按摩滚筒压在大腿内侧，双手握住滚筒两端，轻轻旋转滚筒，用滚筒上的齿状物"钩住"肌筋膜，慢慢地向髋部滑动。将滚筒放回起始点，重复按摩动作，也可以变换按摩角度。

按摩肌肉部位：内收肌

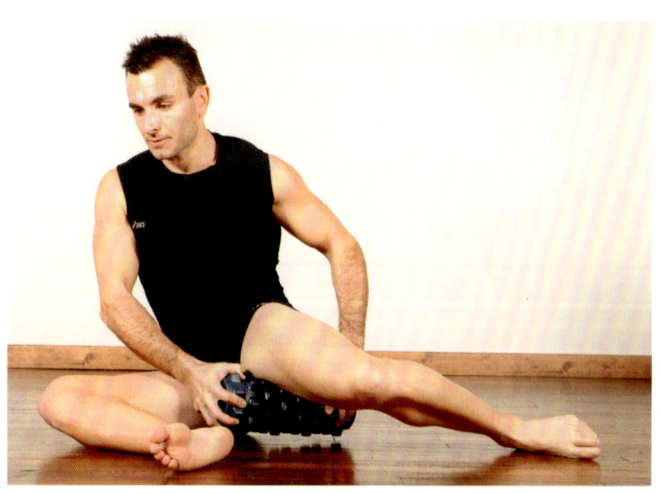

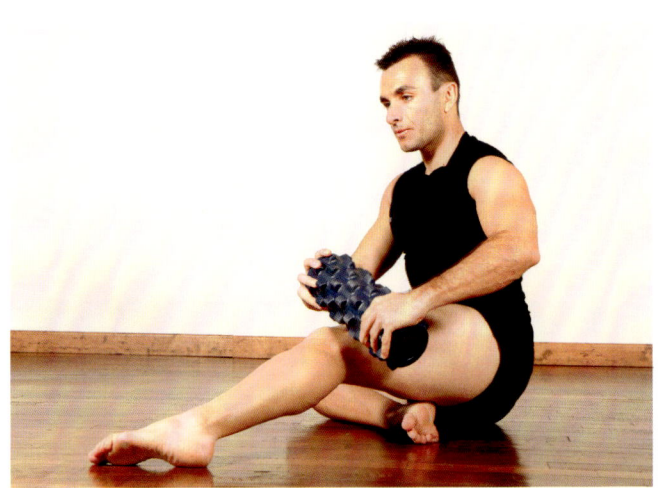
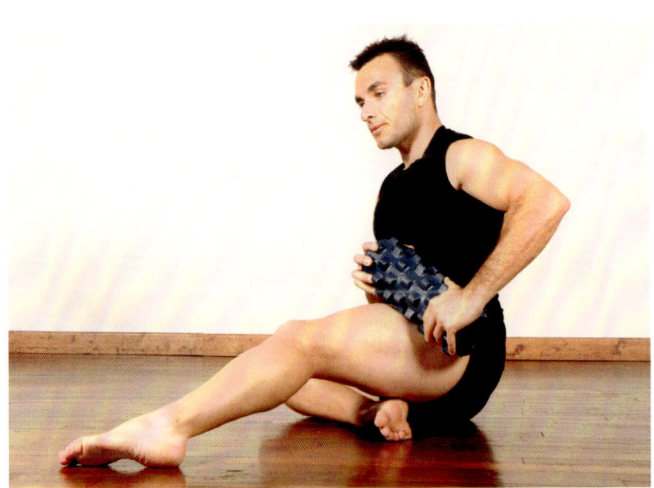

E. 身体呈坐姿，一条腿伸直并向内旋，将按摩滚筒放在腿外侧略高于膝盖的位置。双手握住滚筒两端，轻轻旋转滚筒，用滚筒上的齿状物"钩住"肌筋膜，慢慢地向上滑动。将滚筒放回起始点，重复按摩动作，也可以变换按摩角度。

按摩肌肉部位：阔筋膜张肌

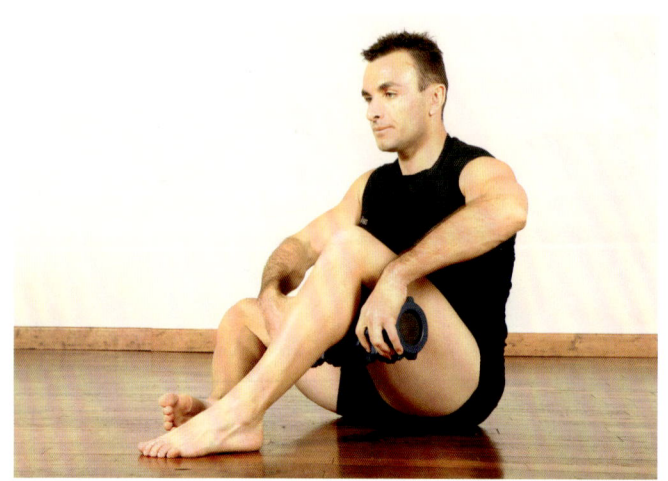

F. 背靠墙坐在地上，一条腿屈膝撑地。将按摩滚筒放在膝窝处，双手握住滚筒两端，轻轻旋转滚筒，用滚筒上的齿状物"钩住"肌筋膜，慢慢地向骨盆处滑动。将滚筒放回起始点，重复按摩动作，也可以变换按摩角度。

按摩肌肉部位：腘绳肌

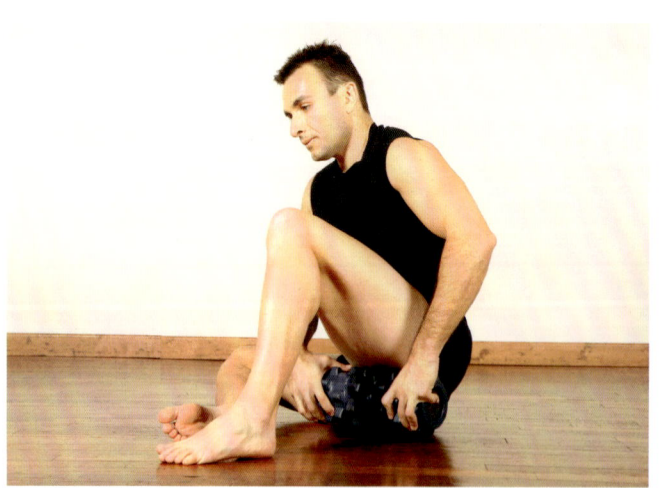

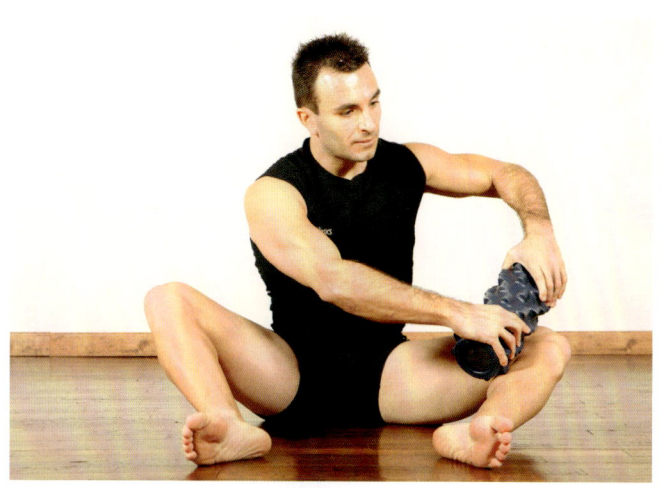

G. 背靠墙坐在地上，两腿屈膝折叠，向两侧分开。将按摩滚筒放在腿部内侧膝盖上方。双手握住滚筒两端，旋转滚筒，用滚筒上的齿状物"钩住"肌筋膜，慢慢地向骨盆处滑动。将滚筒放回起始点，重复按摩动作，也可以变换按摩角度。

按摩肌肉部位：内收肌

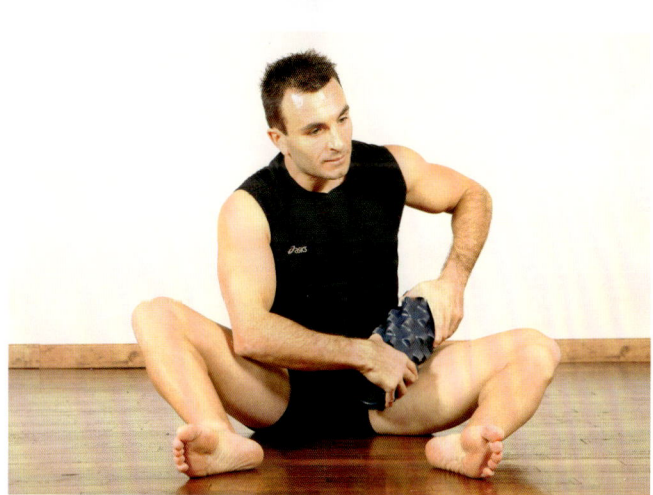

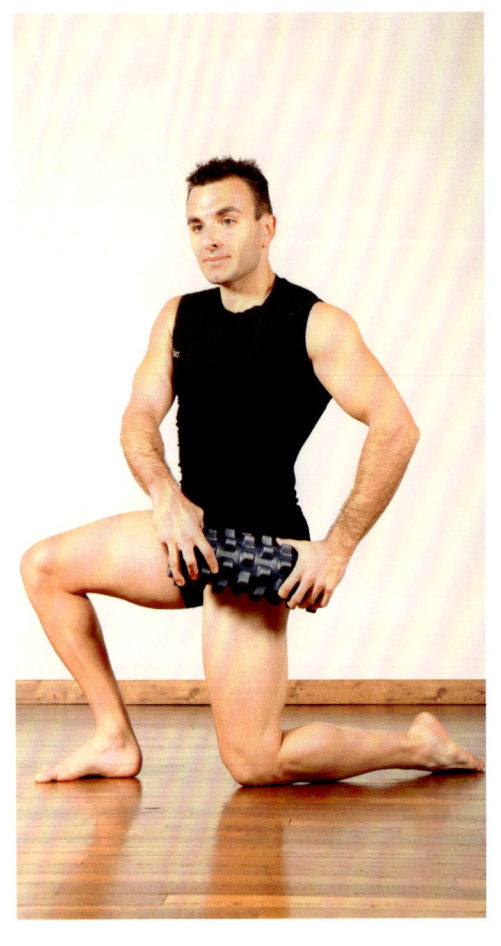 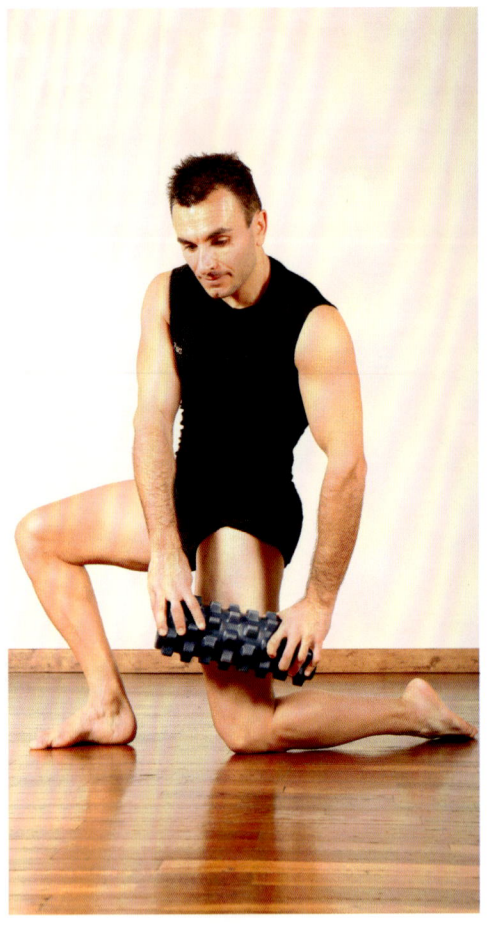

H. 单膝跪地，将按摩滚筒放在身体跪地一侧的髋部外侧，双手握住滚筒两端，旋转滚筒，用滚筒上的齿状物"钩住"肌筋膜，慢慢地向膝盖处滑动。将滚筒放回起始点，重复按摩动作，也可以变换按摩角度。

按摩肌肉部位：阔筋膜张肌

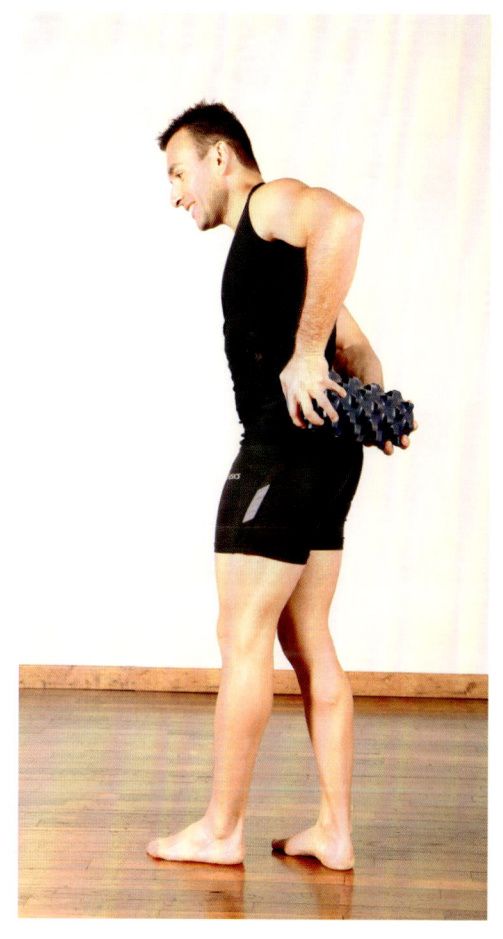 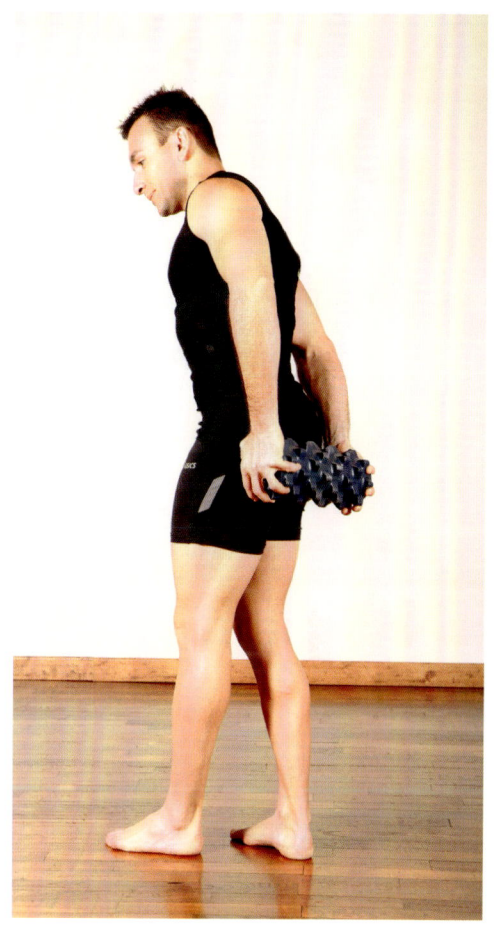

1. 身体直立,将按摩滚筒放在骨盆上方,臀肌的起始点。双手握住滚筒两端,旋转滚筒,用滚筒上的齿状物"钩住"肌筋膜,慢慢地向臀部下方滑动。将滚筒放回起始点,重复按摩动作,也可以变换按摩角度。

   按摩肌肉部位:臀大肌

背部滑动牵引按摩

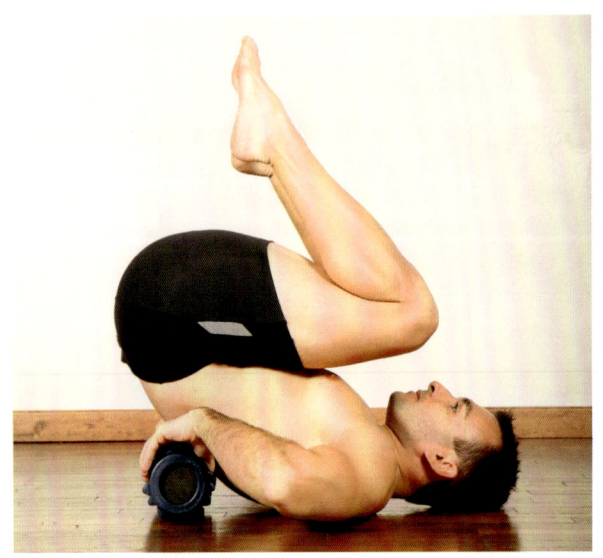

A. 身体平躺，屈膝，双膝抬起靠近胸口，肩部上方支撑整个身体，尽力将按摩滚筒放在背部尽量靠上的位置。双手握住滚筒两端，旋转滚筒，用滚筒上的齿状物"钩住"肌筋膜，慢慢地向臀部滑动。将滚筒放回起始点，重复按摩动作，也可以变换按摩角度。

按摩肌肉部位：腰部肌肉群

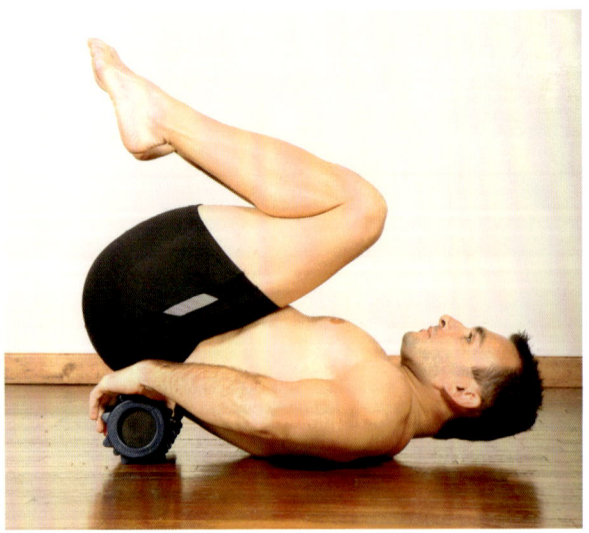

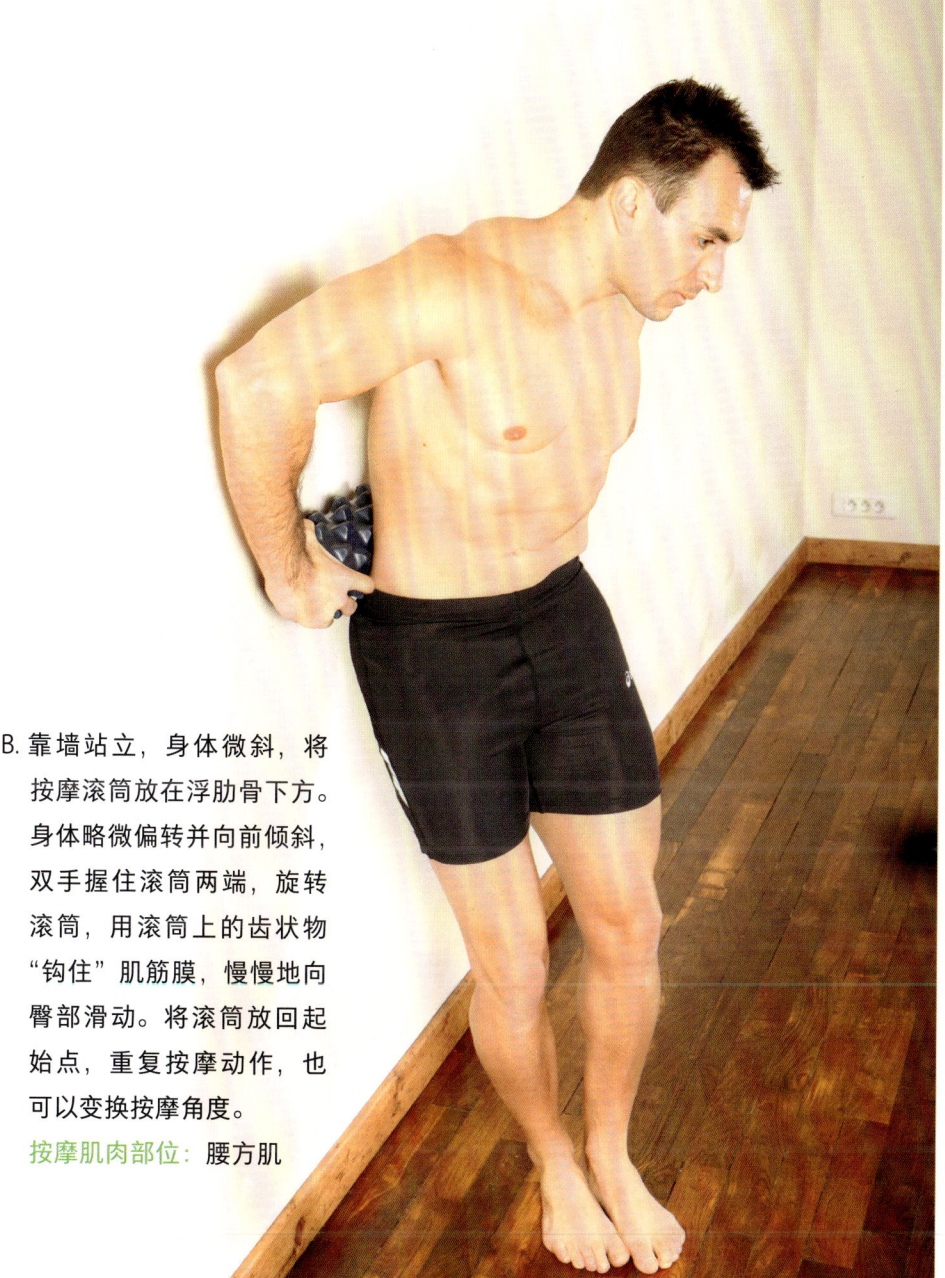

B. 靠墙站立,身体微斜,将按摩滚筒放在浮肋骨下方。身体略微偏转并向前倾斜,双手握住滚筒两端,旋转滚筒,用滚筒上的齿状物"钩住"肌筋膜,慢慢地向臀部滑动。将滚筒放回起始点,重复按摩动作,也可以变换按摩角度。

按摩肌肉部位:腰方肌

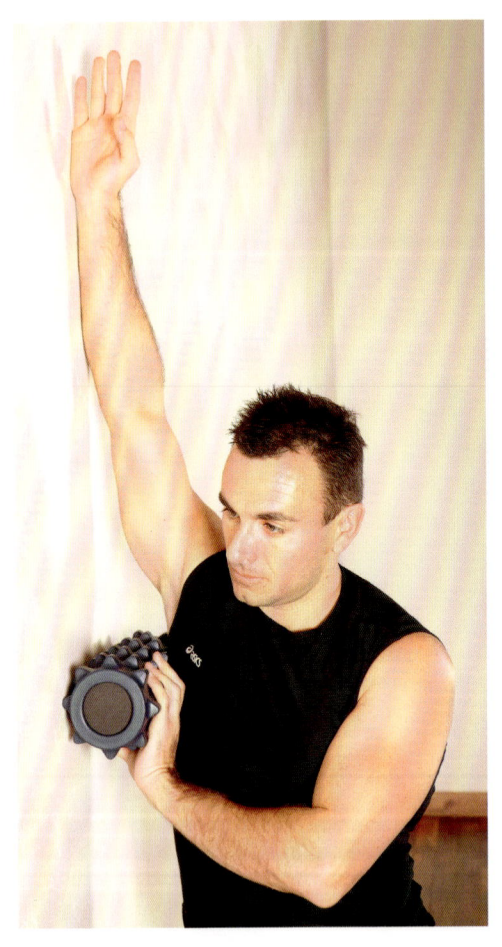 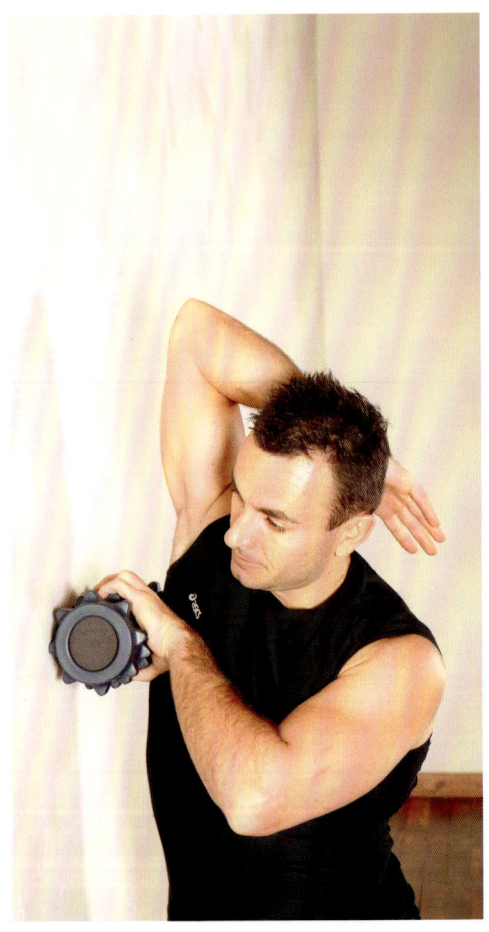

C. 侧身靠墙，举起靠墙一侧手臂，将按摩滚筒放在肋骨下方。握住滚筒，使其旋转，用滚筒上的齿状物"钩住"肌筋膜，利用腿部上下运动使得滚筒向手臂根部滑动。做这个动作时可以屈肘，也可以侧卧在地上进行，但痛感会更强烈。

按摩肌肉部位：背阔肌

肩部和手臂滑动牵引按摩

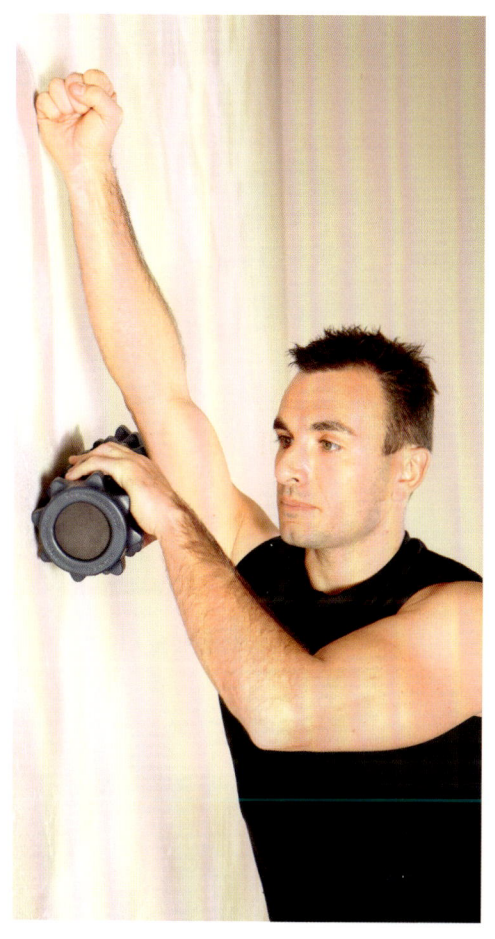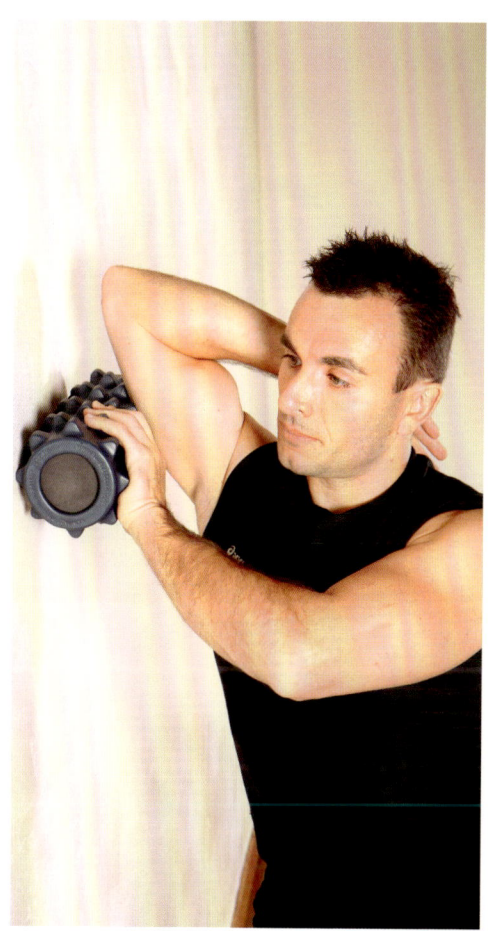

A. 侧身靠墙，举起靠墙一侧手臂，将按摩滚筒放在肱三头肌下方，然后屈肘，将手放在脑后。握住滚筒，使其旋转，用滚筒上的齿状物"钩住"肌筋膜，利用腿部上下运动，慢慢地将滚筒从手肘向手臂根部滑动。也可以侧卧在地上进行，但痛感会更强烈。注意变化按摩角度。

按摩肌肉部位：肱三头肌

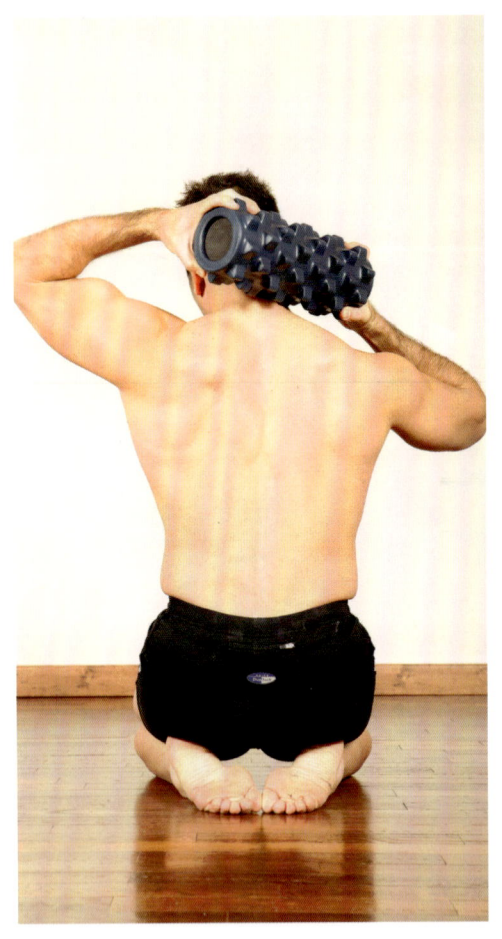 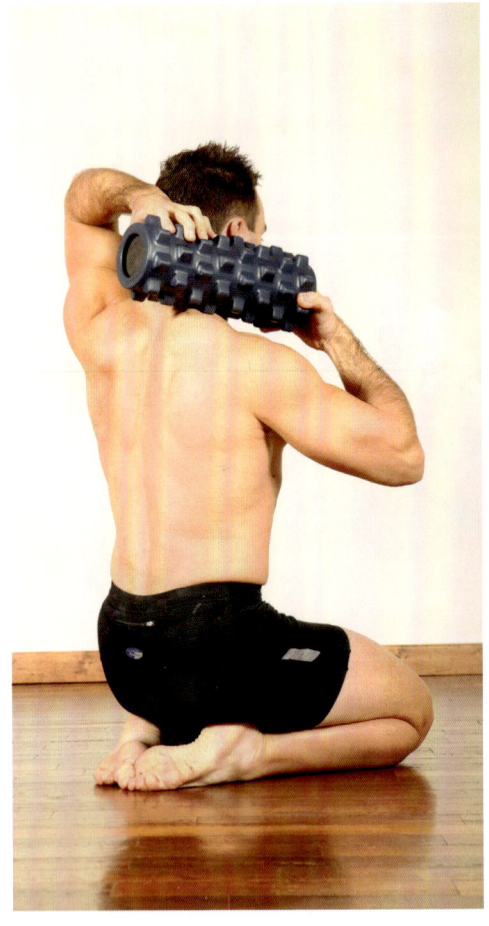

B. 跪坐在地上（或坐在凳子上），将按摩滚筒放在侧颈部。一只手握住滚筒一端，另一只手绕到脑后抓住靠近颈部的滚筒另一端，然后旋转滚筒，用滚筒上的齿状物"钩住"肌筋膜，从头部下方向肩膀和颈部连接处滑动。

按摩肌肉部位：斜方肌和肩胛提肌

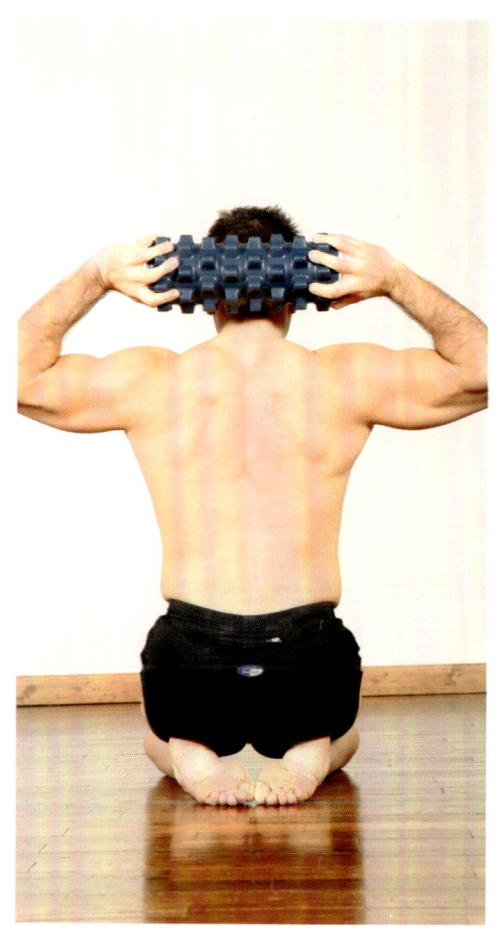 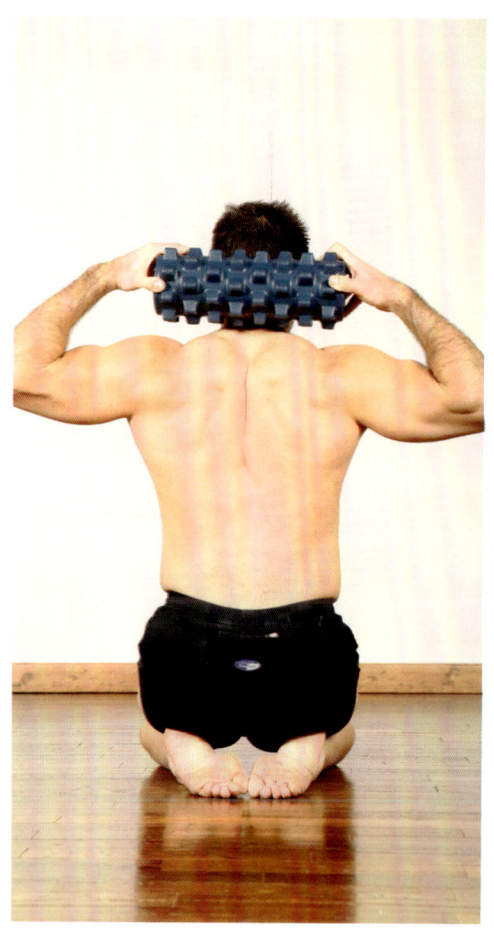

C. 跪坐在地上（或坐在凳子上），将按摩滚筒放在后颈部。双手绕到脑后并握住滚筒两端，旋转滚筒，用滚筒上的齿状物"钩住"肌筋膜，慢慢地将滚筒从头骨底部向颈背连接处滑动。

按摩肌肉部位：颈部深层肌肉群

D. 跪坐在地上（或坐在凳子上），将按摩滚筒放在胸部和肩部连接处。双手握住滚筒两端，旋转滚筒，用滚筒上的齿状物"钩住"肌筋膜，将滚筒从肩部向胸部中央滑动，注意变换按摩角度。

按摩肌肉部位：胸肌

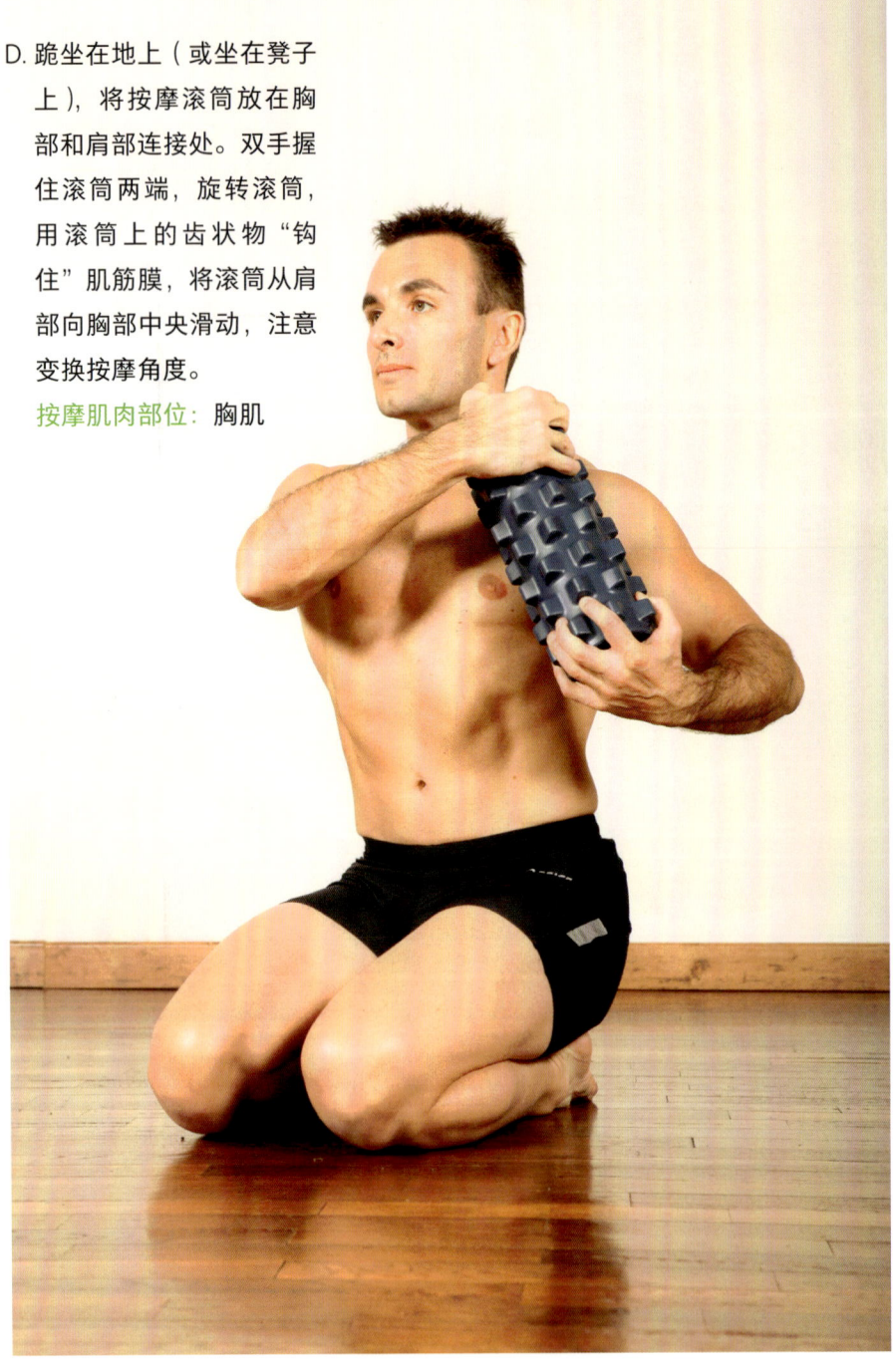

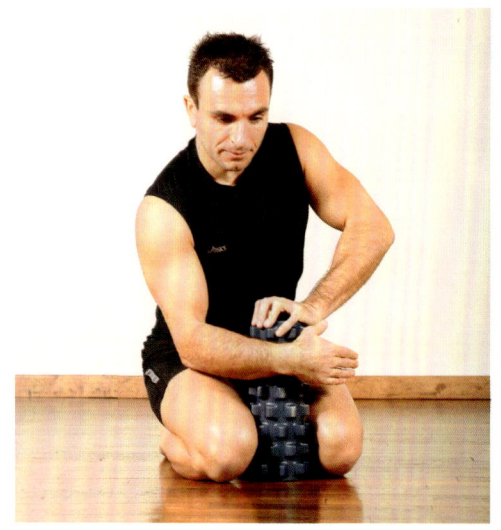
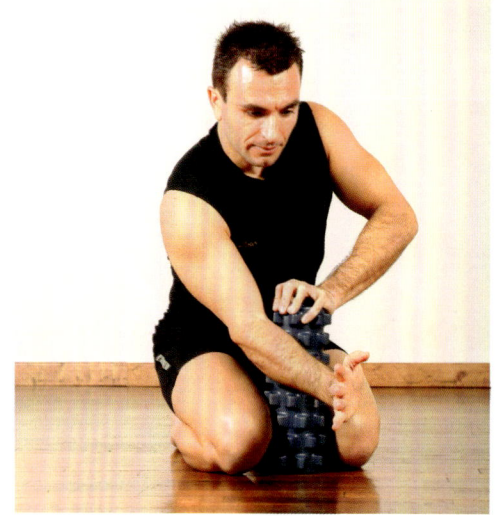
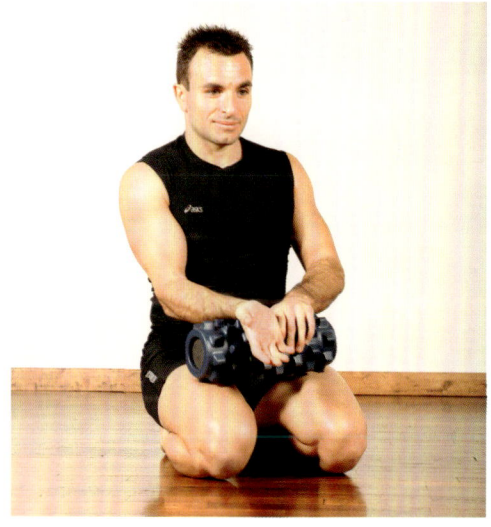
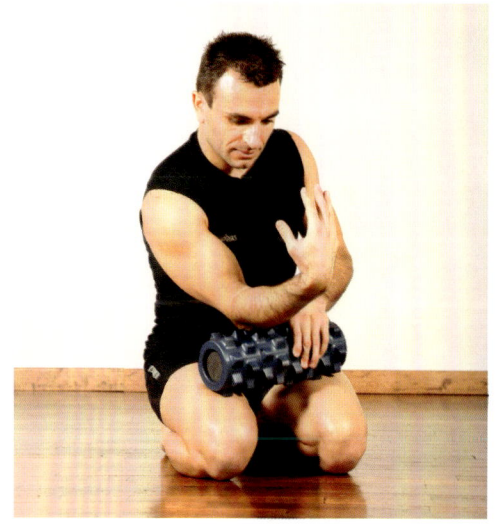

E. 跪坐在地上（或坐在凳子上），根据按摩前臂需要按摩的区域，将按摩滚筒放在膝盖上或两膝之间。一手握住滚筒，使其旋转并"钩住"肌筋膜，慢慢地滑动按摩前臂，注意变换按摩角度。

按摩肌肉部位：前臂肌肉群

牵引放松练习

腿部、髋部和下背部

A. 身体平躺,双腿屈膝撑地,将弹力带从膝盖上方套进去,固定在髋部。身体尽量后退,直到感觉弹力带拉着你的大腿向前运动为止。然后让膝盖从右向左运动。

运动部位:骨盆和脊柱

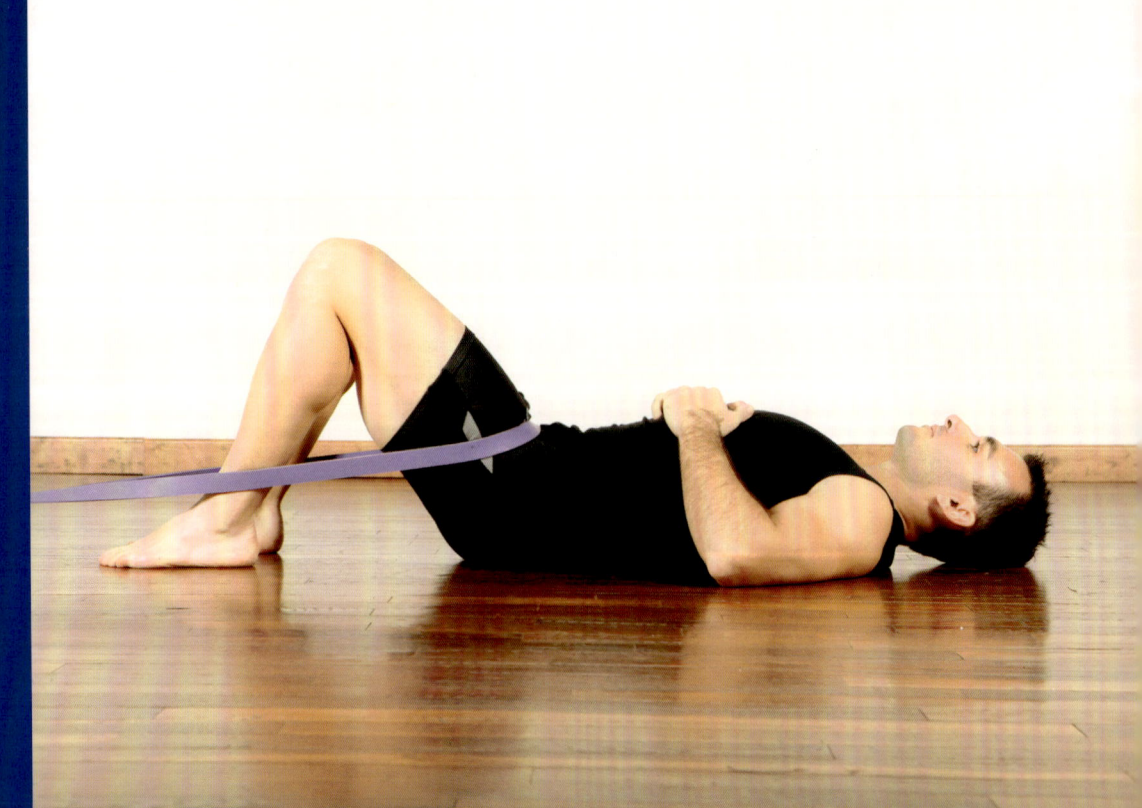

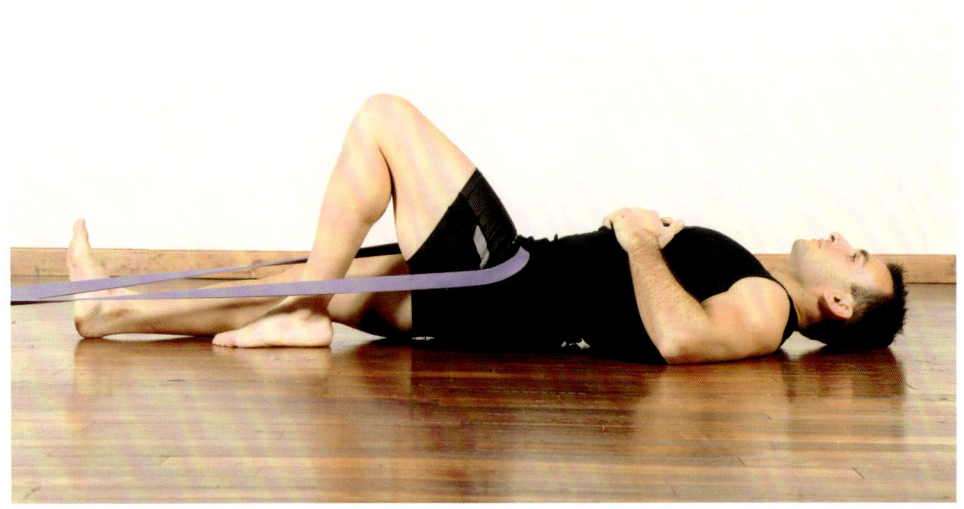

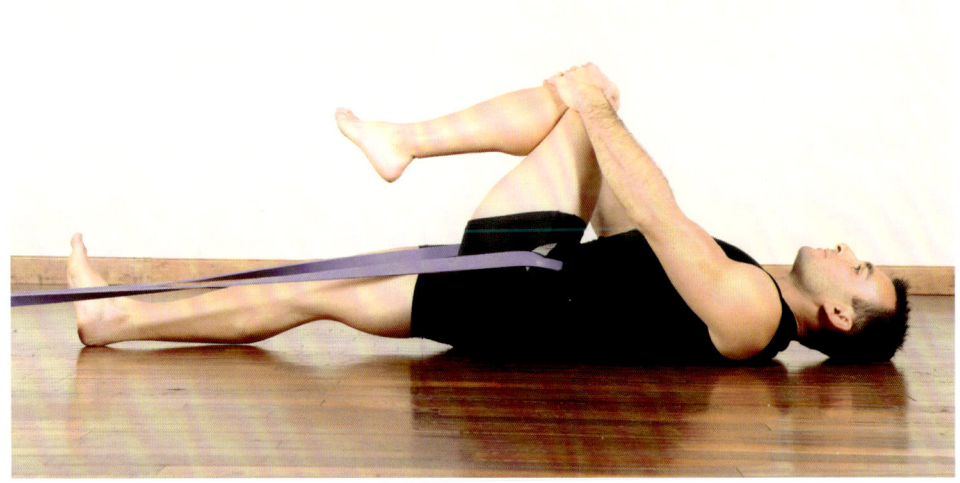

B. 身体平躺，一条腿屈膝撑地，将弹力带从膝盖上方套进去，固定在髋部。身体尽量后退，直到感觉弹力带拉着你的大腿向前运动为止。保持骨盆位置不变的情况下，屈膝抬腿，使膝盖尽量靠近胸部，以活动髋关节。

运动部位：髋部

180　没有疼痛的身体

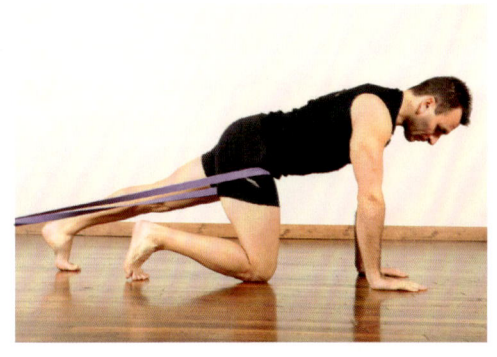
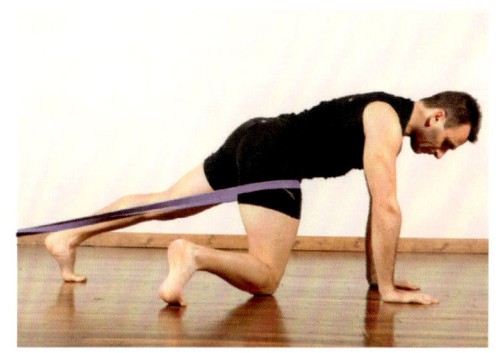
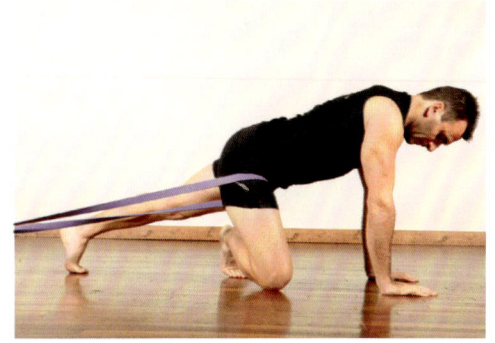
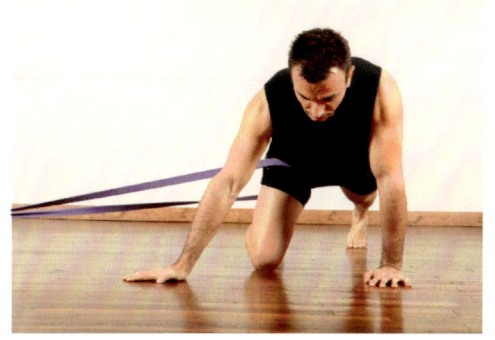
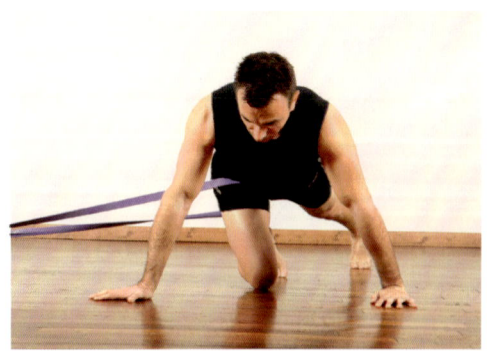

C. 身体呈爬行姿势，将紧绷的弹力带套在一条腿的髋部，另一条腿向后蹬，从右到左活动弯曲的髋关节，然后内旋转髋关节，从右到左活动这一部位。之后向外旋转髋关节，重复相同动作。让弹力带与身体保持垂直，套住髋部内侧，这样你就可以进行髋部侧面牵引练习。

运动部位：髋部

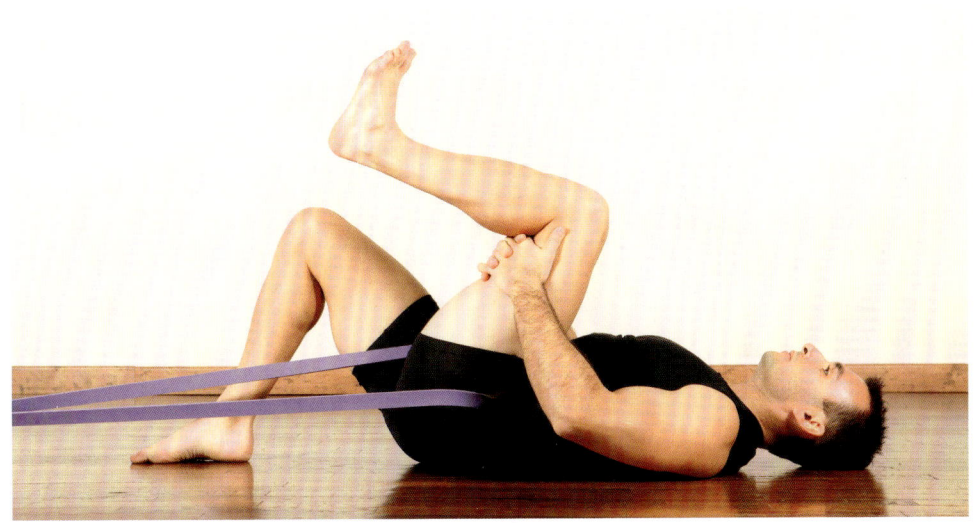

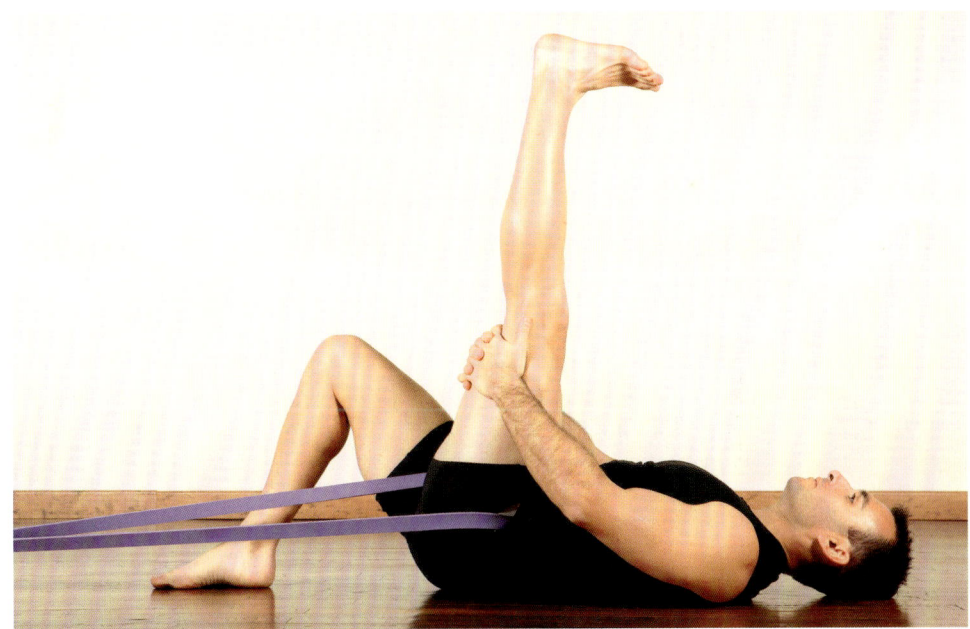

D. 身体平躺,将弹力带套在髋部,抬起套弹力带一侧的膝盖,靠近胸部。慢慢地将腿部伸直再放下(就像慢速的前踢动作)。

运动部位:髋部和腘绳肌

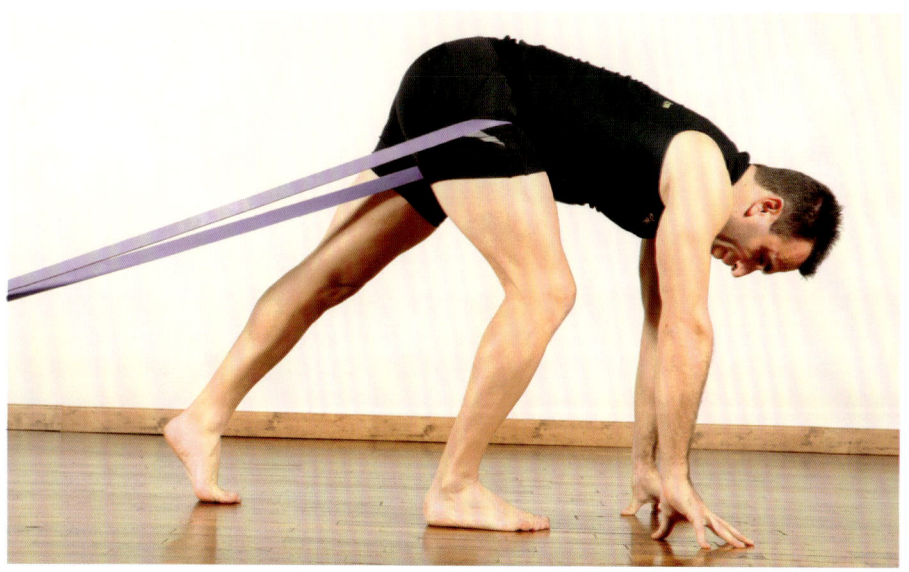

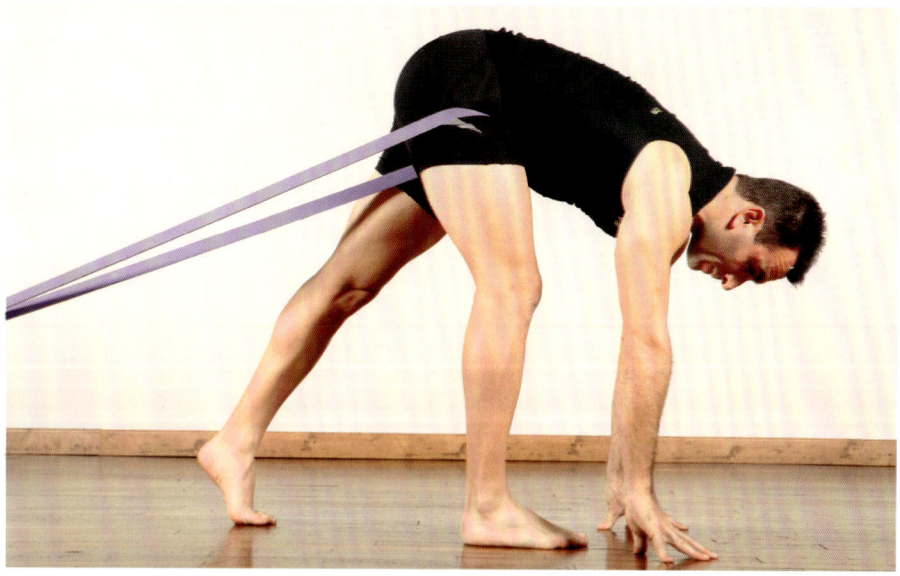

E. 身体站直,将弹力带套在髋部,向前移动直到弹力带足够紧绷。弯曲套有弹力带且支撑身体的一条腿,然后弯腰,手指触地。保持这个姿势,慢慢地伸直腿部(尽最大努力伸直)。

运动部位:髋部和腘绳肌

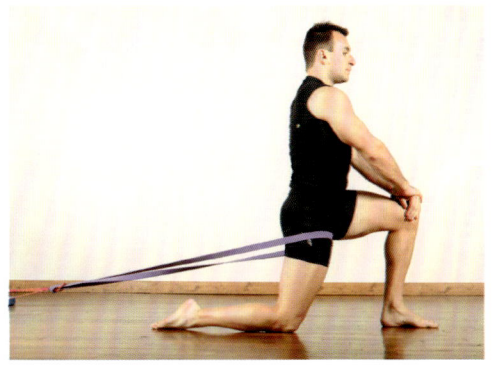
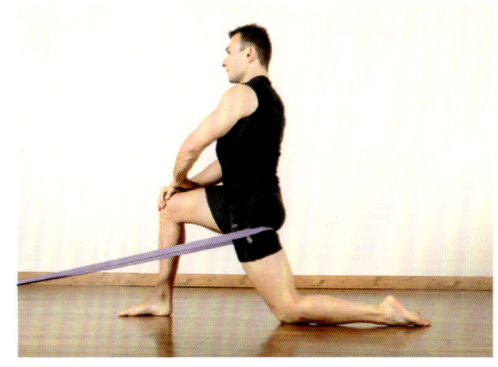

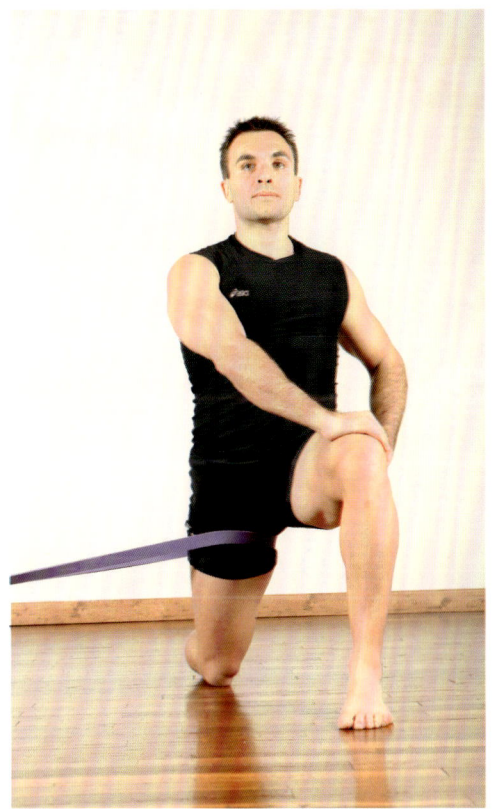

F. 身体站直，将弹力带套在髋部，保持弹力带拉力向后。套有弹力带的一条腿跪地，收缩弹力带一侧臀部肌肉以抵抗拉力。然后保持弹力带拉力向前，重复相同动作。在此过程中，你可以通过侧弯腰来加强相应部位的活动。你也可以让弹力带与身体保持垂直，套住髋部内侧并前后运动髋部。

运动部位：髋部、髋部屈肌和阔筋膜张肌

脚踝

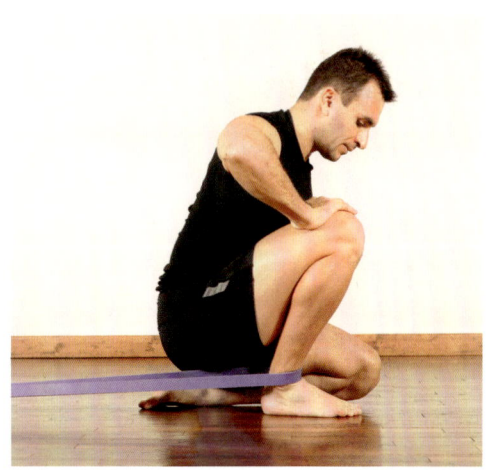
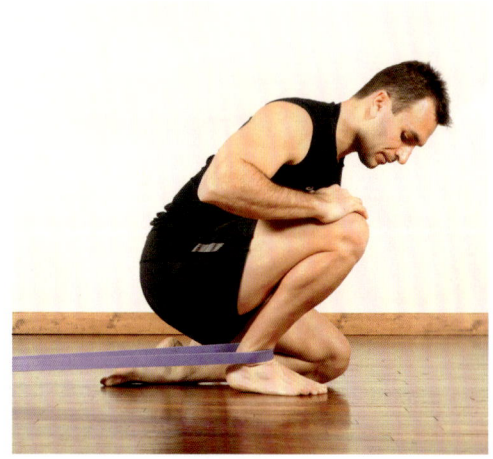
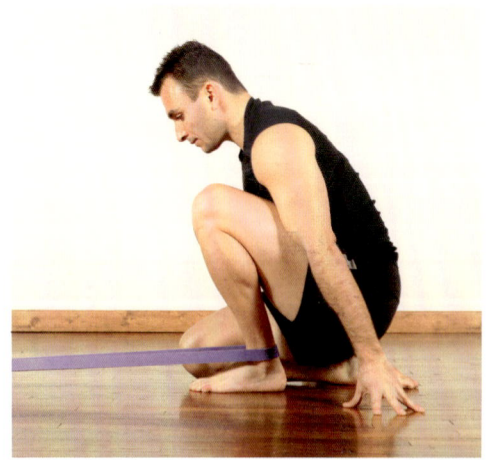
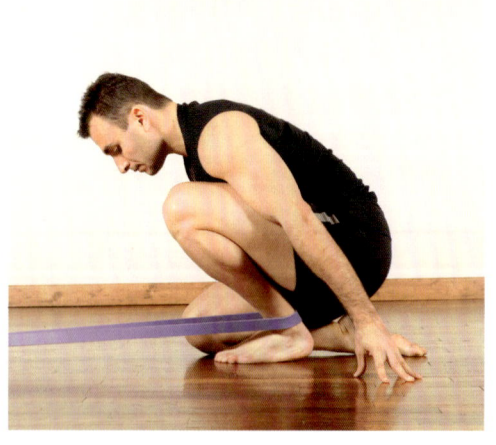

身体呈蹲姿，一侧膝盖跪地，将弹力带套在另一只脚脚踝处，保持弹力带拉力向后。脚后跟着地，通过身体的重量施加压力，同时活动踝关节。注意：脚踝得到活动的那条腿的膝盖要保持向上并略微朝外。保持弹力带拉力向前，重复以上动作。

运动部位：脚踝

肩部和颈部

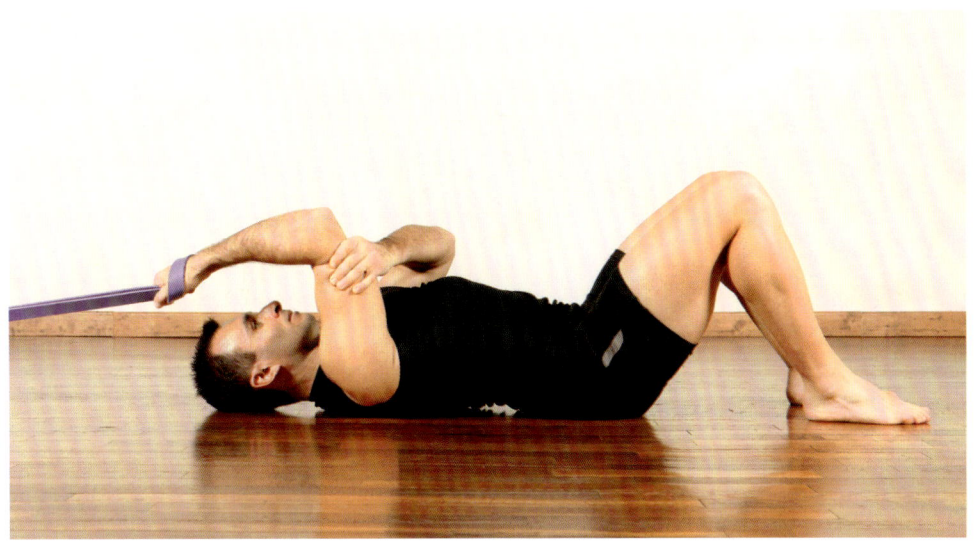

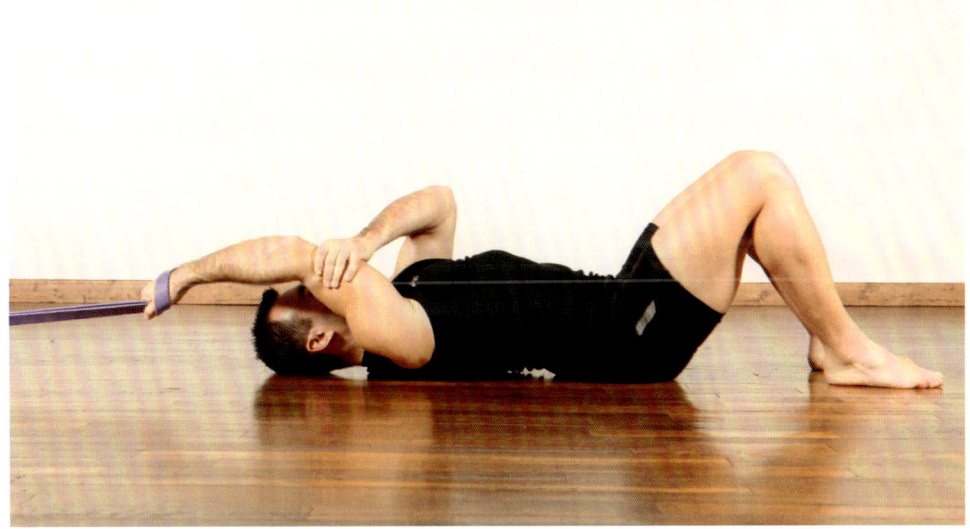

A. 平躺在地上,双腿屈膝撑地,一手握住并绷紧弹力带。肩胛骨发力,向下拉伸弹力带,另一只手向内扳动手肘,保持上述姿势,并且大幅度活动手臂。

运动部位:肩部

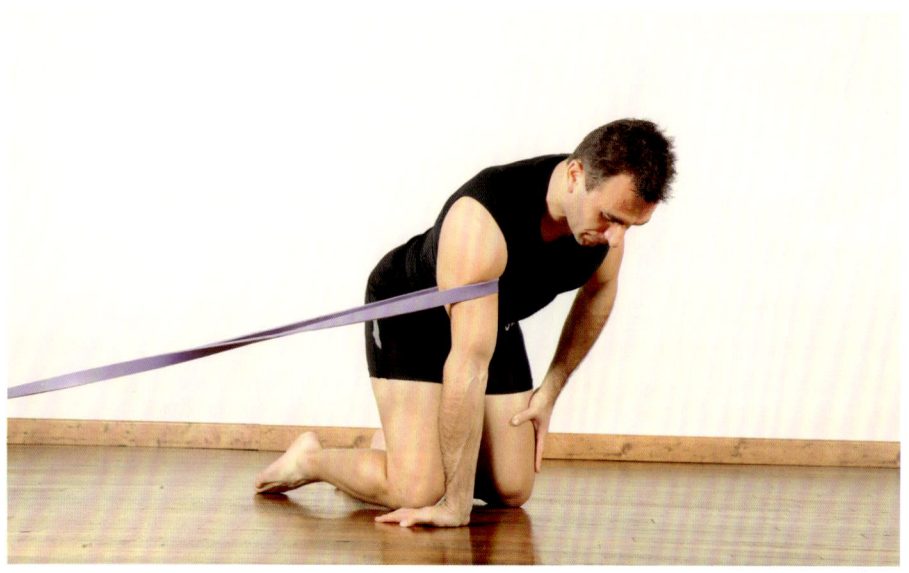

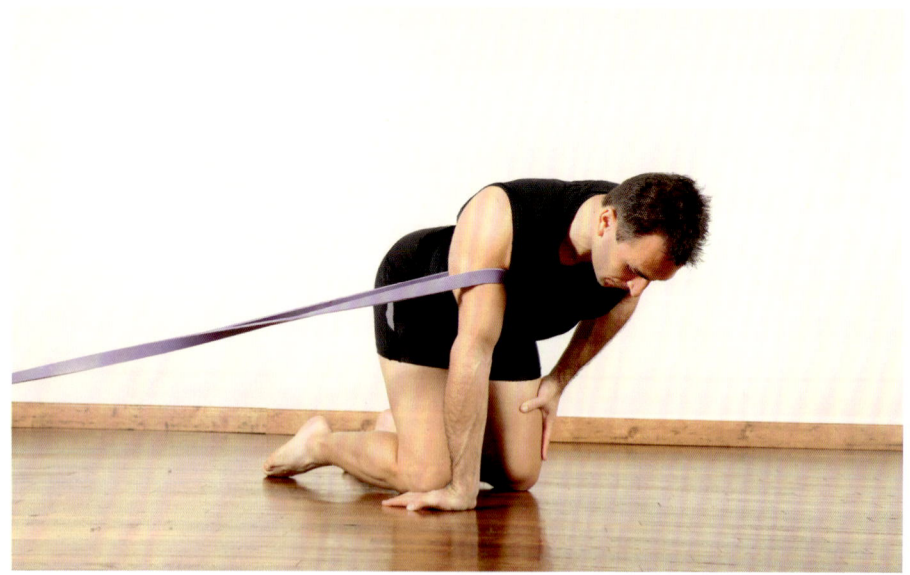

B. 身体呈爬行姿势，将弹力带套在腋窝处，方向与肩部垂直。让支撑身体的手臂手指朝向骨盆方向。在保持肩部稳定的情况下，上半身向下压。

运动部位：肩部

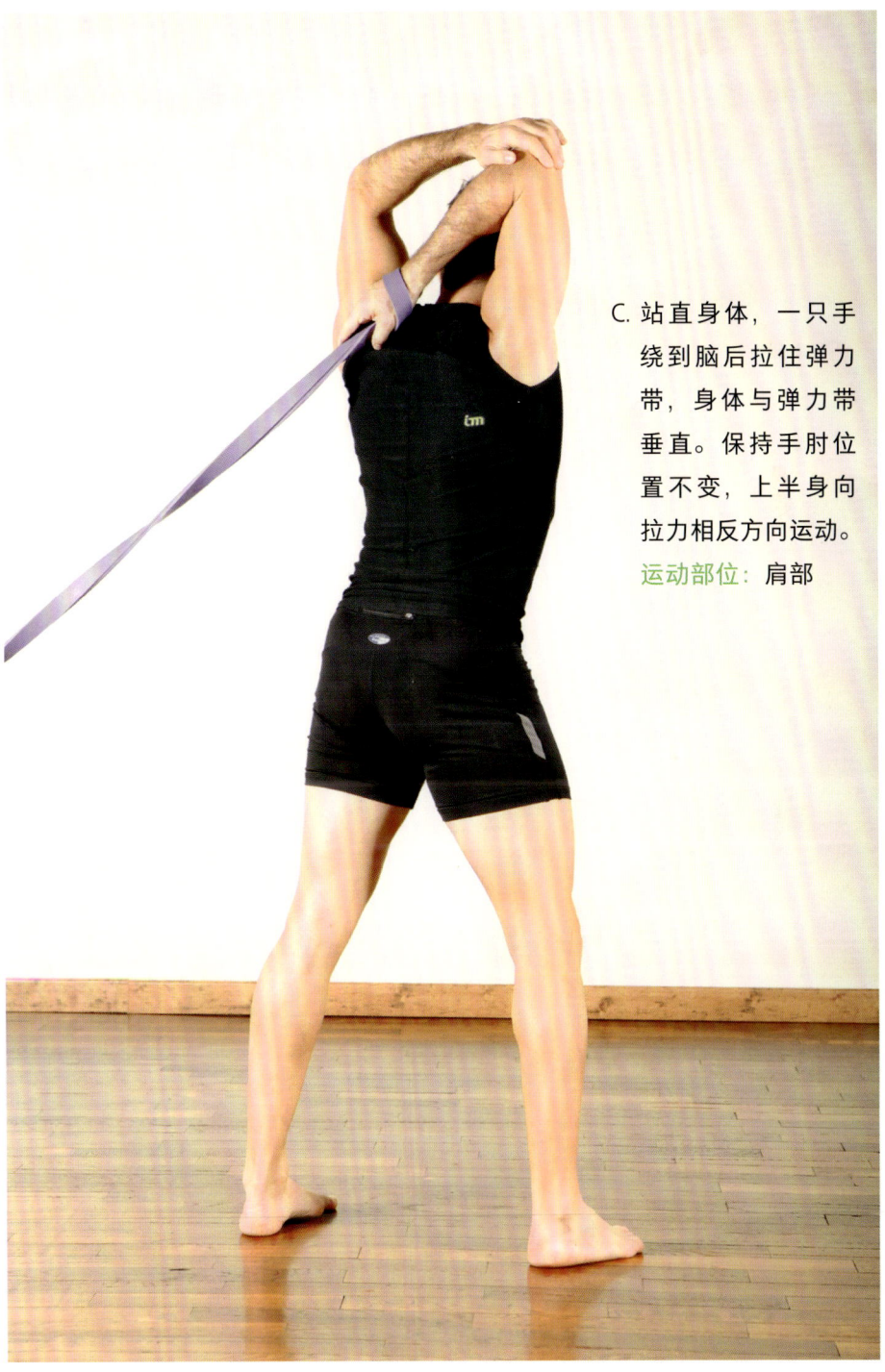

C. 站直身体,一只手绕到脑后拉住弹力带,身体与弹力带垂直。保持手肘位置不变,上半身向拉力相反方向运动。

运动部位:肩部

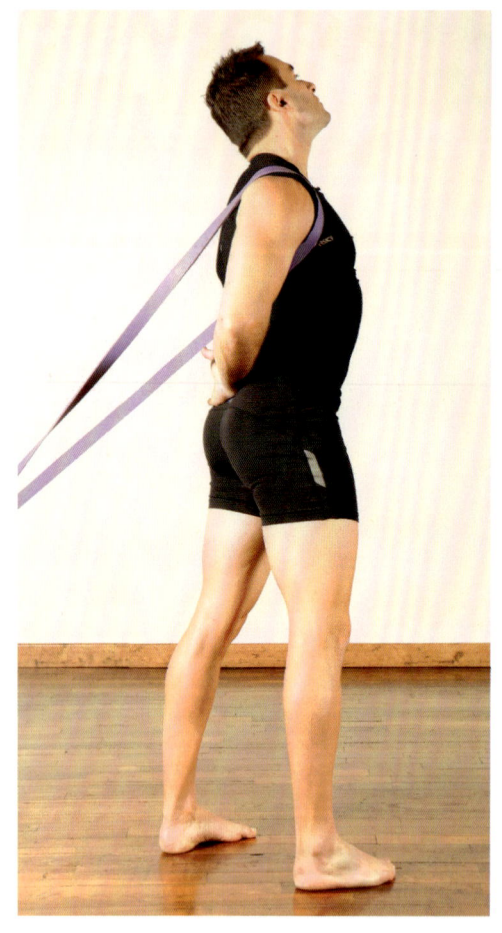 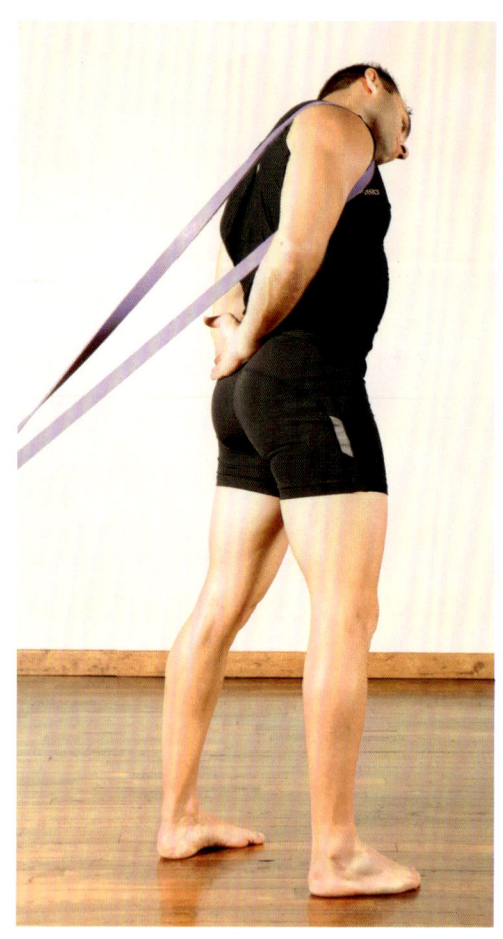

D. 站直身体，将弹力带套在肩部，背部感觉到拉力，且拉力方向略微垂直于身体。头部慢慢地向身体侧面转动，然后向上抬起，再向另一侧转动，然后低头。

运动部位：肩部和颈部

E. 站直身体，一只手绕到后背处拉住弹力带，身体与弹力带垂直。慢慢地将头部转动45度，同时向前低头。

运动部位：肩部和颈部

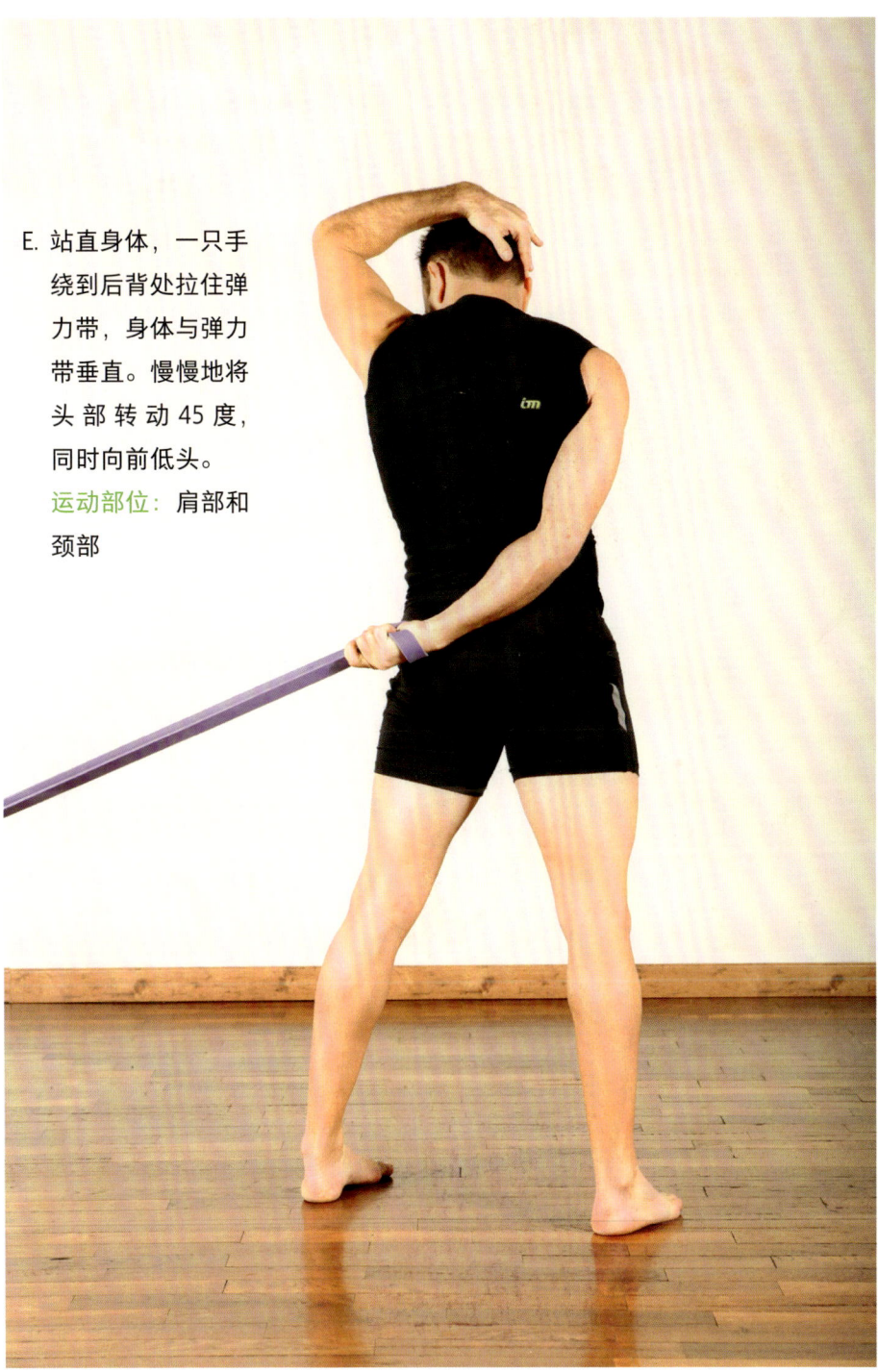

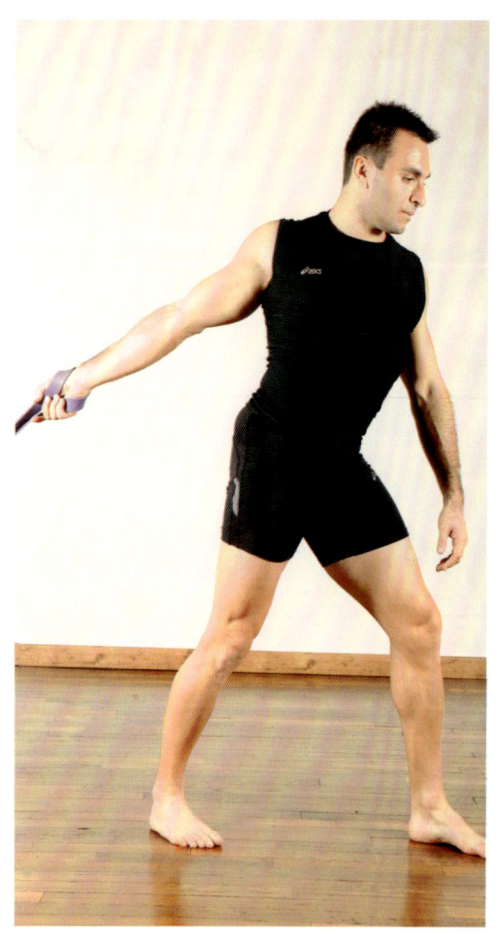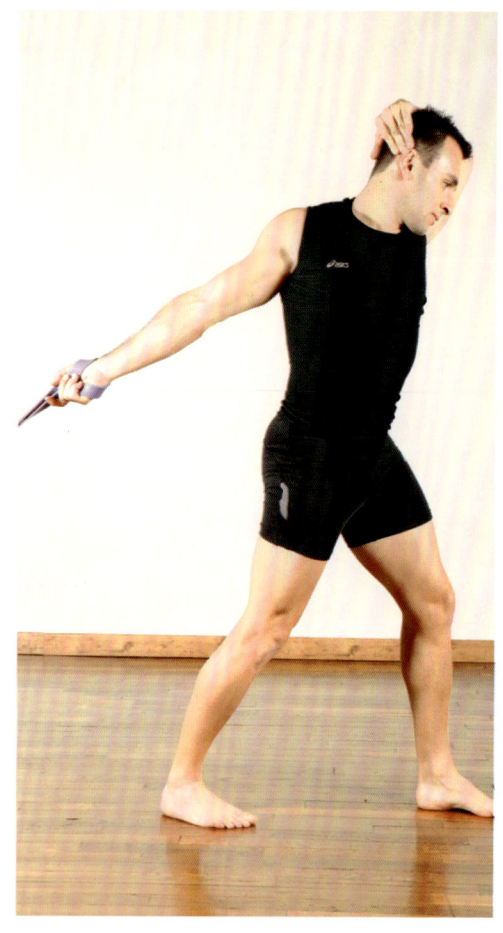

F. 站直身体,手拉住弹力带,向与拉力相反的方向旋转身体,保持肩部稳定(不要让肩部沿着弹力带拉力方向"滑动")。头向前低下,同时往与拉力相反的方向旋转 45 度。

运动部位:肩部和颈部

颈部和手臂

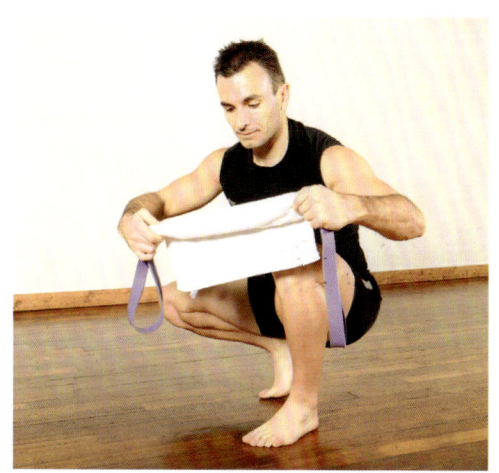

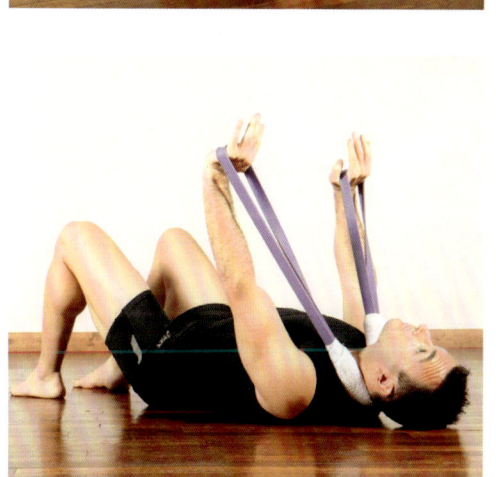

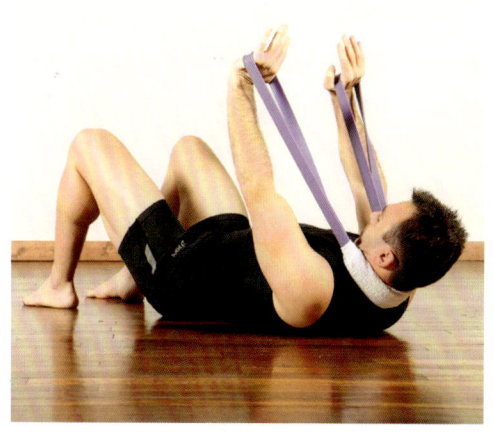

A. 选一根拉力较小的弹力带，用毛巾裹住带子。平躺在地上，将弹力带套在后颈部。向上拉动弹力带，来判断将弹力带套在颈部的哪个部位，颈部会感觉僵硬，最后将弹力带套在颈部最僵硬的位置。双手向上拉弹力带，使头部抬起，然后前后活动头部（颈部弯曲－伸展）。

运动部位：颈部

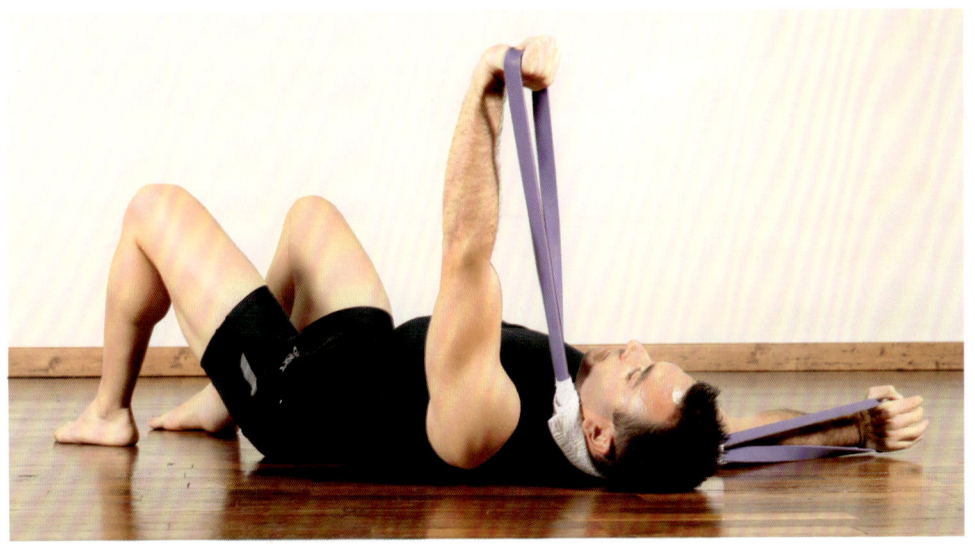

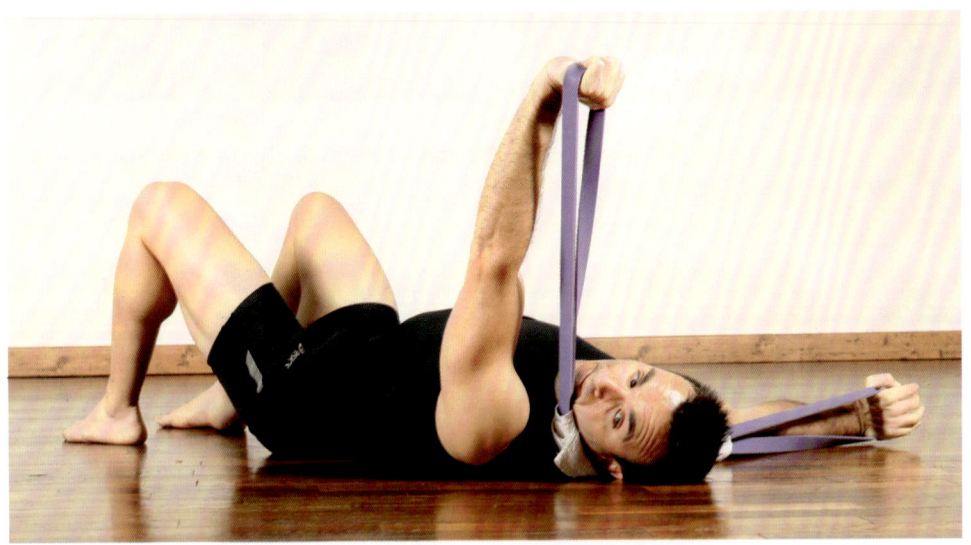

B. 选一根拉力较小的弹力带，用毛巾裹住带子。平躺在地上，将弹力带套在后颈部。慢慢地从右到左转动头部（这时不要拉动弹力带），来判断将弹力带套在颈部的哪个部位，颈部会感觉僵硬，最后将弹力带套在颈部最僵硬的位置。抬起一只手并垂直向上拉动弹力带，另一只手水平向侧面拉动弹力带。轻轻向垂直的弹力带一侧转动头部。

运动部位：颈部

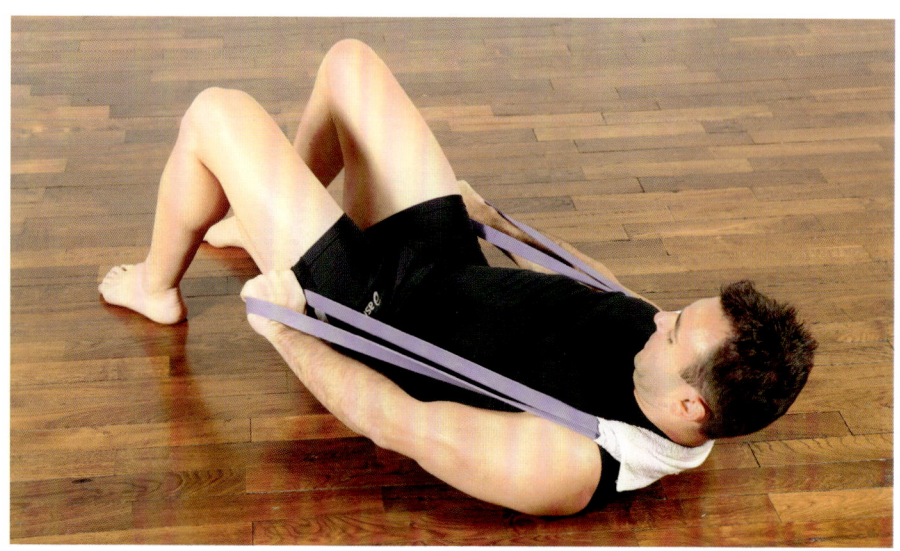

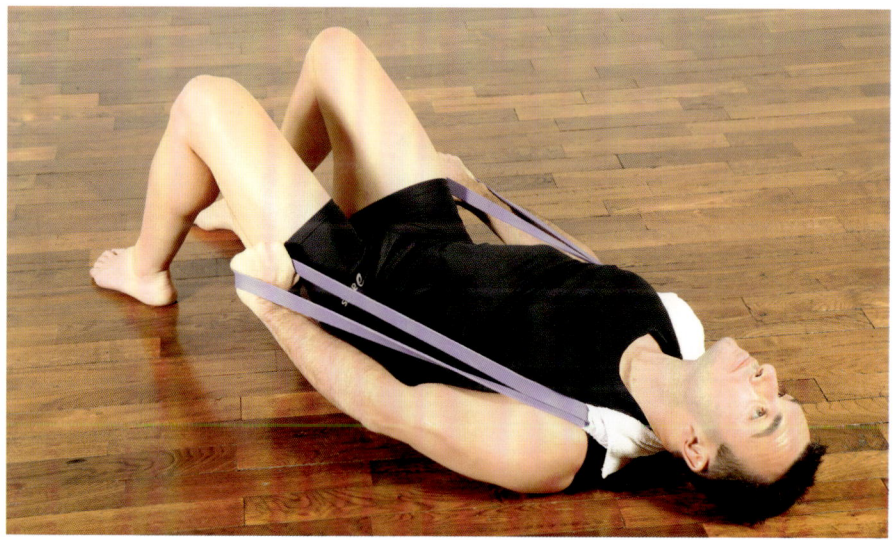

C. 选一根拉力较小的弹力带,用毛巾裹住带子。平躺在地上,将弹力带套在颈部和躯干连接处(颈部末端和肩部起始处)。双手向前拉动弹力带,使头抬起,然后前后活动头部。

运动部位:颈部和胸廓连接处

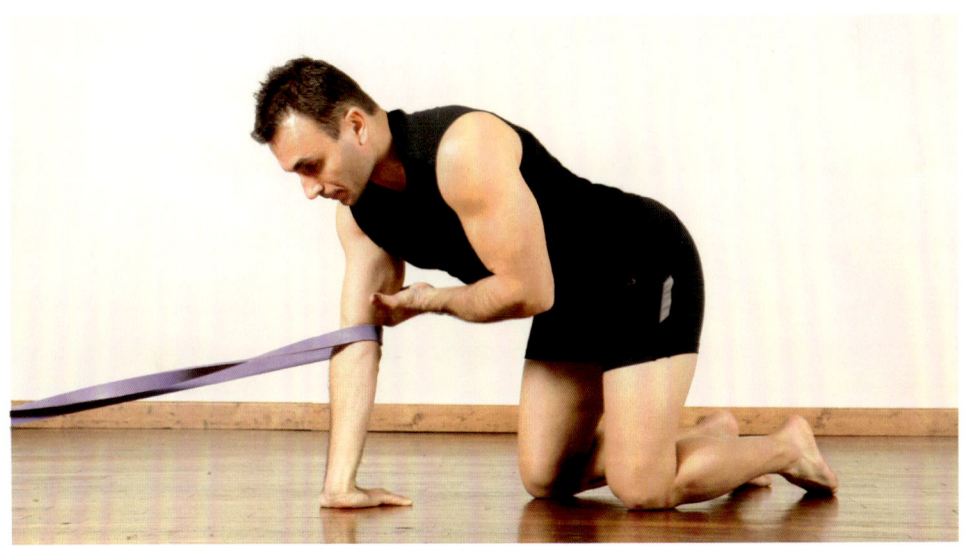

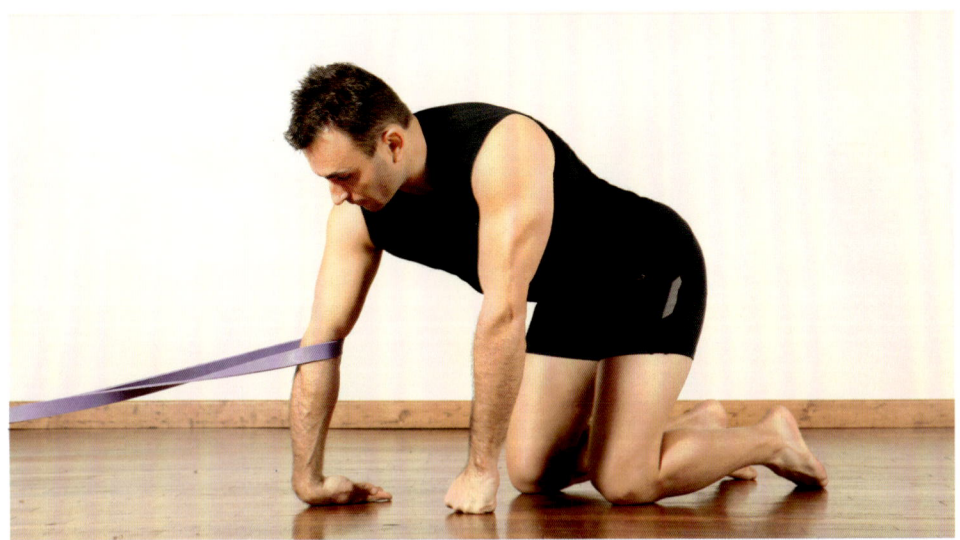

D. 四肢着地呈爬行姿势，将弹力带套在一只手臂的手肘处，拉力方向向前。手掌撑地，手指朝向骨盆方向，将重心移向手指。试着活动保持伸展状态（完全伸直）的手臂。翻转手掌，用手背支撑手臂，并活动手肘。

运动部位：手肘

关节活动练习

第一套动作（2分钟以内）

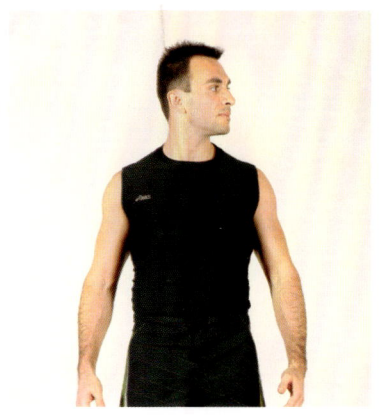 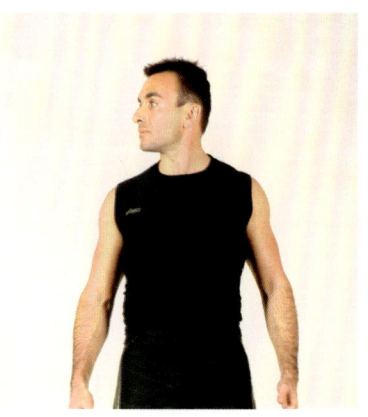

A. 站直身体，将头部轻轻地左右转动6次，接着上下活动6次，最后左右倾斜6次。

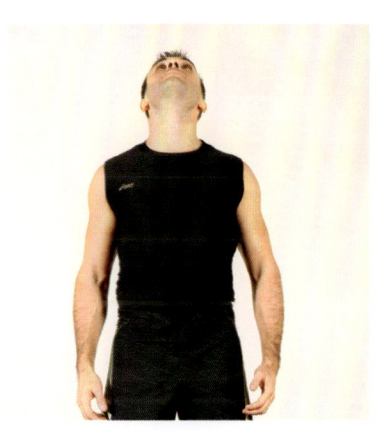 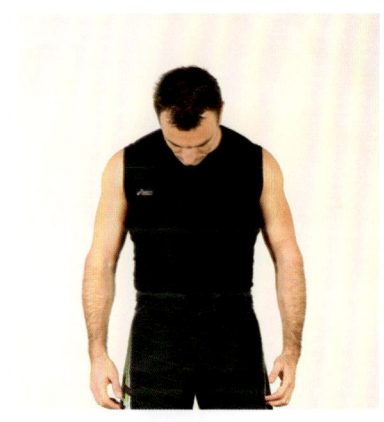

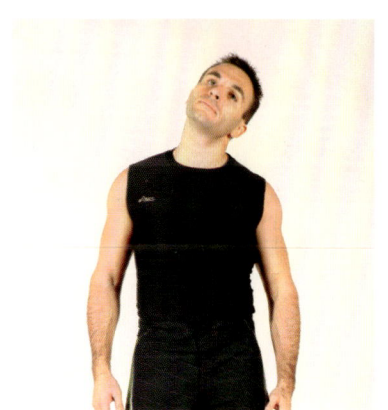 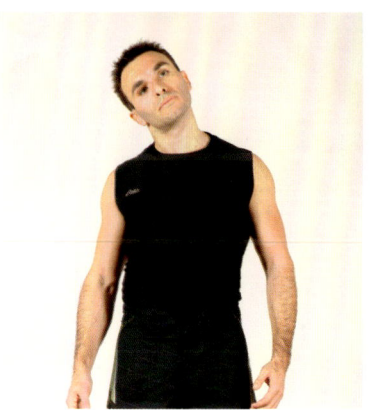

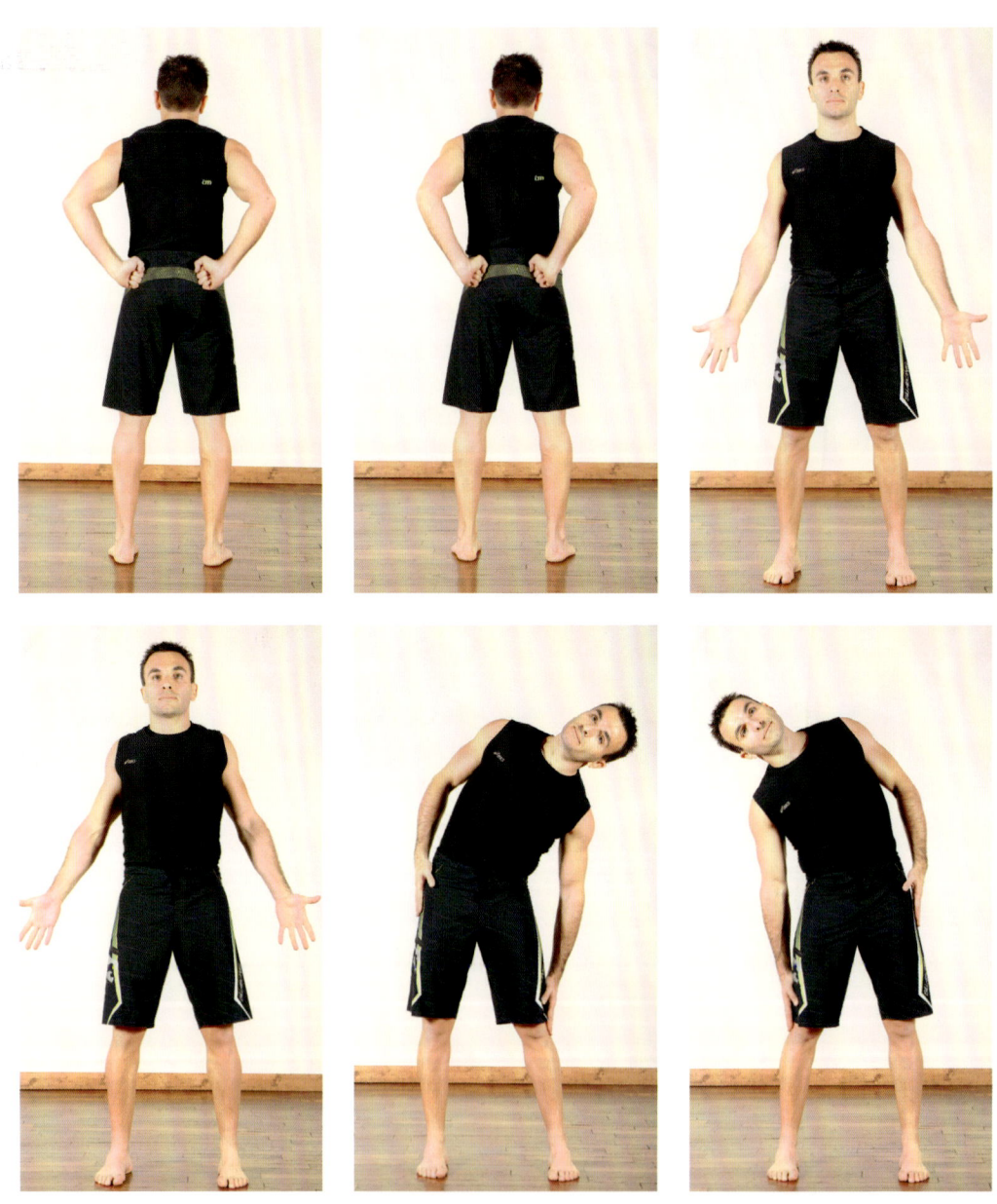

B. 手捏紧成拳，放在下背部，手肘向后运动，来回6次。紧接着张开手掌，掌心向前，大拇指向外，肩部向后绕圈活动6次。然后保持身体中心线不变，向左右两侧弯腰6次（一侧3次）。

关节活动练习 197

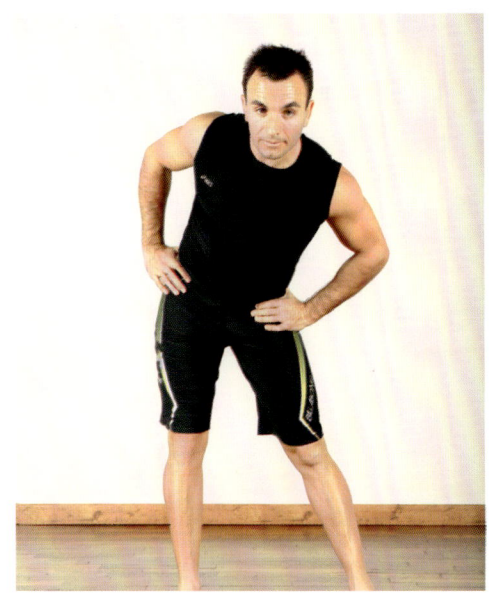

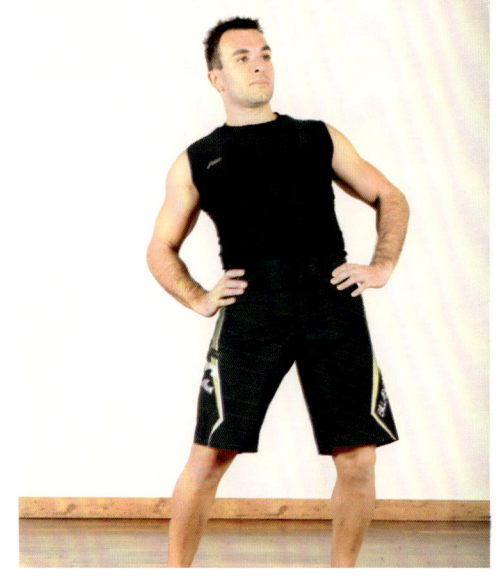

C. 旋转髋部，沿顺时针和逆时针方向分别旋转 3 圈，注意在此过程中身体要完全伸展。

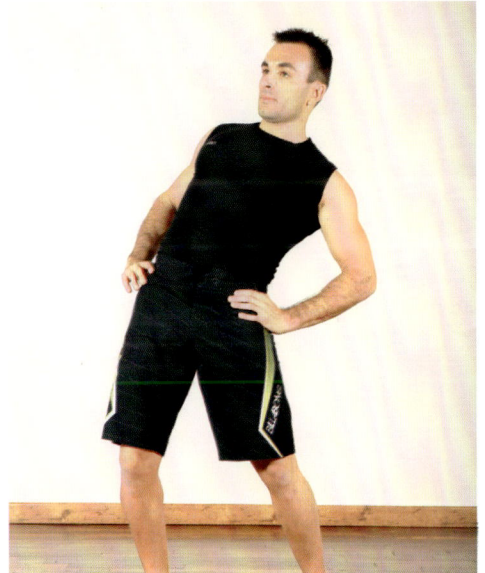

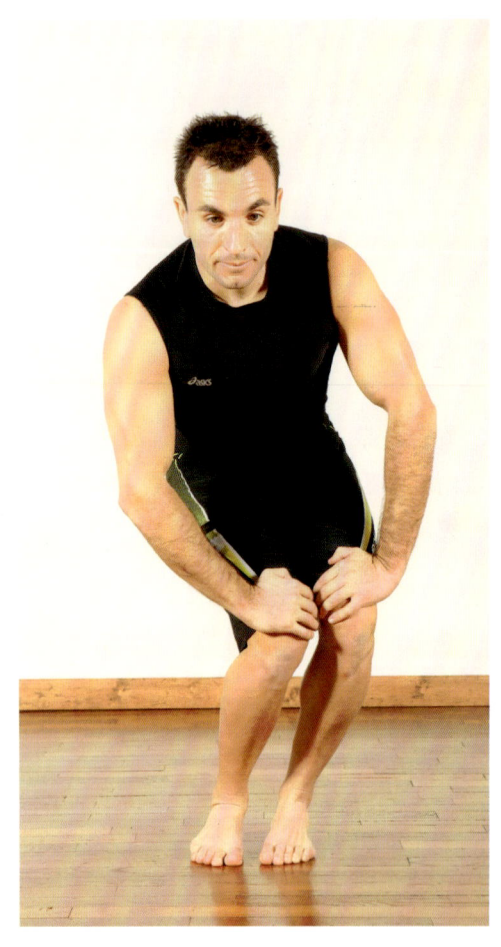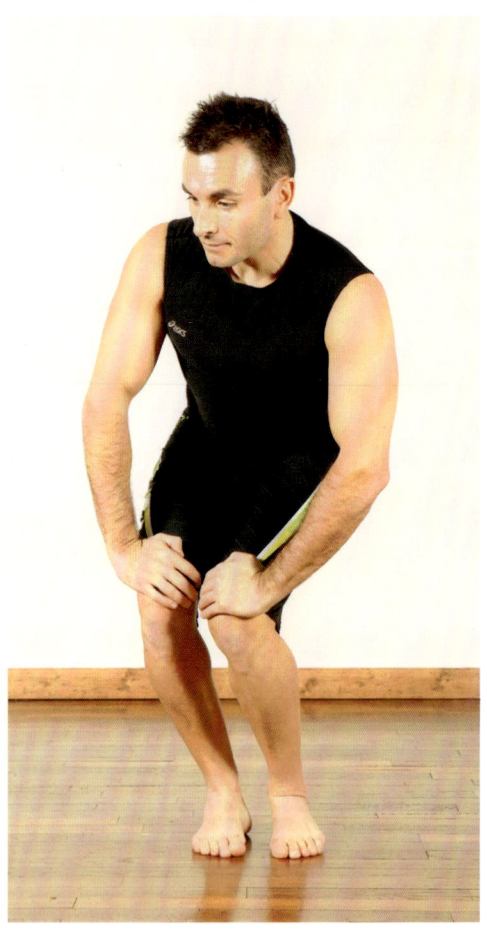

D. 屈膝,腰部微微弯曲,然后旋转膝关节,沿顺时针和逆时针方向各 3 次。

第二套动作（1 分钟以内）

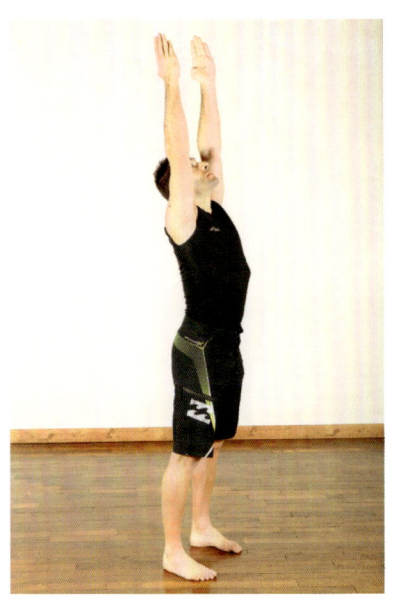

尽量在白天做这套动作，最好每小时做一次。身体站直，收紧臀部肌肉，同时慢慢地向上伸展手臂。深吸一口气，手臂向上伸展到最大限度。屏住呼吸，坚持几秒，然后放下手臂，再将它们向外侧转动（保持大拇指向后），重复 3 到 4 次。这套动作是最基础的，因为它可以让在坐姿中受到压迫的腰椎间盘恢复到更加自然和合适的状态。如果你的工作环境不允许你站起来做这个练习，你可以在打电话的时候站起来，或者利用去洗手间（我相信，你一定有这个权利）的时间来锻炼。

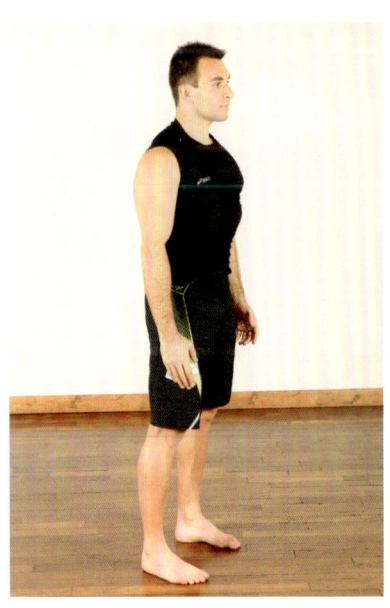
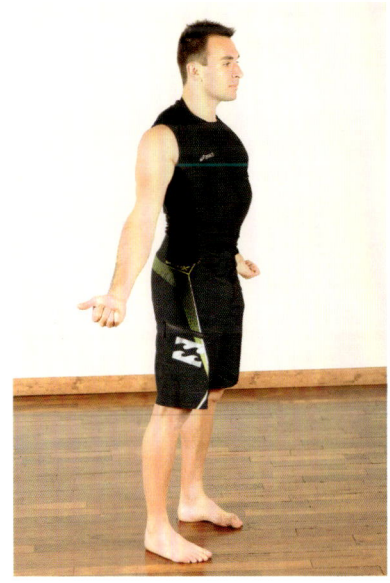

第三套动作（1分钟以内）

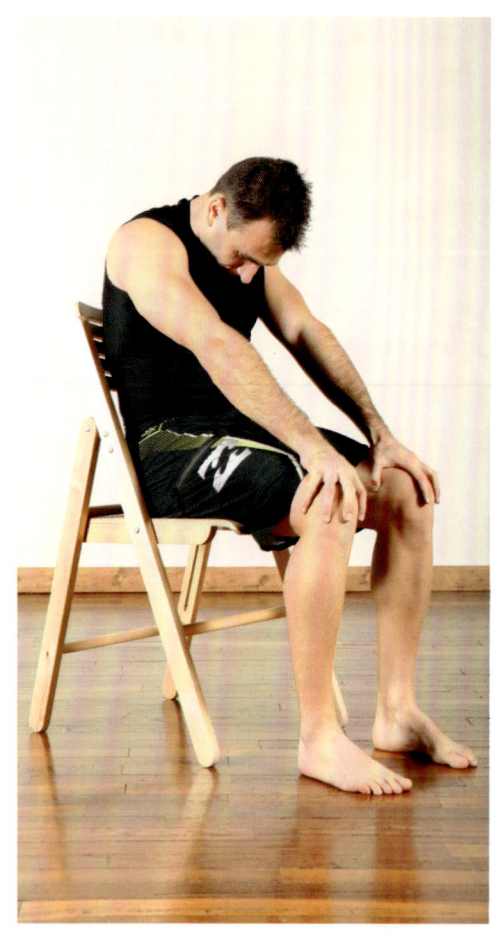 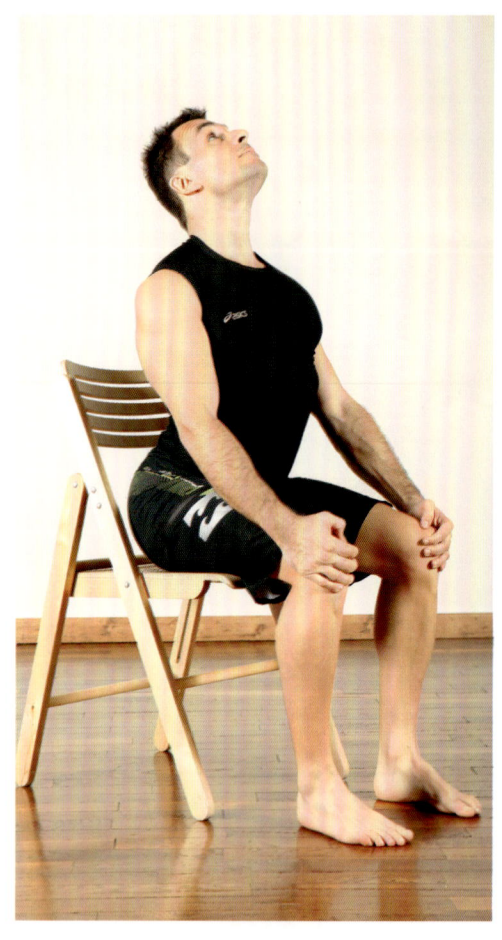

A. 在坐着时挺直身子，想象有人轻轻向上拉你的头发，同时向后方和下方伸展肩部。如果你经常或长时间开车，请尽可能多地向后方和下方伸展肩部，并保持这个动作。

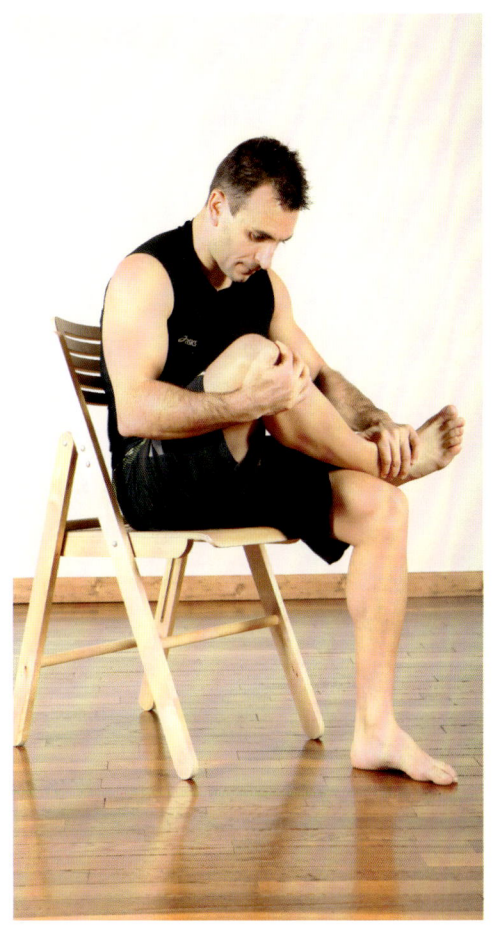 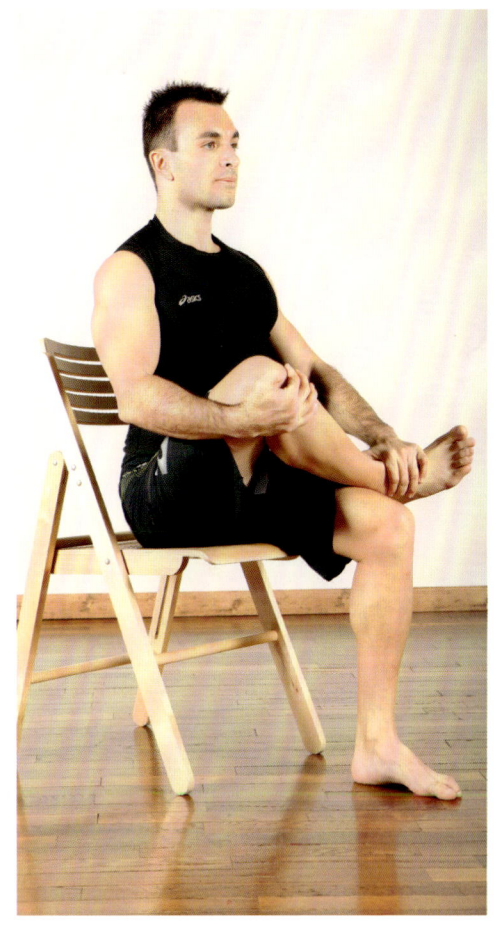

B. 将一条腿放到另一条腿上，或者直接盘起两腿，然后弓起背部，挺起背部，重复3到4次。

第四套动作（1分钟以内）

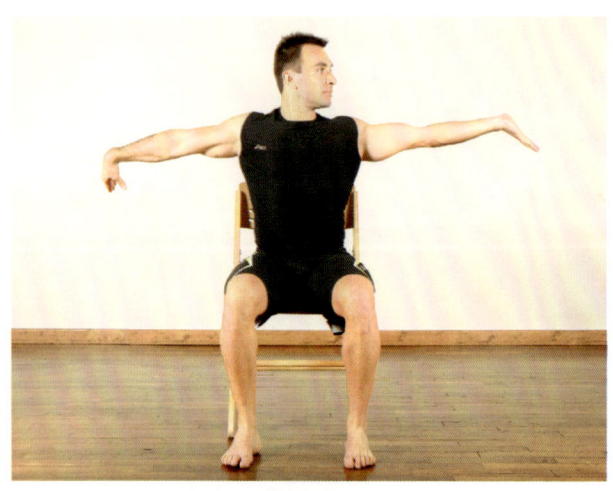

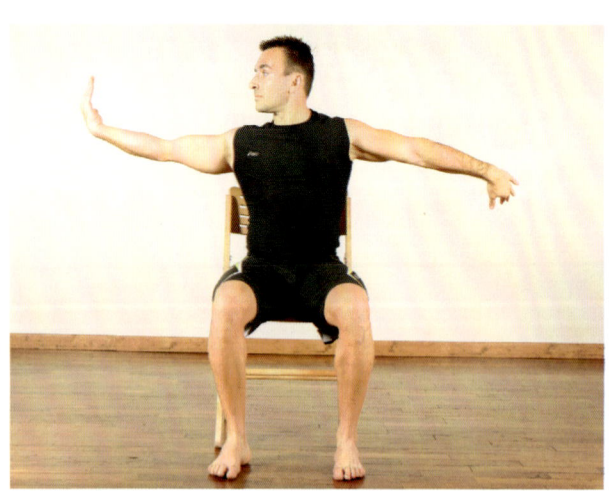

伸展胸部肌肉、肱二头肌、前臂肌肉和眼肌，活动颈部和胸廓。身体呈坐姿或站姿，保持身体完全伸展。首先，向两侧充分伸展手臂，抬高到头部位置，再向后方伸展。在保持手臂完全伸展的同时，左手手掌朝上旋转，并向左转头，保持2秒，再将右手手掌朝上，向右转头，左右交替，重复10次。别忘记在做每个动作时都要保持身体完全的伸展。你还可以通过让手指指尖向下来加强拉伸感。

第五套动作（5分钟以内）

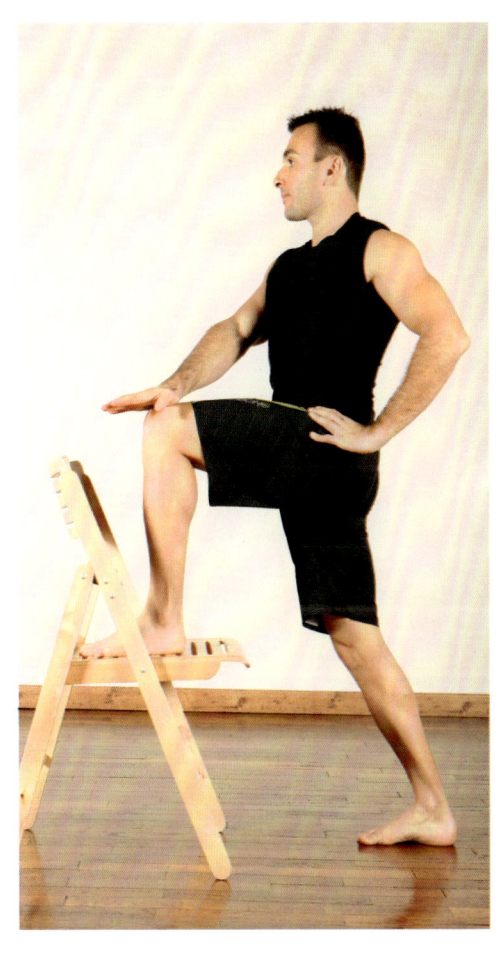 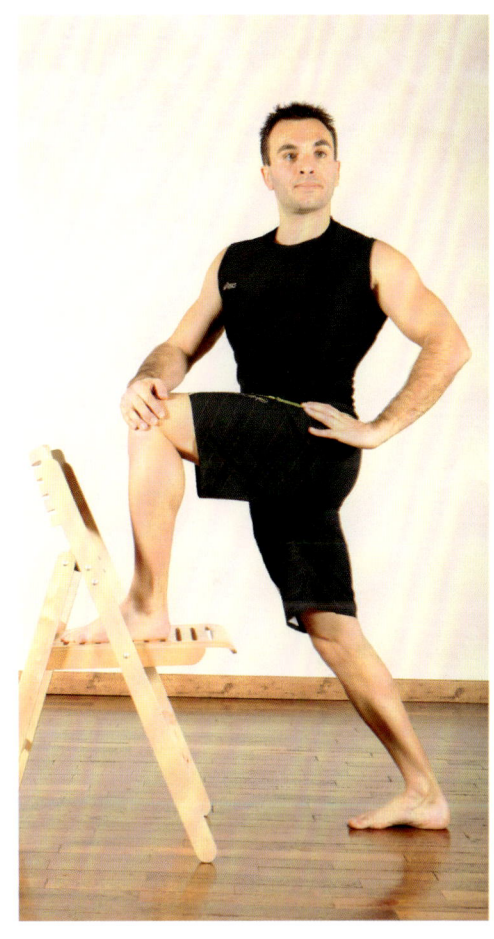

A. 身体直立，一只脚放在椅子上（请固定好椅子），通过弯曲放在椅子上的一侧腿的膝盖来向前顶胯，但是在垂直方向上，膝盖前端不能超过脚趾。保持身体舒展，朝着放在椅子上的那一侧腿旋转上半身。保持这个姿势15秒，同时深呼吸。然后换另一条腿。

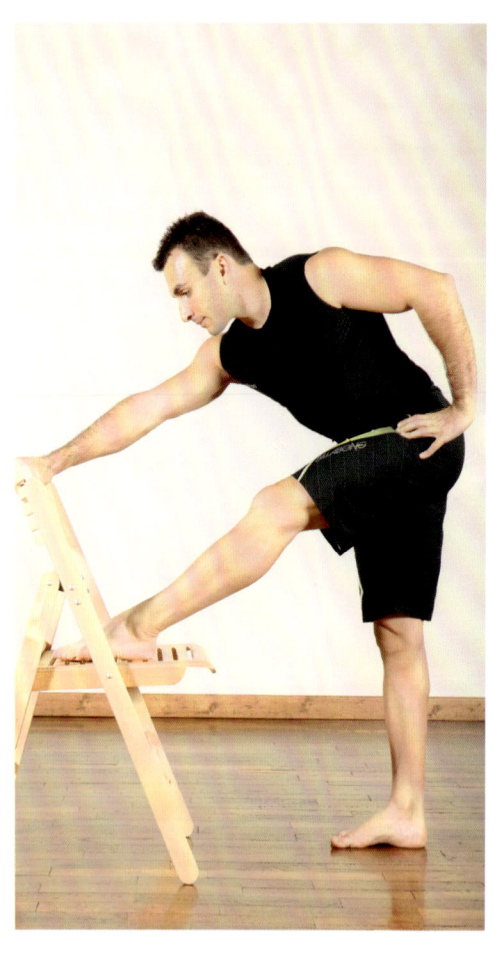 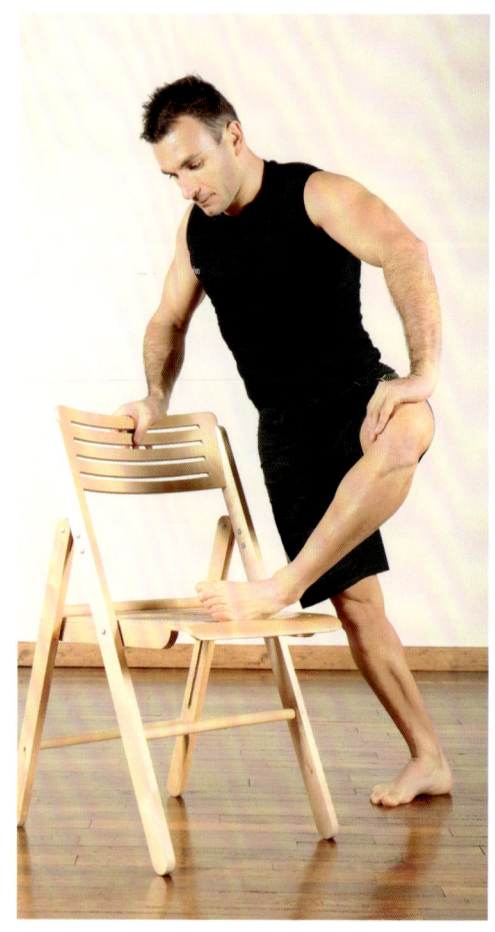

B. 身体直立,一条腿伸直放到椅子上,保持骨盆稳定,让支撑身体的一侧脚掌脚尖向前。将椅子上那只脚的脚趾和脚掌向自己收拢,通过弯曲髋关节来让身体完全伸展,直到你感受到拉伸。左右分别伸展 15 秒,同时深呼吸。

C. 身体直立，一只脚放到椅子上（请固定好椅子），通过弯曲放在椅子上的一侧腿的膝盖来向前顶胯，但是在垂直方向上，膝盖前端不能超过脚趾。注意保持身体完全舒展，向外侧打开髋关节，保持15秒，同时深呼吸；再轻轻将膝盖向内收拢，同样保持15秒。然后换另一条腿。

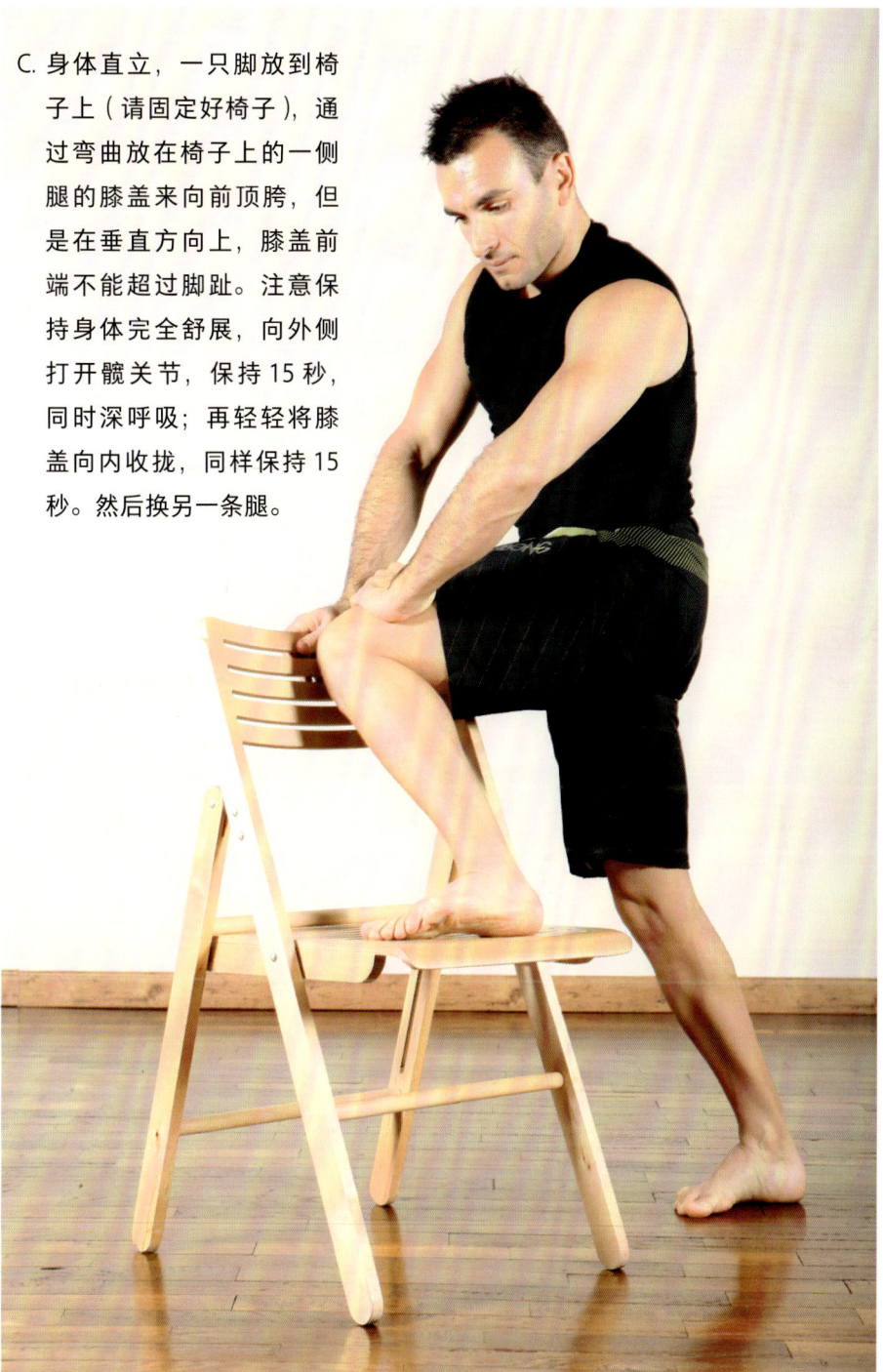

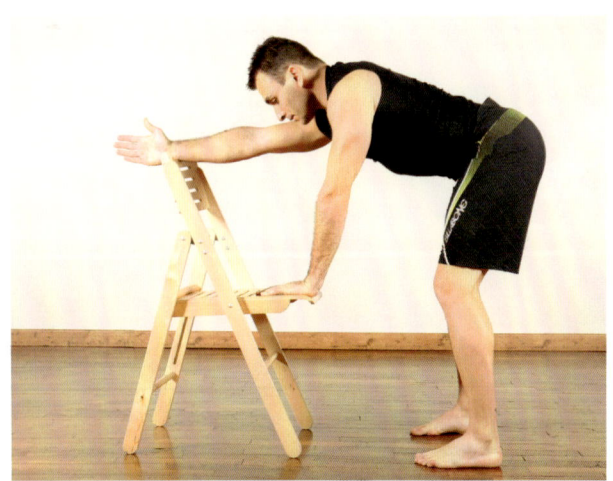

D. 向前屈体约呈90度,将一只手臂伸直放到椅背上,另一只手放到椅面支撑身体。臀部尽量向后顶,保持这个姿势15秒,以达到伸展背阔肌的目的,然后换另一侧。

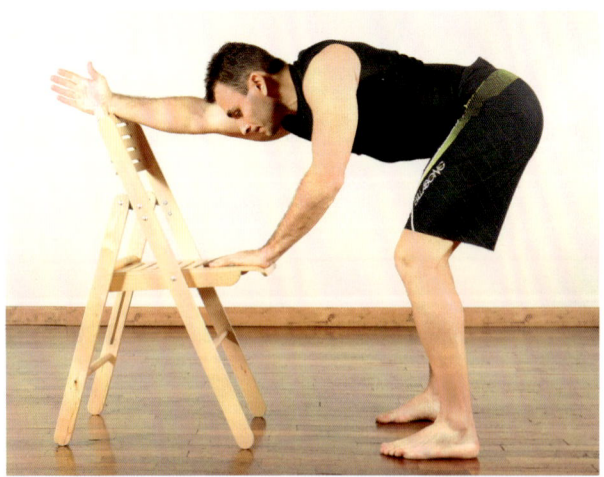

关节活动练习 207

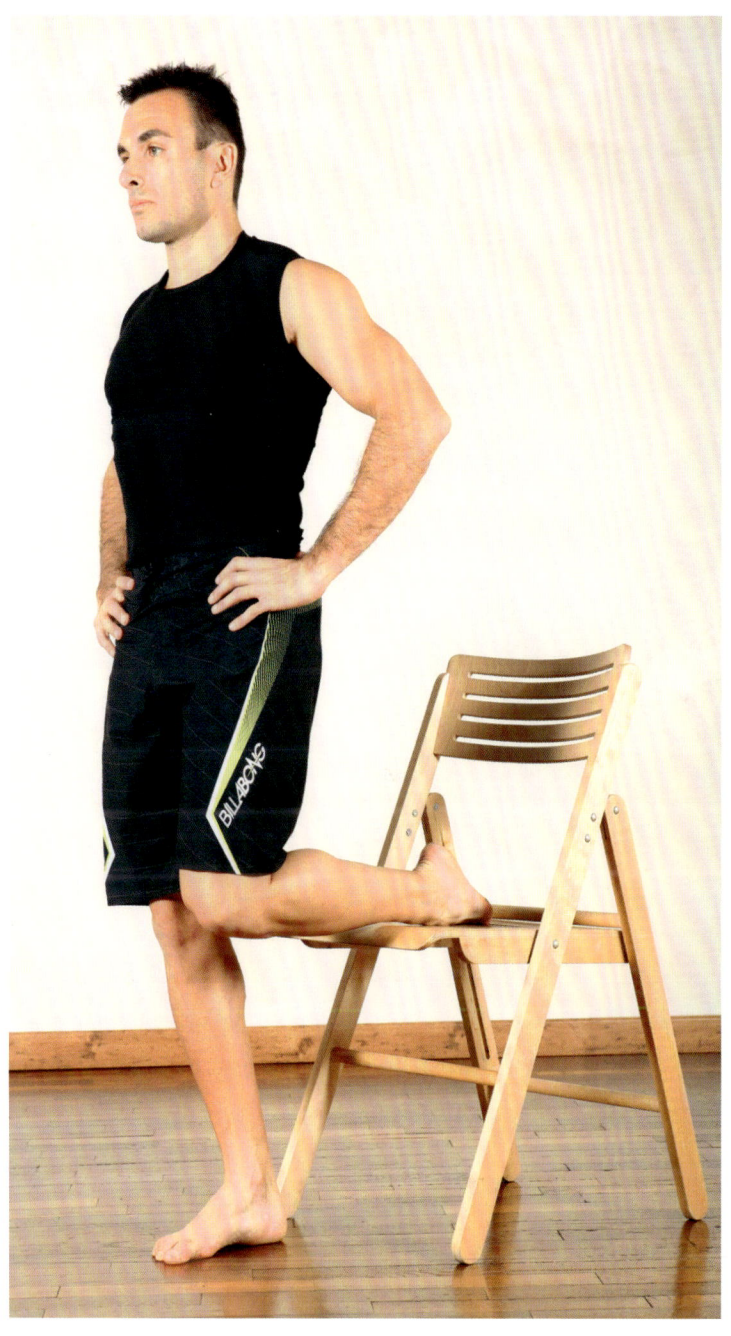

E. 身体直立,将一只脚背和小腿放到椅面上,充分向上舒展身体来伸展股四头肌,保持 15 秒,然后换另一条腿。

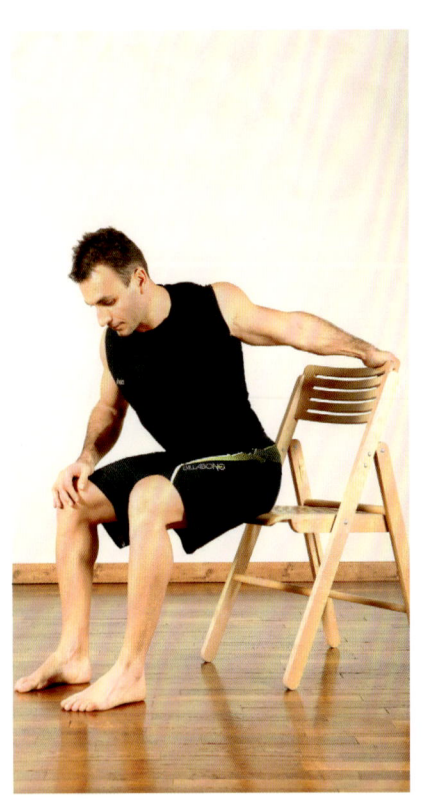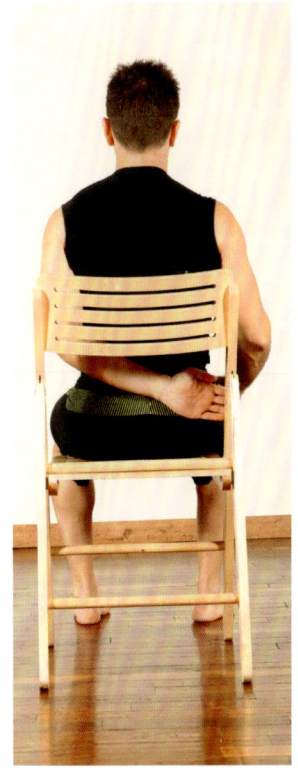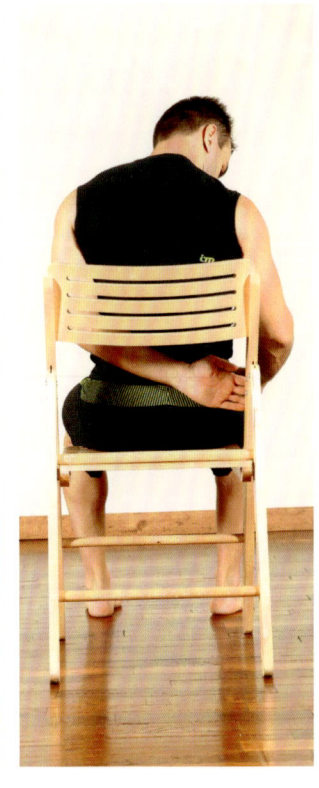

F. 坐在椅子边缘，一只手放在椅背上作为支撑，慢慢地坐直身体，以伸展肱二头肌、胸肌。保持15秒，然后换另一侧。仍然坐在椅子上，一只手放在背后，轻轻将头部向前和向身体一侧45度方向倾斜，保持15秒，以伸展颈部肌肉。然后换另一侧。

体态矫正计划

1号体态短期矫正计划

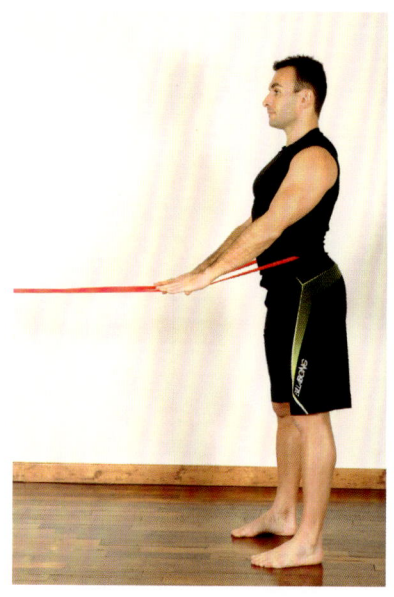

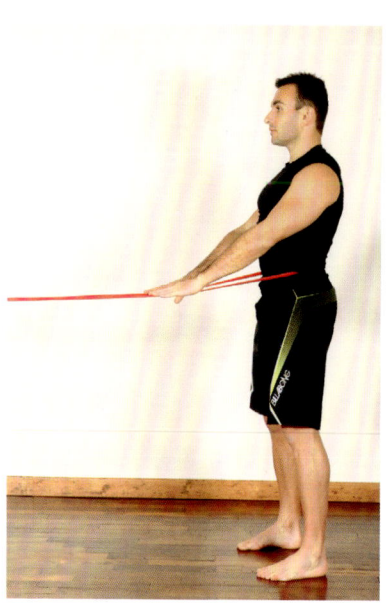

A. 将弹力带系在门把手上,或系在事先固定在门缝中的尼龙带上。身体直立,将弹力带套在腰部。尽量向后退,直到感觉到弹力带拉着你向前为止。充分向上舒展身体,再向上伸展手臂,以矫正身体的过度弯曲。放下手臂,挺起腰部和骨盆,然后重复动作。每组动作持续6秒:3秒用于矫正骨盆位置和举起手臂,3秒用于放下手臂。

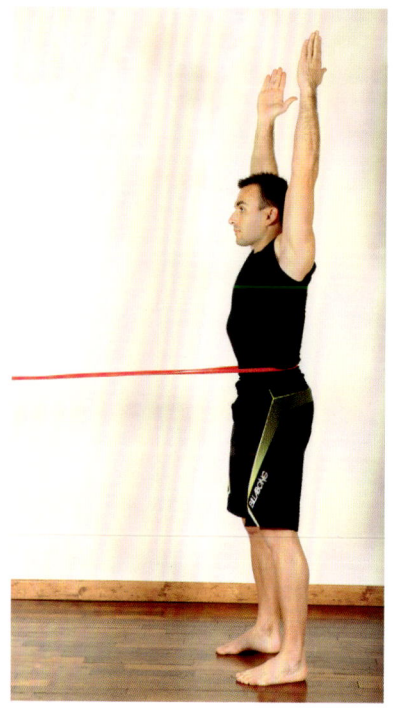

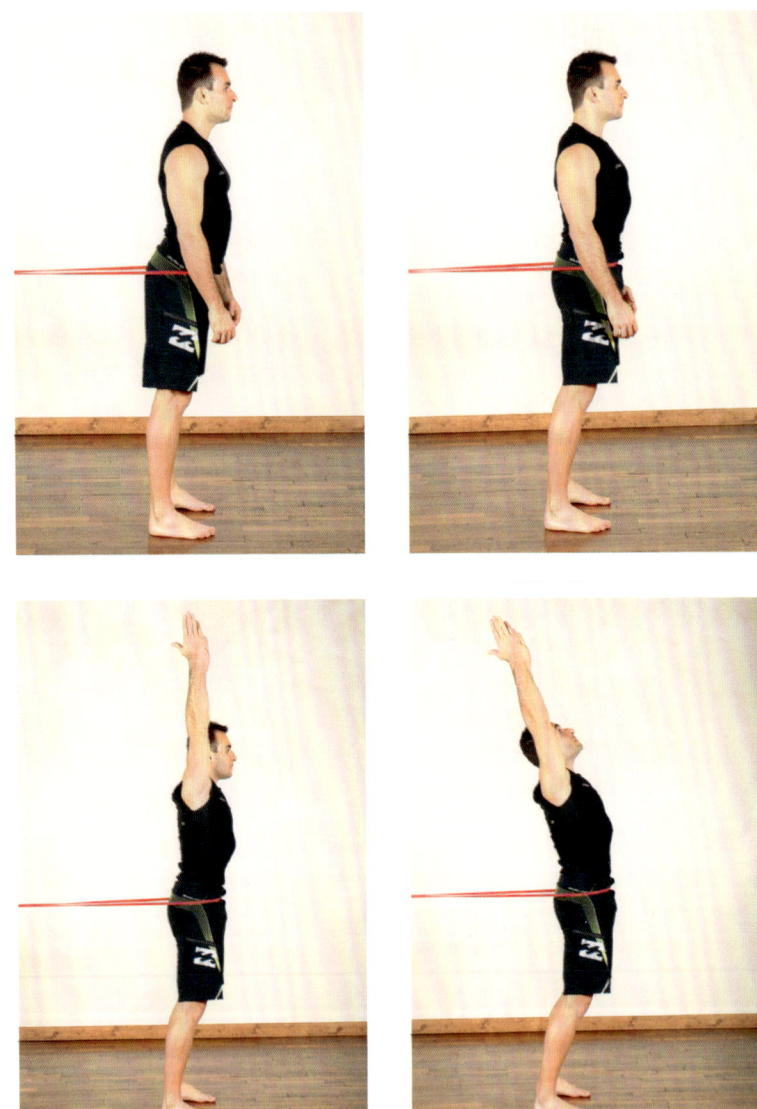

B. 将弹力带系在门把手上，或系在事先固定在门缝中的尼龙带上。身体直立，将弹力带套在骨盆前部。尽量向前走，直到感觉下背部为了抵抗拉力有前倾的趋势，此时骨盆也向前倾斜（脊柱严重前凸）。充分向上舒展身体，再向上伸展手臂，以矫正身体的过度弯曲。放下手臂，挺起腰部和骨盆，然后重复动作。每组动作持续 6 秒：3 秒用于矫正骨盆位置和举起手臂，3 秒用于放下手臂。

体态矫正计划　**211**

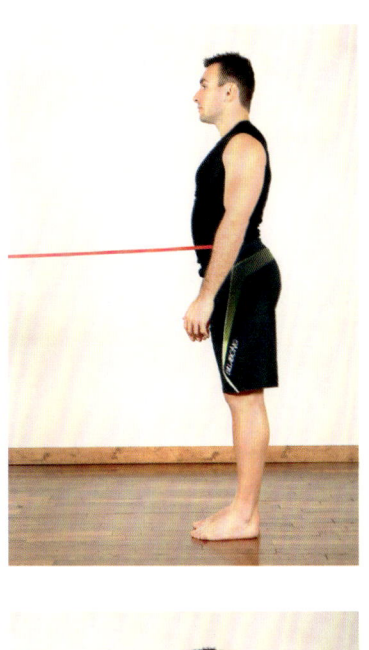
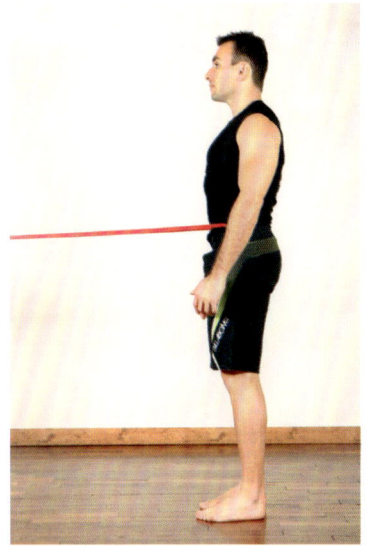
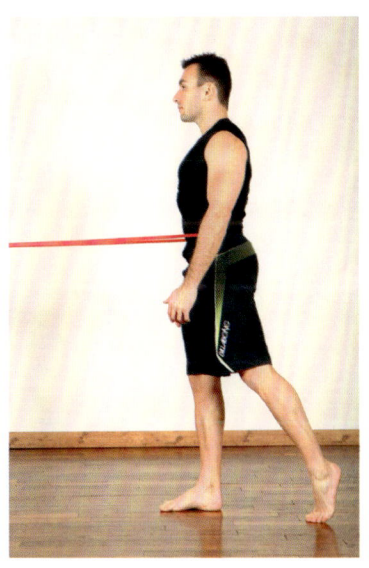
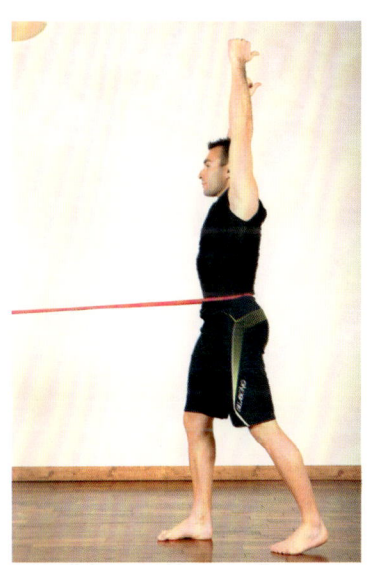

C. 系好弹力带，身体直立，将弹力带套在腰部。向后退，直到感觉下背部被弹力带向前拉动。充分向上舒展身体，一条腿向后迈一步，再向上伸展双臂，以矫正身体的过度弯曲。放下手臂，收腿，挺起腰部和骨盆，然后换另一条腿，重复以上动作。每组动作持续 6 秒：3 秒用于矫正骨盆位置和举起手臂，3 秒用于放下手臂。

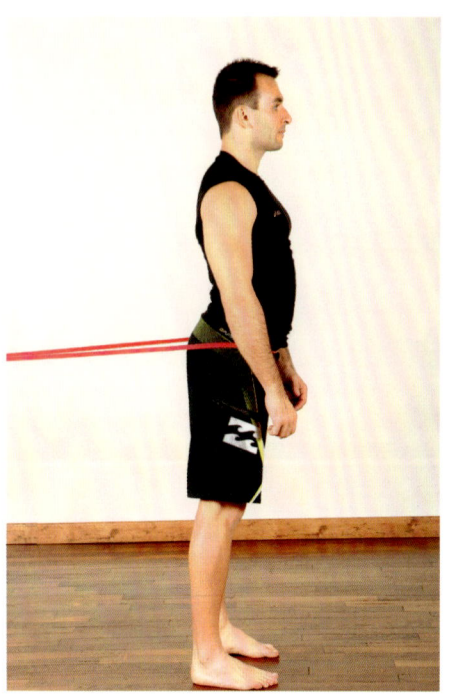
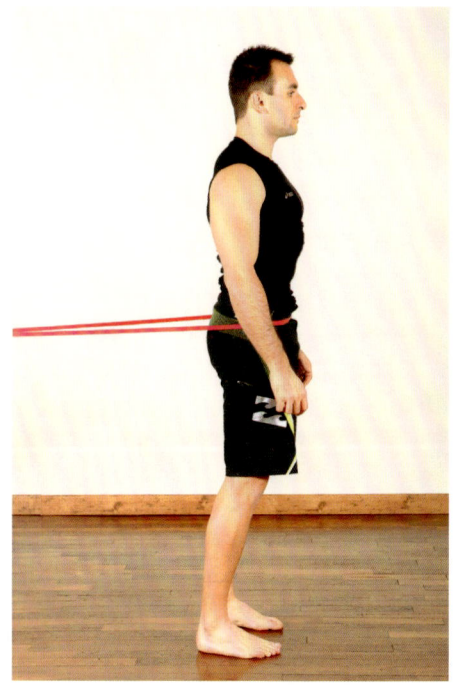
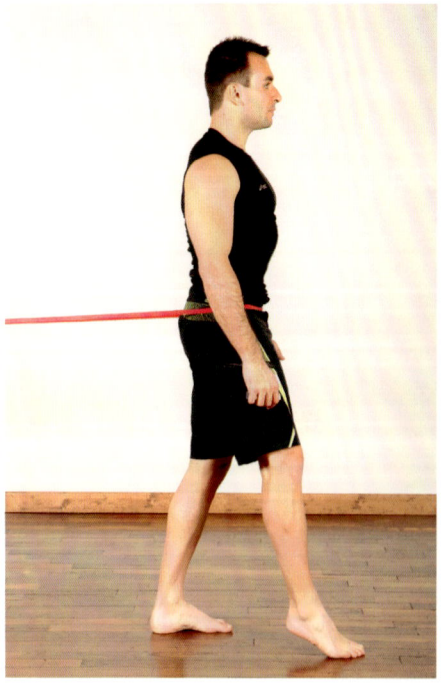
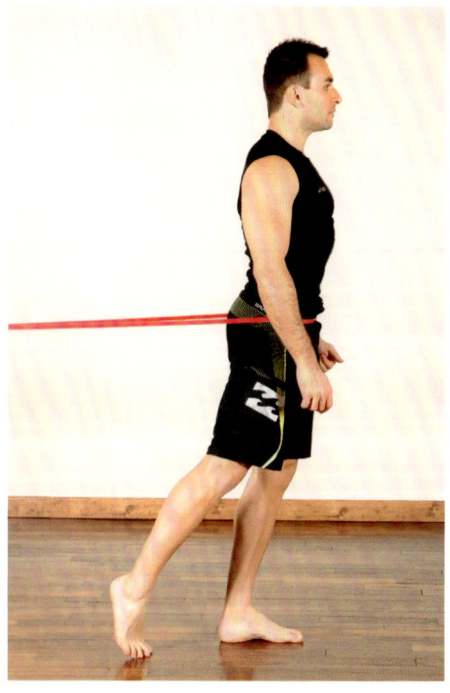

D. 将弹力带系在门把手上，或系在事先固定在门缝中的尼龙带上。身体直立，将弹力带套在骨盆前部。尽量向前走，直到感觉下背部为了抵抗拉力有前倾的趋势，此时骨盆也向前倾斜（脊柱严重前凸）。充分向上舒展身体，一条腿伸直并向前跨出一步，再向后迈出一步，然后向上举起双臂，以矫正身体的过度弯曲。放下手臂，收腿，挺起腰部和骨盆，然后换另一条腿，重复以上动作。每组动作持续 6 秒：3 秒用于矫正骨盆位置和举起手臂，3 秒用于放下手臂。

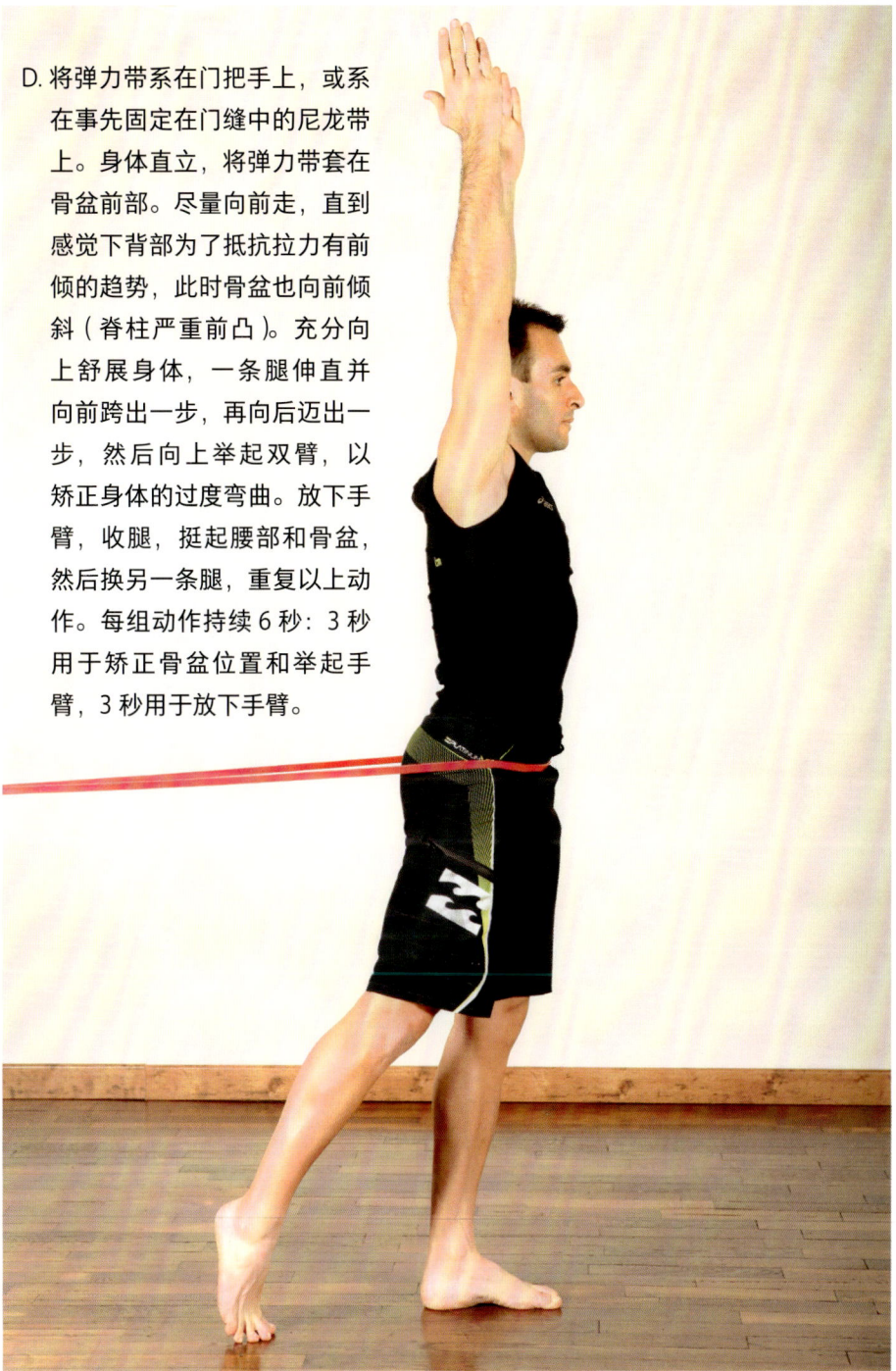

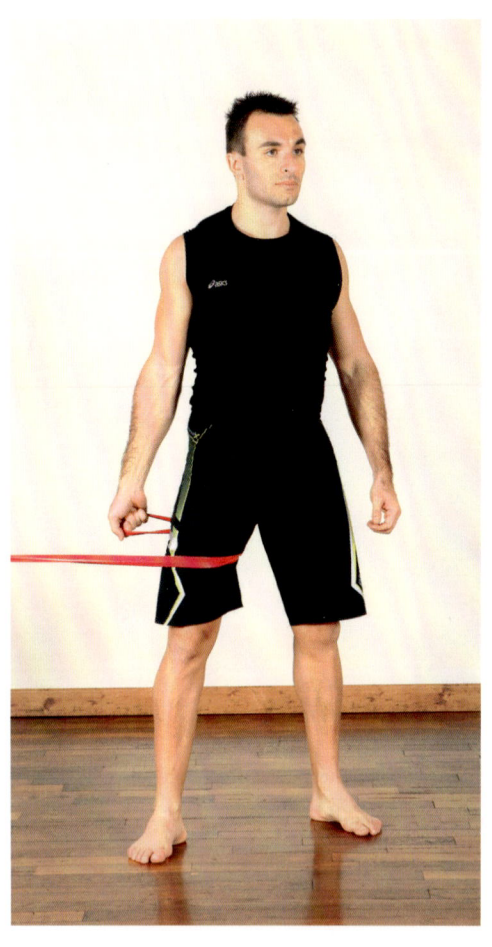 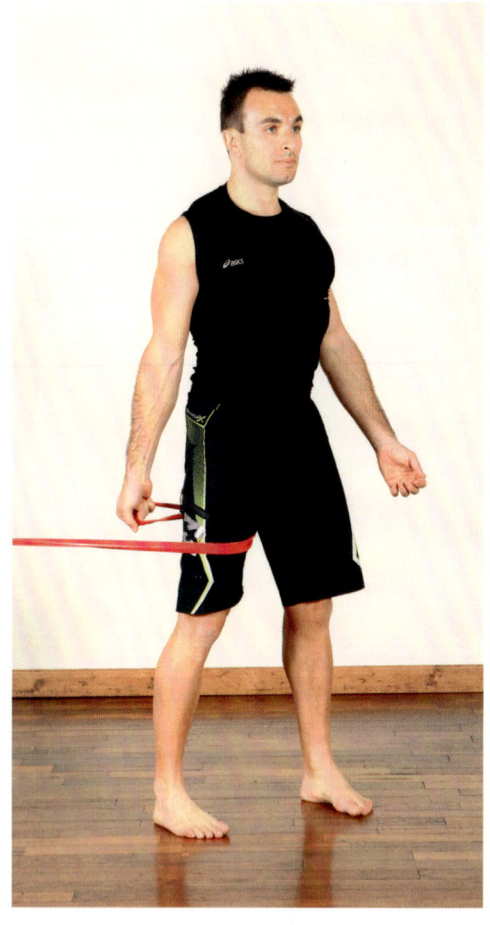

E. 将弹力带系在门把手上,或系在事先固定在门缝中的尼龙带上。身体直立,将弹力带绕在过度外旋一侧腿的大腿中部,手绕到大腿后侧拉住弹力带,使弹力带与身体垂直。充分向上舒展身体,套有弹力带的腿向内旋转,然后另一只手臂向斜上方伸展,以矫正腿部过度外旋。放下手臂,收腿,再重复以上动作。每组动作持续6秒:3秒用于矫正骨盆位置和举起手臂,3秒用于放下手臂。如果你两条腿外旋情况都很严重,可以换另一条腿再重复以上动作。

体态矫正计划　215

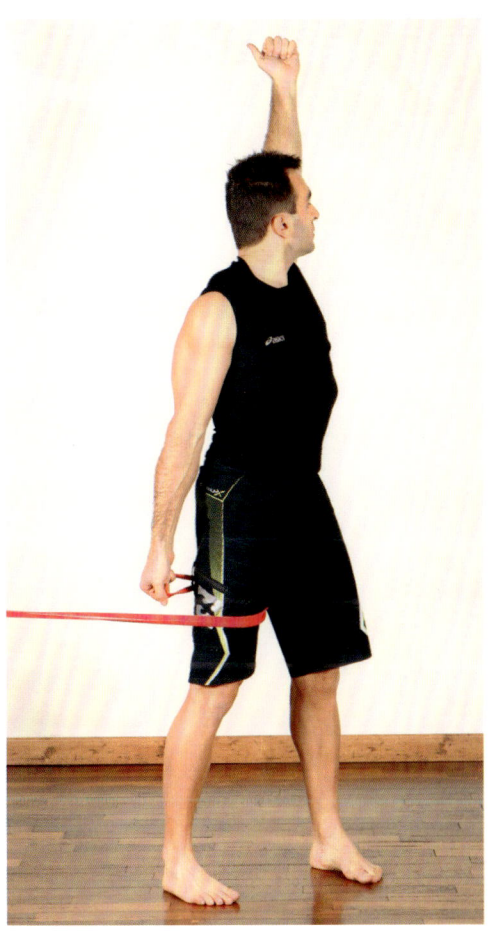

运动量：

- 练习 A、B 和 E 动作时，每组重复 10 次（约 1 分钟），如果时间不够，就重复 5 次（约 30 秒）。
- 练习 C 和 D 动作时，每组重复 12 次（约 1 分 15 秒），如果时间不够，就重复 6 次（一侧 3 次，一共需要大约 40 秒）。

运动频率：

- 每天 2 到 4 组。

运动目的：

- A、B、C、D 四个练习是为了活动腹部肌肉和臀部肌肉，活动这些部位的肌肉可以控制由弹力带的拉力引起的脊柱前凸的现象。这四个动作还可以矫正骨盆，使骨盆位置更加正常，通过手臂的向上伸展来控制腰椎前凸。
- 动作 E 这组练习可以锻炼到造成身体旋移的肌肉。我们可以经常看到在这种体态下，左侧肩膀与右侧肩膀相比更加内旋，而右脚却比左脚更加外旋，反之亦然。

1号体态长期矫正计划

A. 平躺在地上,屈起双腿,放在支撑物上,手臂抬高,与肩膀齐平,屈肘,让手指向天空,手心朝前。推动手肘,保持肘关节接触地面 2 秒,然后放松。这个动作可以让两侧肩胛肌靠拢。

注意:
- 如果你感到颈部疼痛,可以将手臂稍微靠近身体。

运动量:
- 完成 2 组,一共重复 10 次此动作。在开始第二组动作之前休息 15 秒。

运动目的:
- 这组练习可以活动肩胛骨之间的肌肉群和背部中上部肌肉群,有助于将肩胛骨调整到一个从解剖学看来更加正确的位置。

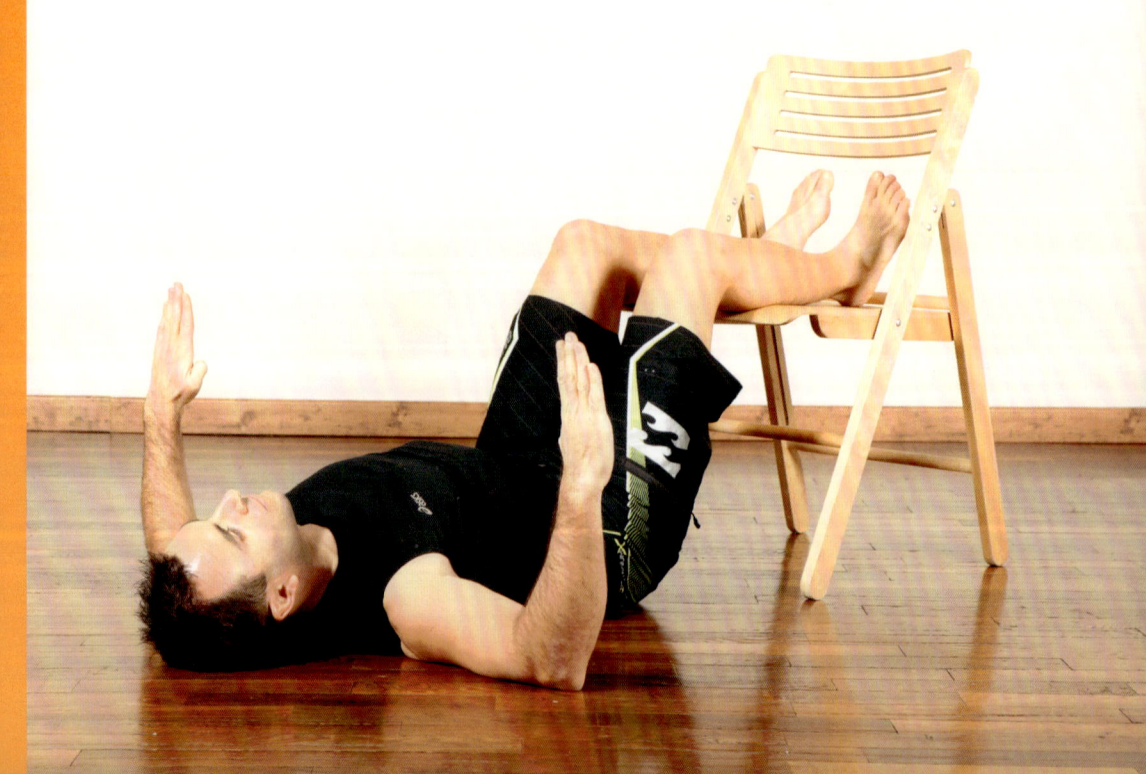

B. 平躺在地上，屈起双腿，放在支撑物上，将按摩滚筒放在头顶。将两侧手肘抬起并靠拢，手掌放在滚筒上，肩胛往下背部运动，使肩胛骨下抑，注意不要过度用力。保持手肘姿势，将放在头顶地面上的滚筒向远离头部的方向滚动，动作持续1到2秒。放松身体，再重复一遍。如果你无法推开滚筒，可以将手放在滚筒上，就保持静止来练习。在做这个动作时，你可以感觉到肩胛骨周围的肌肉得到运动，背部肌肉的张力逐渐增加，肩部肌肉得到锻炼并有拉伸感。如果你感到疼痛，可以在滚筒下方垫一本厚书。

运动量：
- 完成2组，一共重复10次此动作。在开始第二组动作之前休息20秒。

运动目的：
- 通过拉伸背阔肌来锻炼背部上方肌肉群。

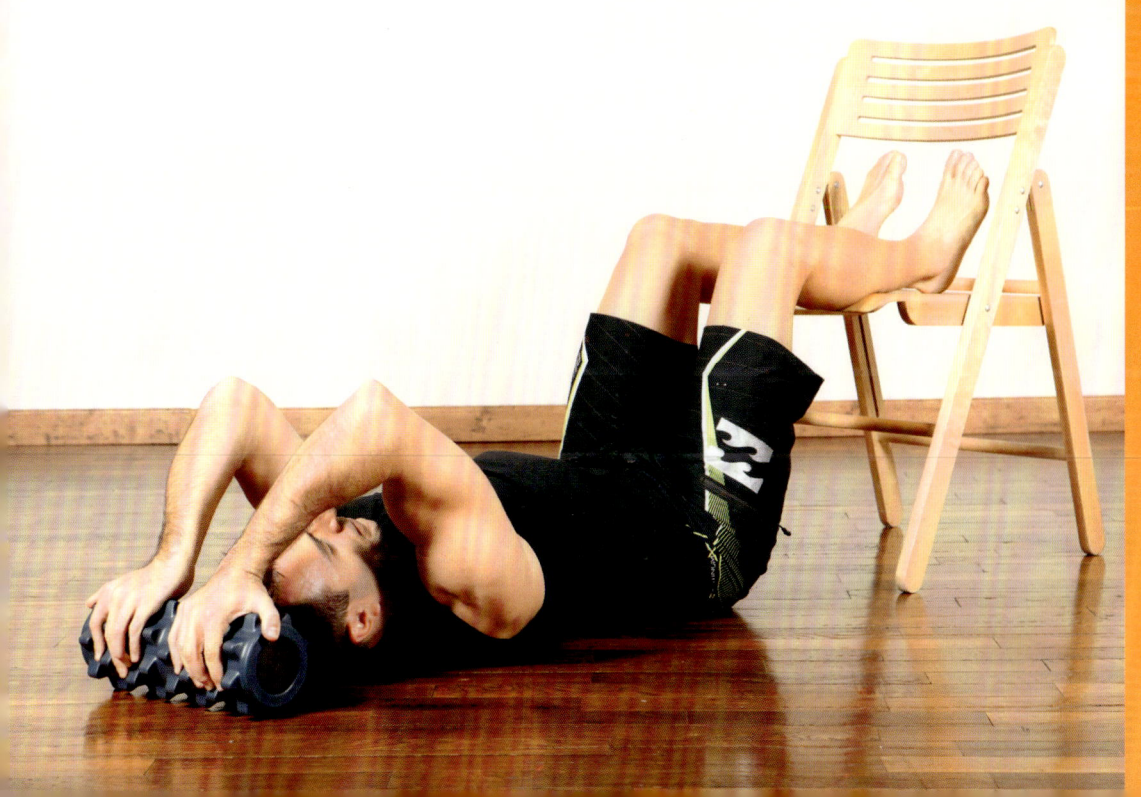

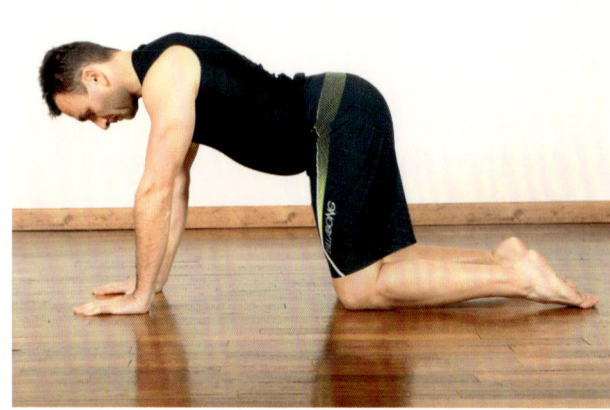

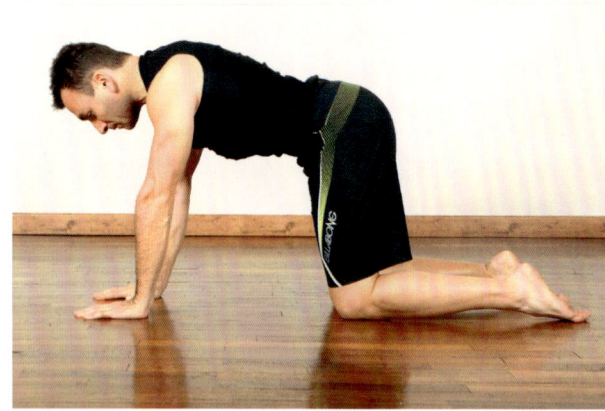

C. 身体呈爬行姿势，面向地板，头和脊柱保持在同一直线上。下背部微微弯曲，同时放松腹部。吸气收腹同时收缩会阴肌（就像停止排尿一样），然后吐气3秒，仍然保持肌肉紧缩。你可以感觉到腹部深层肌肉和耻骨肌得到锻炼。骨盆和脊柱位置应该保持不变。你可以感到腹部周围和骨盆内部有束缚感和发热感。

运动量：
- 重复10次，每次运动保持肌肉收缩3秒（按照锻炼进程每星期逐渐增加收缩的时间）。

运动目的：
- 这组练习可以活动稳定脊柱的腹部深层肌肉。这个区域的肌肉常常出现"失忆"现象，导致腹部的浅层肌肉被动用。

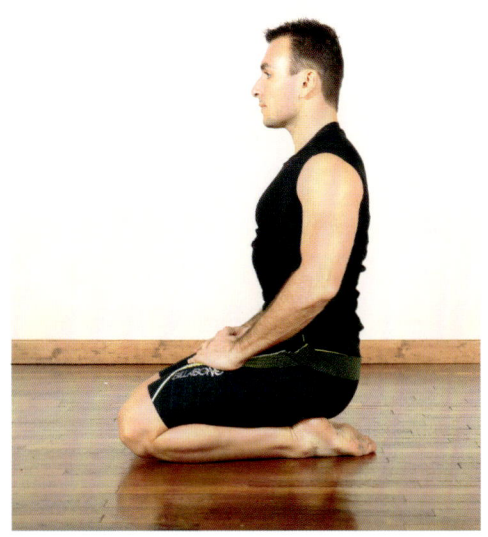
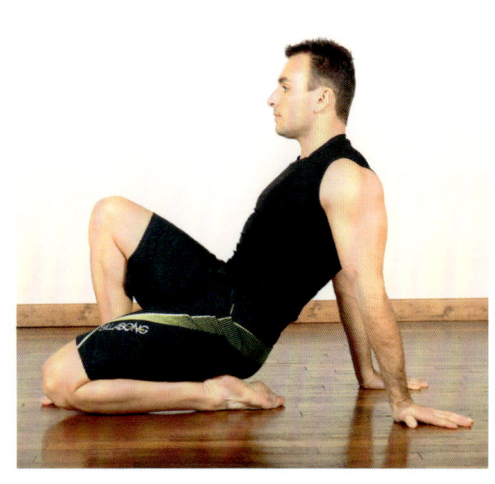
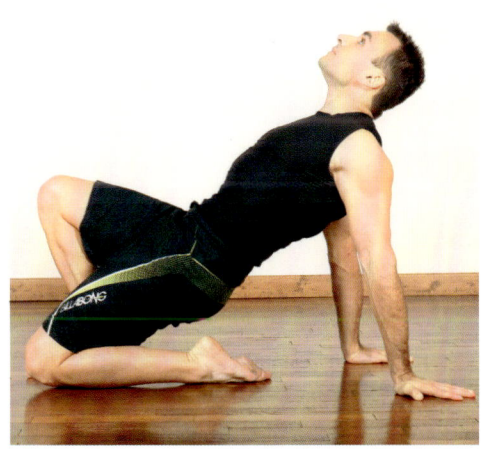

D. 跪坐，脚背贴地。屈起一条腿，将该侧脚放在另一侧膝盖旁，双手放在身后支撑身体。收缩膝盖着地一侧腿的臀部肌肉来抬起骨盆。同时伸直两只手臂，向外挺胸。你可以感受到大腿前侧肌肉、上半身肌肉、肩部和手臂肌肉得到拉伸。在做这个姿势时要保持臀部肌肉收缩，然后换腿，重复动作。在此过程中不要忘记呼吸。

运动量：
- 左右腿交替进行，每条腿分别重复 2 次动作，每次动作坚持 20 秒，中间不休息。

运动目的：
- 这组练习可以伸展大腿前侧肌肉，有利于重塑臀部肌肉，还可以拉伸整个上半身和极易失去柔韧性的身体前侧肌肉线，同时，使踝关节更加灵活。

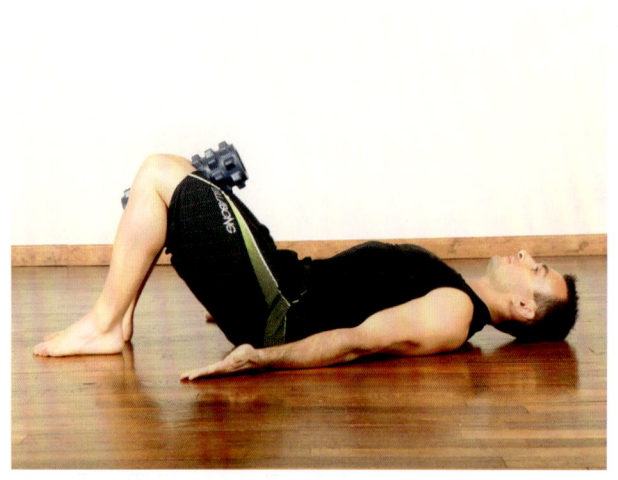

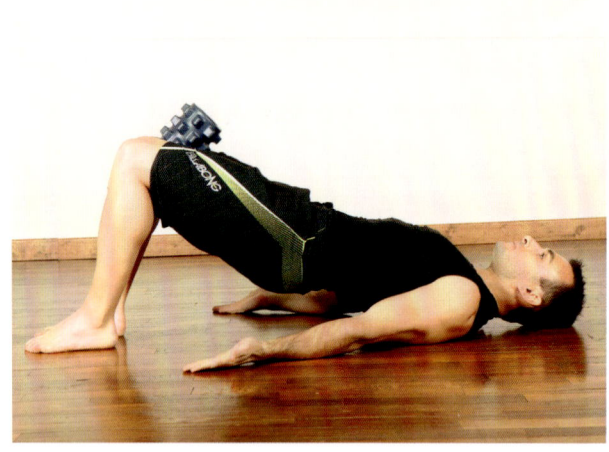

E. 身体平躺,屈起双腿,脚后跟尽量靠近臀部,将按摩滚筒夹在两膝之间。两手手背朝下,放在脚踝旁边,伸展双臂,并保持双臂紧贴地面。尽可能地抬高骨盆并收缩臀部肌肉(想象你用臀部肌肉夹碎一颗核桃!)。保持这个姿势3秒,放松身体,再重复动作。你能感受到大腿前侧肌肉有拉伸感,内收肌和臀部肌肉,肩部和手臂肌肉有收缩感。如果你感觉背部疼痛,是因为椎旁肌进行了过度的代偿运动,在这种情况下,请稍微放松身体,专注于臀部肌肉的收缩。

运动量:
- 重复10次,每个姿势保持3秒。

运动目的:
- 这组练习有利于骨盆位置的矫正。

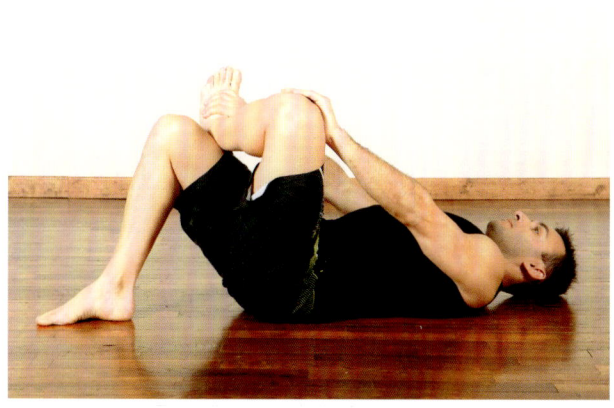

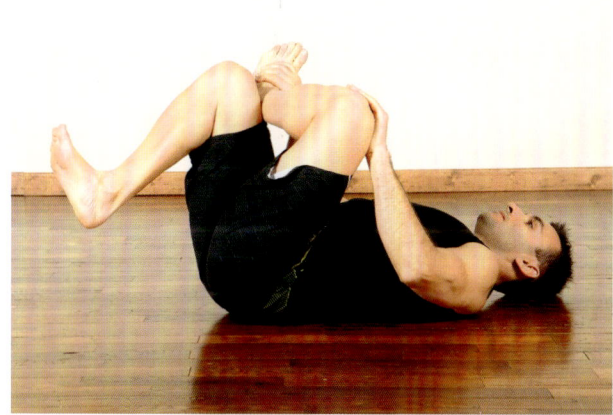

F. 身体平躺,屈起双腿,脚掌着地。将左腿外侧脚踝放到右腿膝盖上方。

抬起左腿膝盖往胸部靠近,一只手握住膝盖,并保持左脚脚踝始终在右腿膝盖上方。坚持30秒。你可以感受到臀部肌肉得到深层拉伸。必须保持骨盆位置端正,因为右侧髋关节可能会为了限制拉伸而晃动。

弯曲的角度越大,拉伸感越明显。不要忘记放松和调整呼吸。

运动量:

- 两腿交替进行,每一侧腿保持这个姿势30秒。

运动目的:

- 这组锻炼非常重要,因为在保持这个姿势时,臀部肌肉在肌肉结节、粘连和触发点的过度作用下是僵硬的。而臀部肌肉在几乎一整天的时间里都处在被拉伸和被压迫的状态下(对于一些久坐的人来说更是如此)。

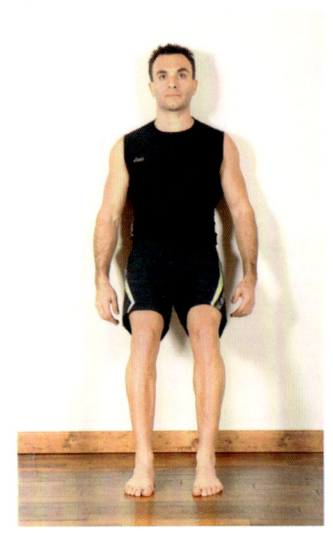 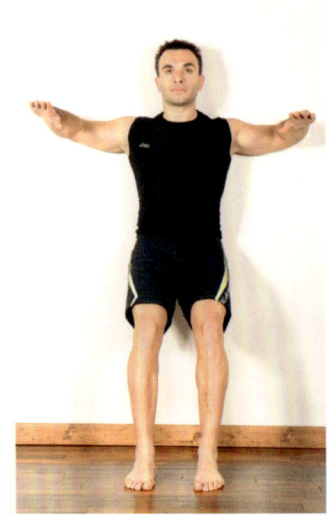 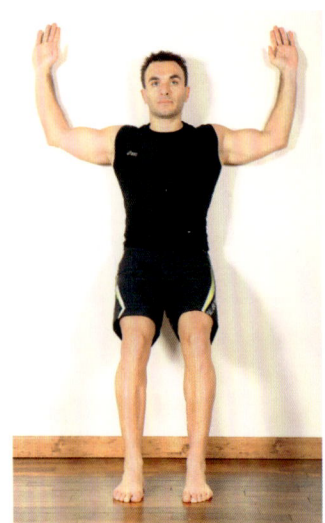

G. 背部靠墙，双腿慢慢地向前移动，将臀部放低，就像你坐在一把高脚椅上一样。下背部紧贴墙壁，抬起手臂，与肩同高，屈肘 90 度，掌心朝下。试着将大臂、小臂、手腕和手部都紧贴墙壁，保持肩胛骨下抑。不要让下背部与墙壁之间有间隔距离，控制腹部肌肉让它紧靠墙壁。

腿部弯曲幅度越小，要做好这个姿势的难度越大（指保持整体的姿势）。

运动量：

- 重复 15 次，这组锻炼结束后，花几秒时间来走动放松，促进血液循环，然后再重新做一遍。

运动目的：

- 这组练习可以锻炼上背部肌肉群、腹肌和股四头肌，减少下背部肌肉群的负担。将双手平贴墙壁的动作可以更深入地锻炼腹肌，并且让大脑改变运动模式，矫正脊柱形状，让脊柱变得不那么像"S"形一样过度前凸后弯。

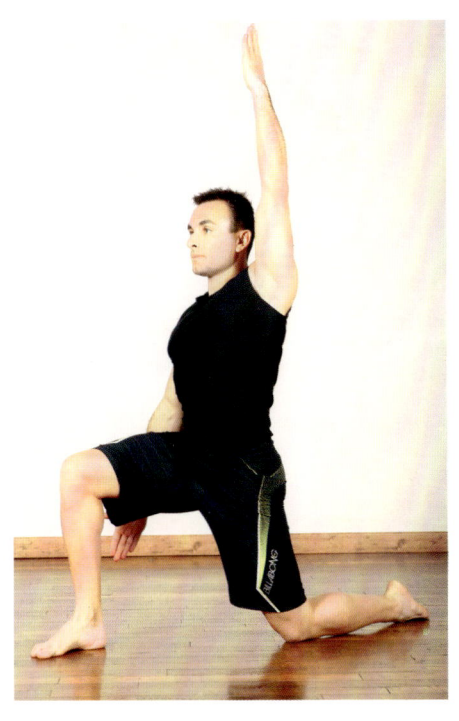

H. 单膝跪地，右脚在身体前方，右腿屈膝呈 90 度。你会感觉左髋部有拉伸感。为了伸展整个肌肉链，请尽最大努力高举左手手臂，就像是要"触摸天空"一样，然后上半身向右侧倾斜。你会感觉左侧髋部、股四头肌和背部肌肉有拉伸感。保持这个姿势，同时保证平缓且充分的呼吸。换另一条腿，再重复以上动作。

注意：
- 如果你不能保持平衡，你可以将右手放在一张椅子或者墙上。

运动量：
- 保持这个姿势30秒，然后换另一侧。

运动目的：
- 这组练习有利于骨盆位置的矫正，特别针对深层髋部屈肌、髂腰肌。腹部深层肌肉可以稳定骨盆和脊柱，充分的自我伸展可以刺激这部分肌肉的收缩。高举手臂有利于伸展背阔肌，如果背阔肌太短，身体弯曲会更加明显。

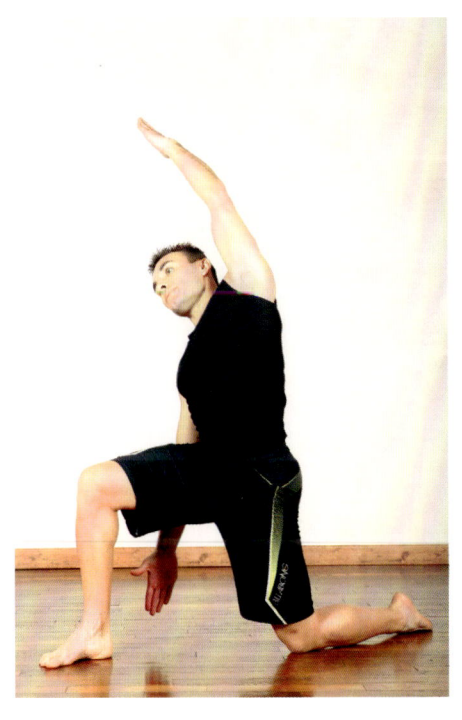

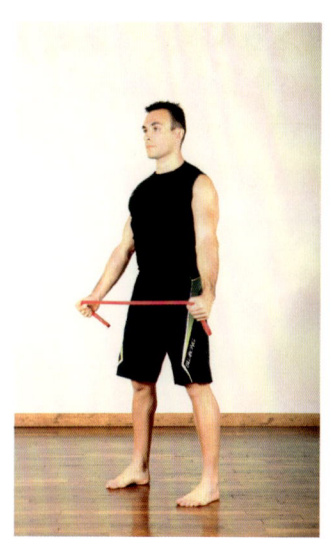 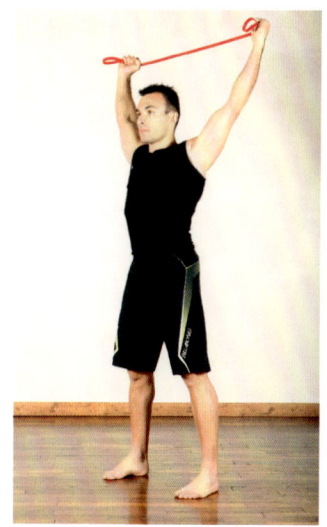 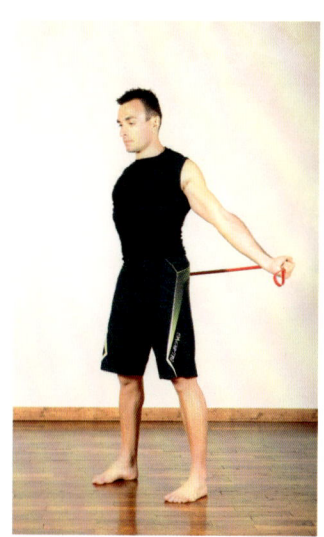

l. 站直身体，双臂伸直，两手之间保持一定距离并握住弹力带。抬起手臂，双手举过头顶，然后慢慢地向后放下。如果你做不到，可以将两手分开得更远一些，如果拉伸感太强，请停止动作。在做这组练习的过程中，要充分舒展身体，并保持骨盆位置向前。因为，为了限制上半身的伸展，腰部会有自然前挺的趋势。

运动量：

- 每个姿势保持 20 秒（手臂从上往下运动的姿势和从下往上运动的姿势），重复 2 次。

运动目的：

- 这组练习对于拉伸上半身肌肉和手臂肌肉是非常重要的。弹力带可以让肩胛骨部位的固定肌肉群处于轻微紧绷的状态，让上半身肌肉得到一定的放松（交互抑制）。要注意在日复一日的锻炼过程中，拉伸感会逐渐减轻，如果拉伸感反而增加，则说明肌肉张力过大。

J. 面对墙壁，站在离墙大约一米处（根据身高调整距离），将按摩滚筒夹在两膝之间，双脚贴地并保持平行。手掌贴墙，试着让身体从髋部向前弯曲。在保持腰部弯曲的同时，用手推墙壁（在这种姿势下做这个动作是很困难的，所以不会有危险）。

你可以感受到背阔肌、下背部和大腿后侧肌肉有拉伸感。

运动量：

- 保持姿势 30 秒，休息几秒后再重复一次。

运动目的：

- 这个姿势可以同时拉伸身体后侧肌肉链和背阔肌（让运动员的背部呈现"V"字形的背部肌肉）。在做这个姿势时，身体后侧肌肉链不及身体前侧肌肉链柔韧。你应该特别注意骨盆的矫正，让骨盆保持在水平位置。

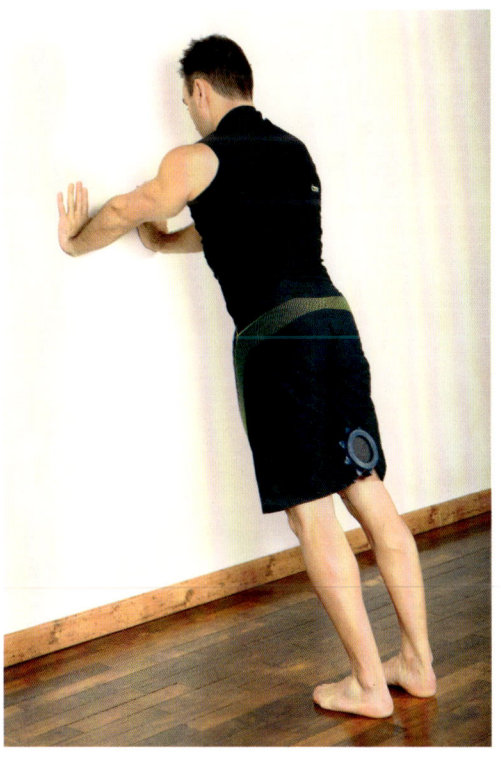
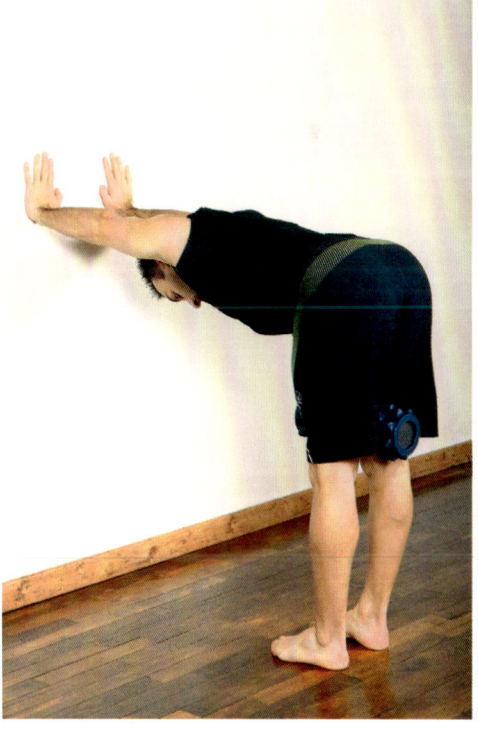

1号体态短期矫正计划动作要点

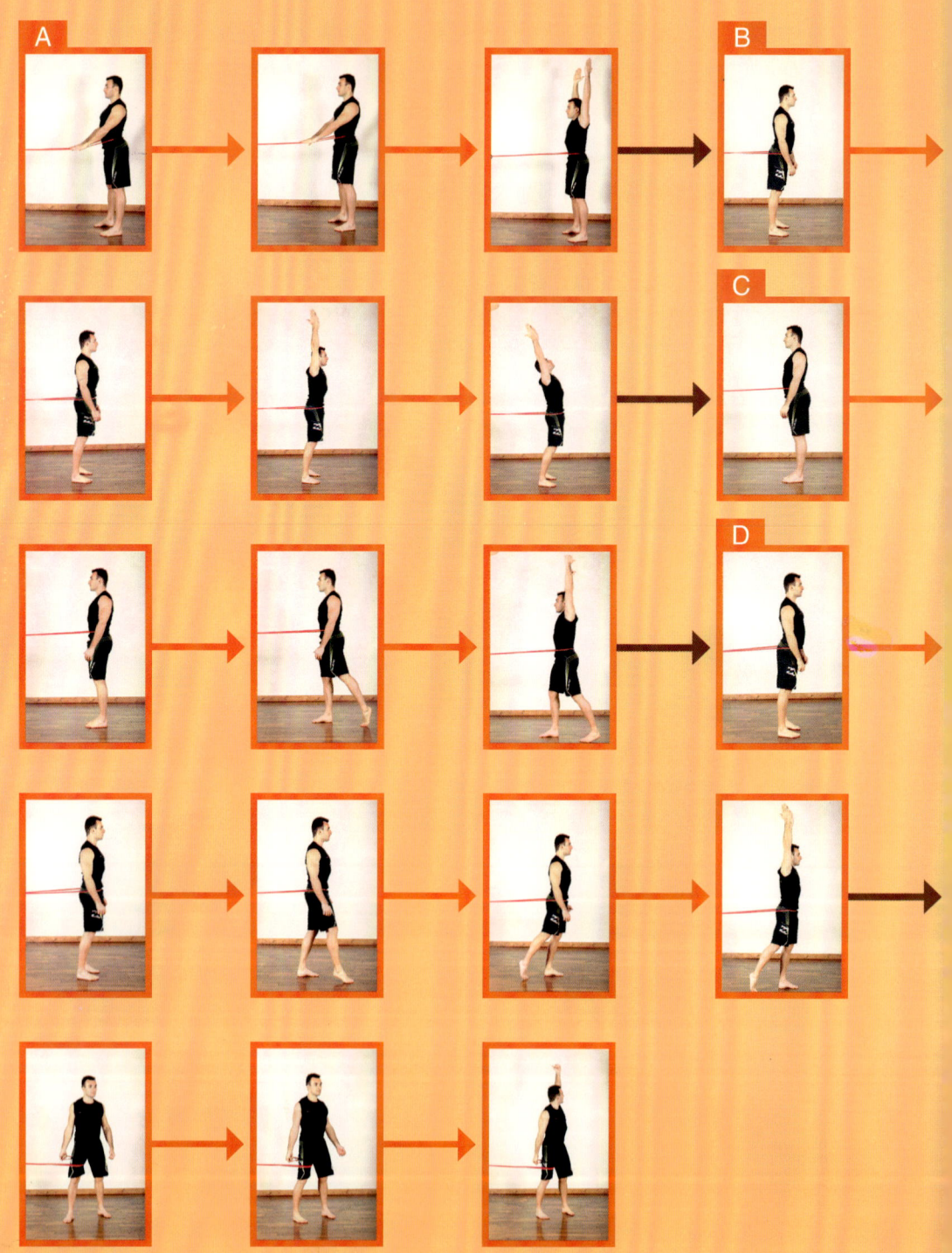

1号体态长期矫正计划动作要点

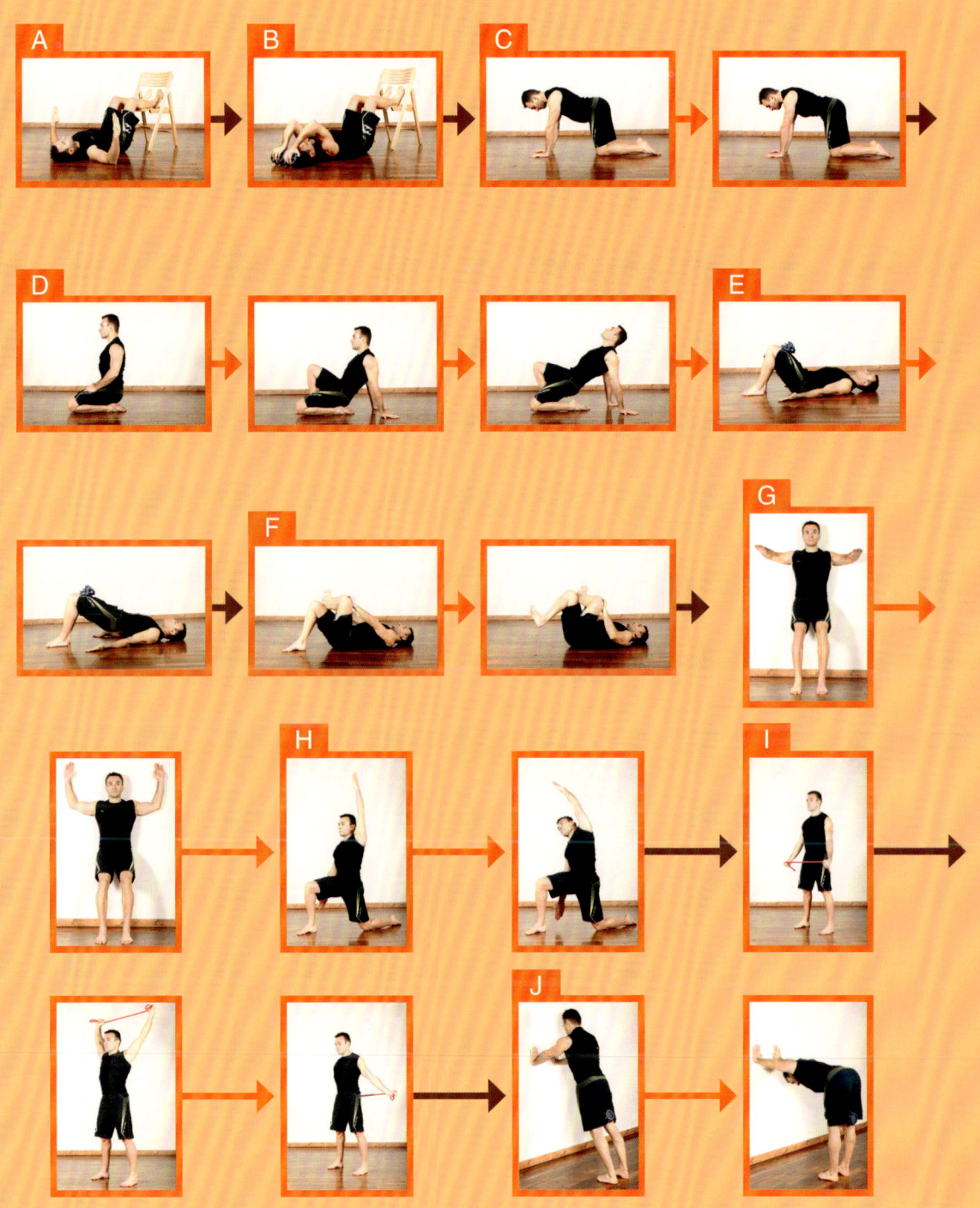

2号体态短期矫正计划

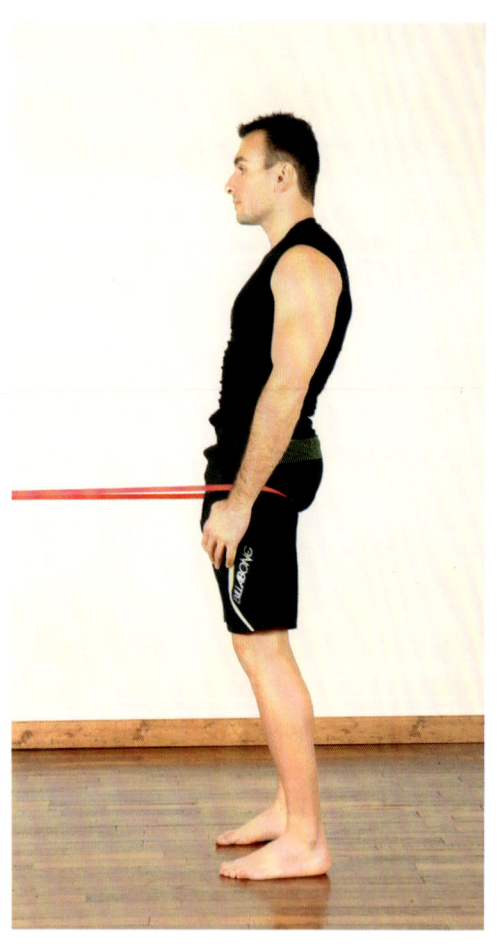 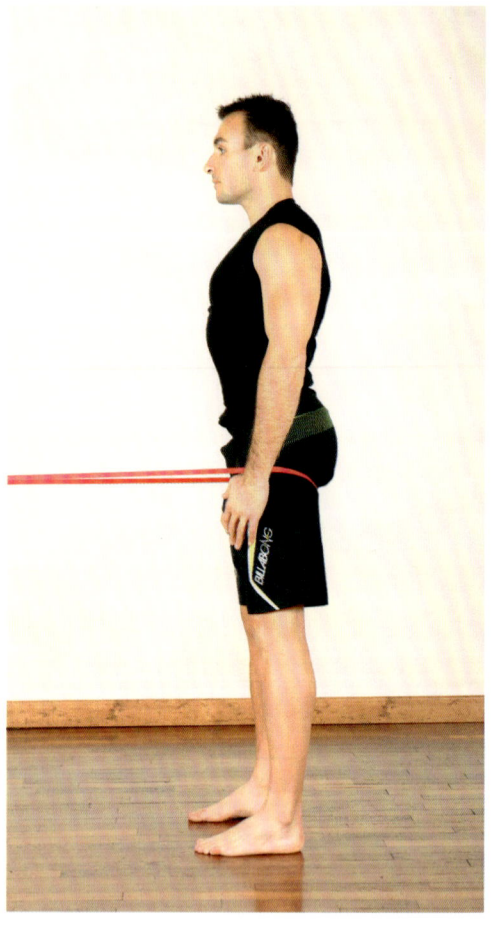

A. 将弹力带系在门把手上,或系在事先固定在门缝中的尼龙带上。身体直立,将弹力带套在臀部下方。持续后退,直到感觉骨盆位置有股向前的拉力为止。充分向上舒展身体,以阻止身体的移动。挺胸(不要用力过度)并将臀部向后顶,然后向上伸展手臂。放下手臂,让骨盆向前移动,然后重复以上动作。每次动作保持6秒:3秒用于矫正骨盆位置和举起手臂,3秒用于放下手臂。

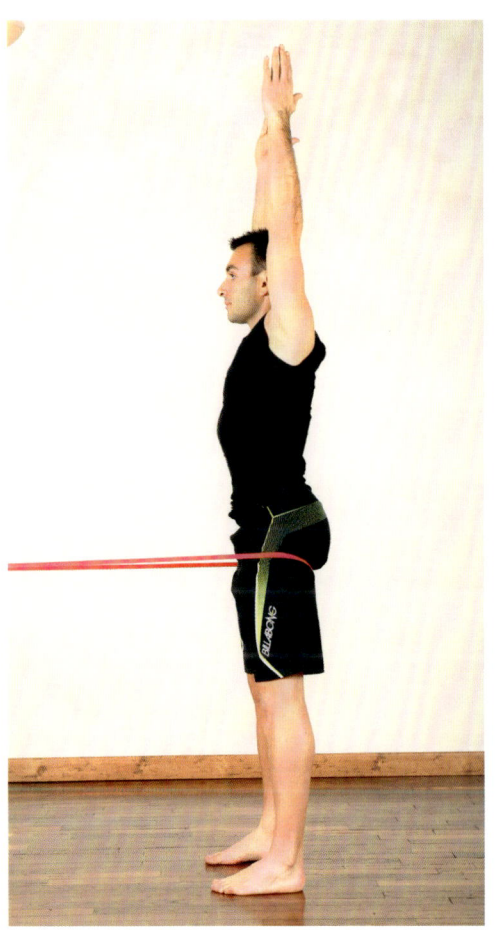

运动量:

- 1 组，每组重复 10 次动作（约 1 分钟），时间不够时就完成 5 次（约 30 秒）。

运动频率:

- 每天完成 2 到 4 组练习。

运动目的:

- 这组练习可以锻炼腰部肌肉，控制在弹力带的牵引下过度向前位移的骨盆，当骨盆的位置保持端正的时候，这组练习可以通过向上伸展手臂的动作来增加脊柱前凸的弧度。

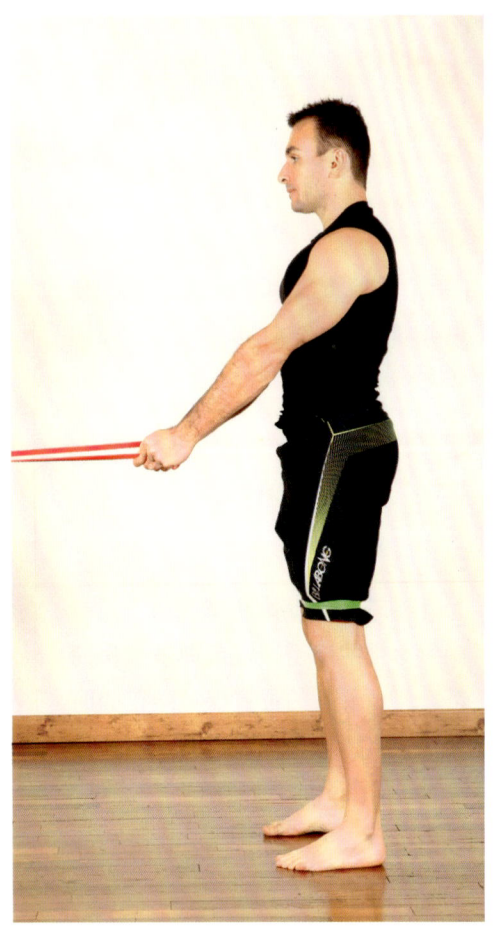 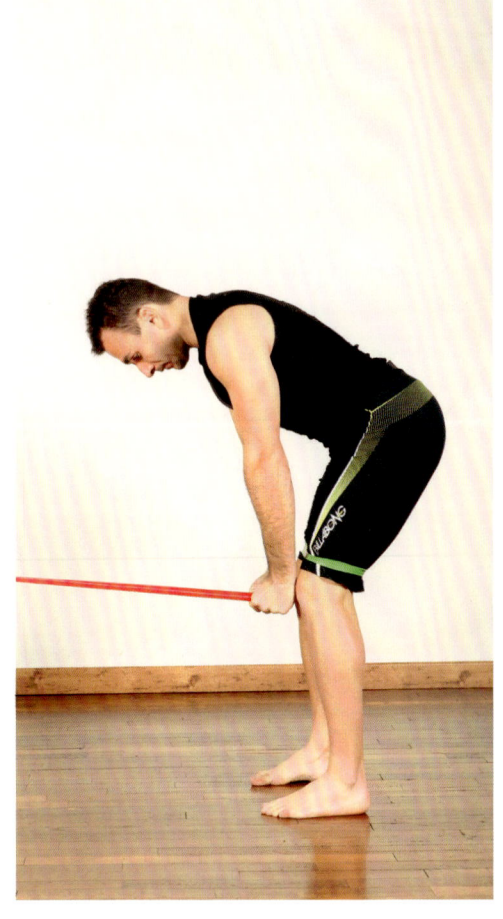

B. 将弹力带系在门把手上,或系在事先固定在门缝中的尼龙带上。身体直立,双手拉住弹力带;同时将一根短弹力带套在双腿膝关节上方。后退并拉紧弹力带,两腿略微分开(保持双脚平行),然后顺着大腿向下,用拳头接触地面,尽量尝试伸直双腿。恢复站姿,再重复以上动作。每次动作持续6秒:3秒用于弯腰触地,3秒用于恢复站姿。

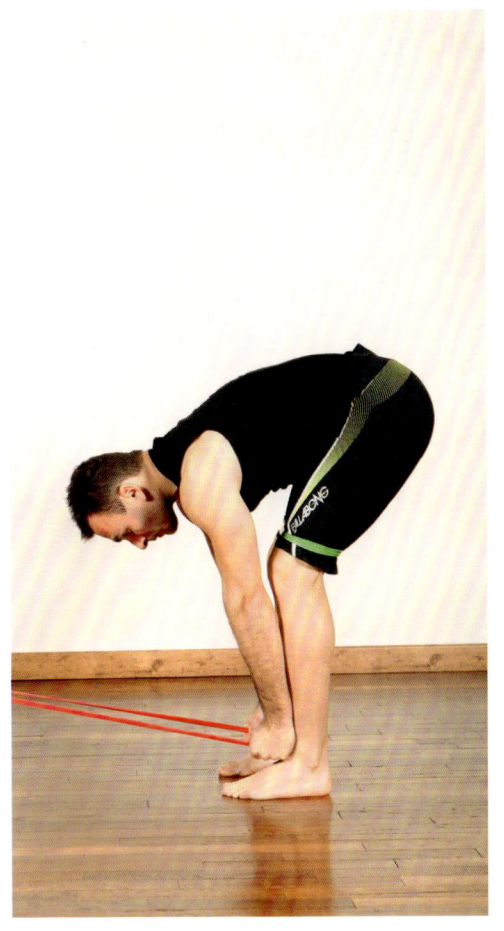
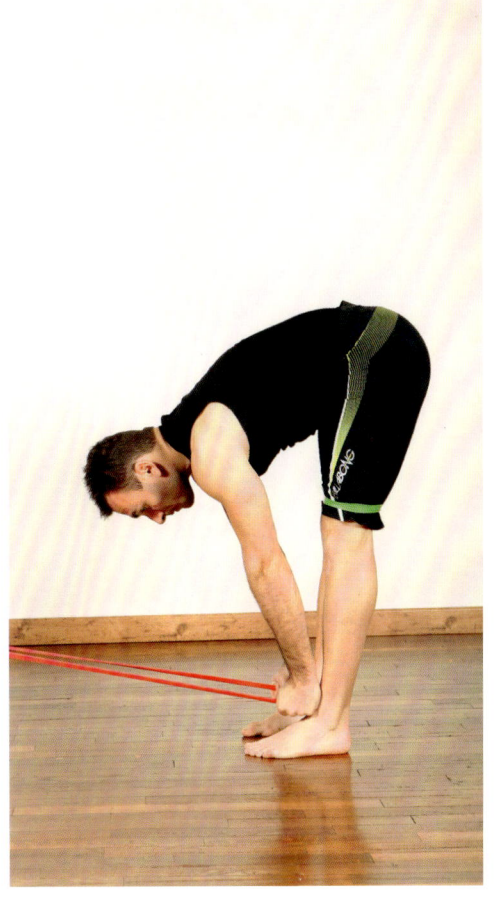

运动量：
- 1组，每组重复10次动作（约1分钟），时间不够时就完成5次（约30秒）。

运动频率：
- 每天完成2到4组练习。

运动目的：
- 这组练习可以锻炼腹部肌肉、股四头肌和髋部外侧回旋肌，让这些肌肉群得到放松，同时也有助于身体完成屈髋动作。

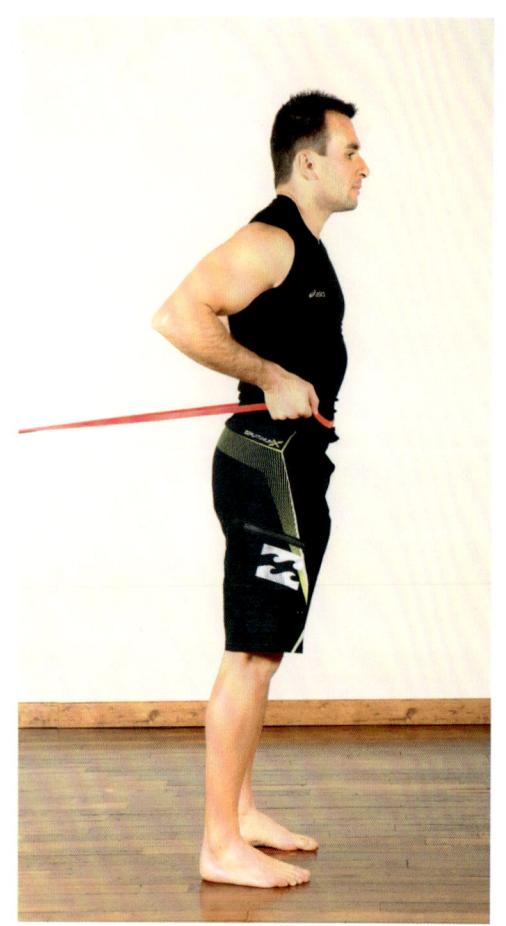 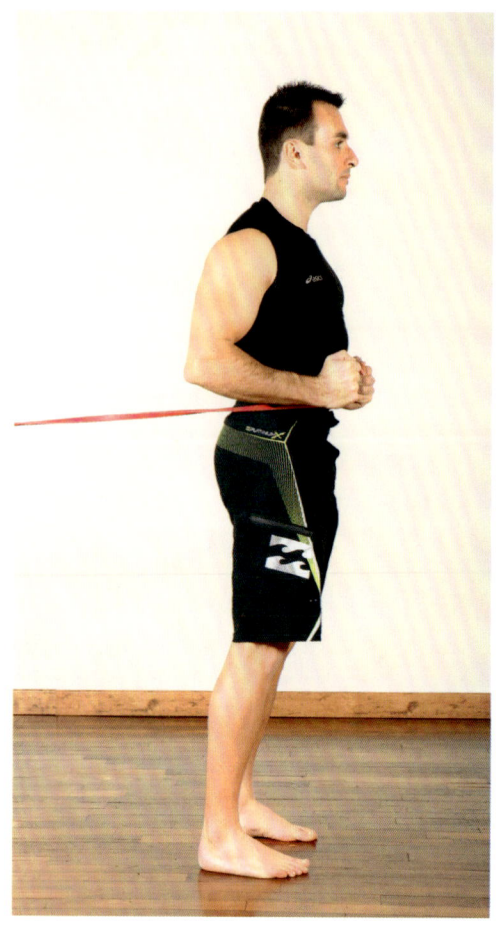

C. 将弹力带系在门把手上，或系在事先固定在门缝中的尼龙带上。身体直立，将弹力带套在腰部，双手提起弹力带，放在两侧肋骨处。双手握拳，略微向前出拳，同时保持肩膀放松下沉，肩胛骨轻轻地向下背部下降。向前走，直到感觉到臀部肌肉收缩位置。然后原地踏正步，保持腿部伸直。每次动作持续4秒：每侧腿用时2秒。

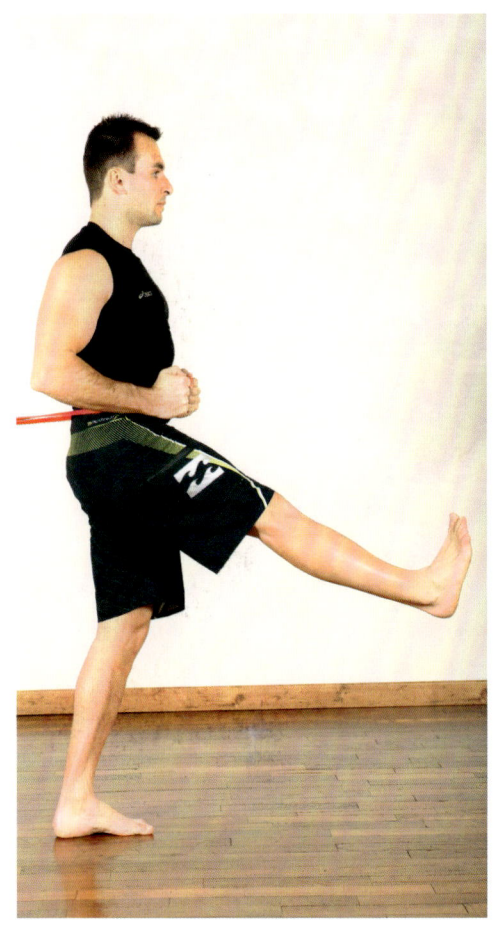 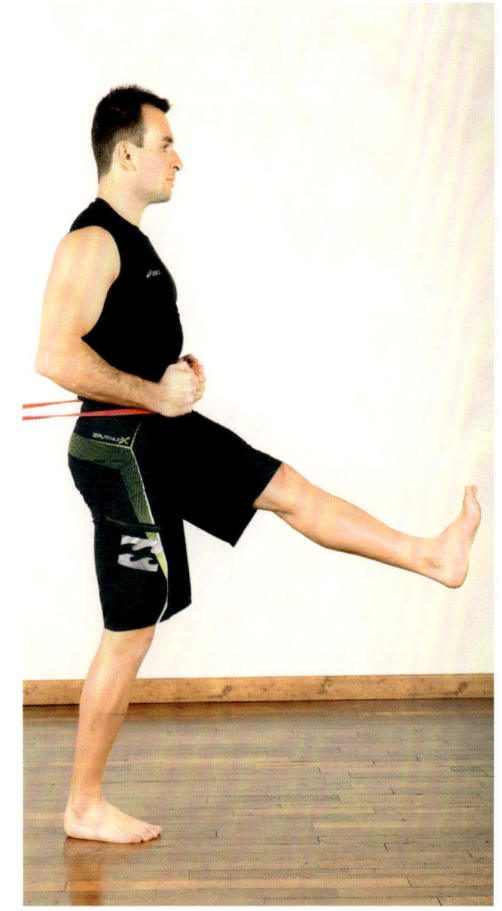

运动量：
- 1组，每组重复10次动作（约1分钟），时间不够时就完成5次（约30秒）。

运动频率：
- 每天完成2到4组练习。

运动目的：
- 这组动作可以锻炼肩胛骨稳定肌群，在一只脚站立时，支撑身体的一侧腿的臀部肌肉和另一侧的髋部屈肌都可以得到锻炼，骨盆位置也可以得到矫正。当骨盆的位置保持端正的时候，这组练习可以通过踏正步的动作来控制骨盆单侧的平衡。

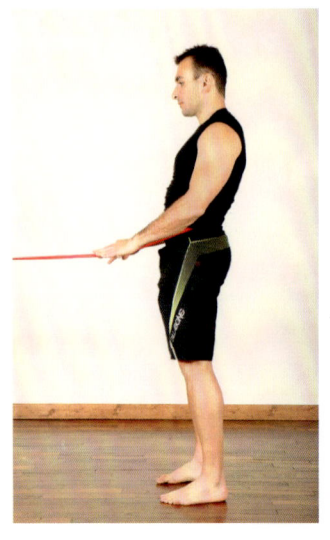 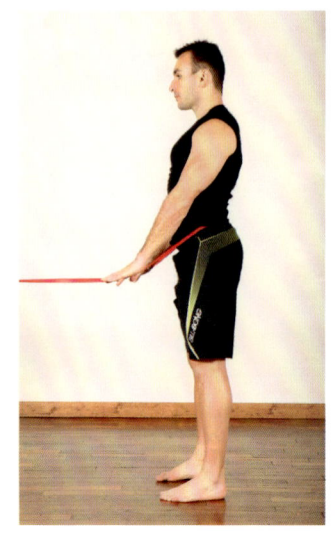 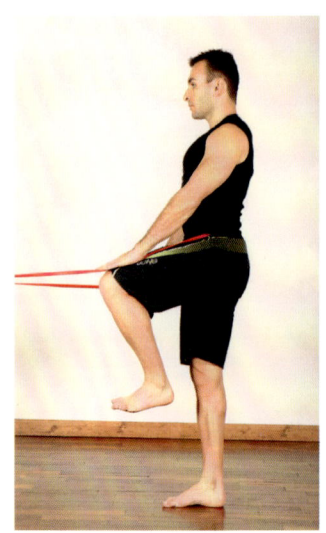

D. 将弹力带系在门把手上，或系在事先固定在门缝中的尼龙带上。身体直立，将弹力带套在下背部（腰部）。向后退，直到感觉骨盆处有向前的拉力为止，用手将弹力带向下按。为了矫正髋部过度前倾，请充分向上舒展身体，挺胸（不要过度用力），臀部向后顶，抬起膝盖，使其接触到弹力带。放松，换另一条腿，再重复以上动作。每次动作持续 4 秒；每侧腿分别用时 2 秒。

运动量：

- 1 组，每组重复 10 次动作（约 1 分钟），时间不够时就完成 5 次（约 30 秒）。

运动频率：

- 每天完成 2 到 4 组练习。

运动目的：

- 这组动作可以锻炼腰部肌肉和髋部屈肌，抑制骨盆在弹力带作用下过度前倾。当骨盆的位置保持端正的时候，这组动作可以通过单腿支撑身体，来增加脊柱前凸的弧度。

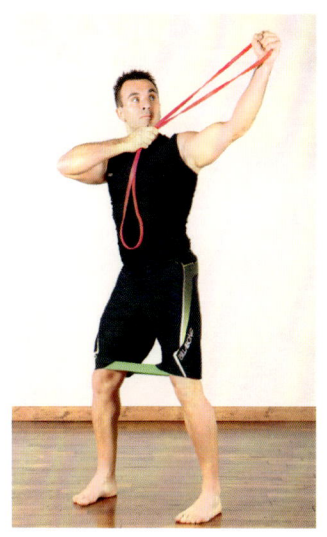 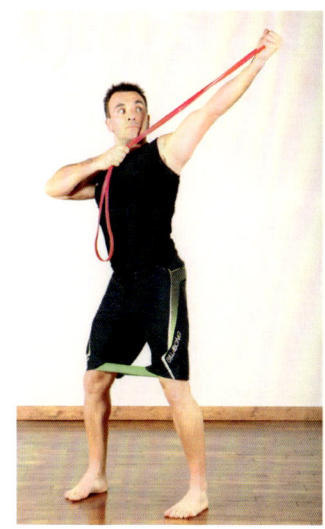 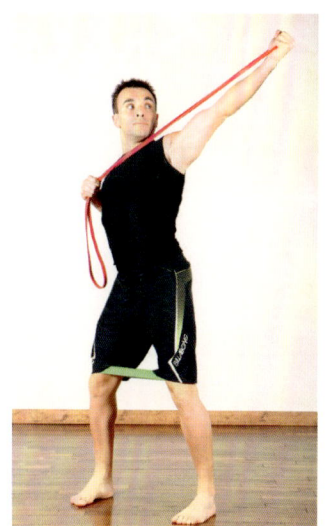

E. 站直身体,将一根短弹力带套在膝盖上方,保持双脚平行,两膝略微向外旋。手拿弹力带,并保持拉弓一样的姿势,向斜上方抬起 45 度。一只手臂伸直,眼神直视"射箭"方向,另一只手臂的手肘、肩胛骨向下方和脊柱中部方向拉,以绷紧弹力带。换另一侧,再重复以上动作。每次动作持续 3 秒:分别用于外旋膝盖,拿起弹力带,拉开弹力带。

运动量:
- 左右交替进行,每一侧分别重复 10 次,这样为一组(约 1 分钟),如果时间不够,可以每一侧分别完成 4 次(约 30 秒)。

运动频率:
- 每天完成 2 到 4 组练习。

运动目的:
- 这组练习可以锻炼髋部外旋肌和肩胛骨稳定肌群。

2 号体态长期矫正计划

A. 平躺在地上，屈起双腿并放到一个支撑物上，手臂抬高，与肩膀平齐，屈肘，让手指向天空，手心朝前。推动手肘，保持肘关节接触地面 2 秒，然后放松。这个动作可以让两侧肩胛肌靠拢。

注意：
- 如果你感到颈部疼痛，可以将手臂稍微靠近身体。

运动量：
- 完成 2 组，一共重复 10 次此动作。在开始第二组动作之前，休息 15 秒。

运动目的：
- 这组练习可以活动肩胛骨之间的肌肉群和背部中上部肌肉群，有助于将肩胛骨调整到一个从解剖学看来更加正确的位置。

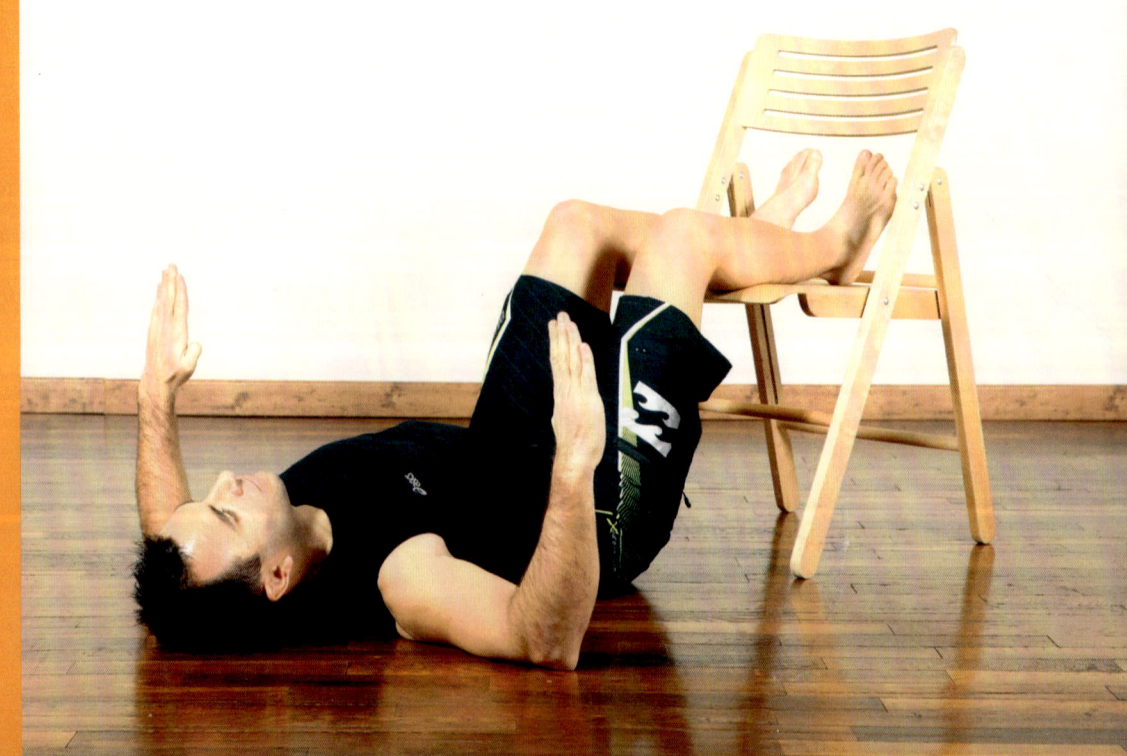

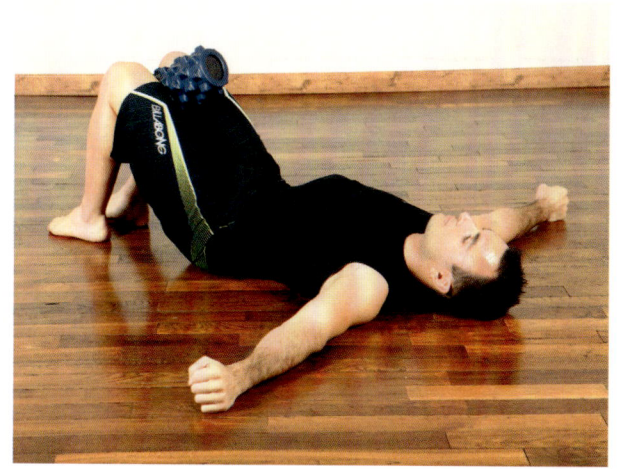

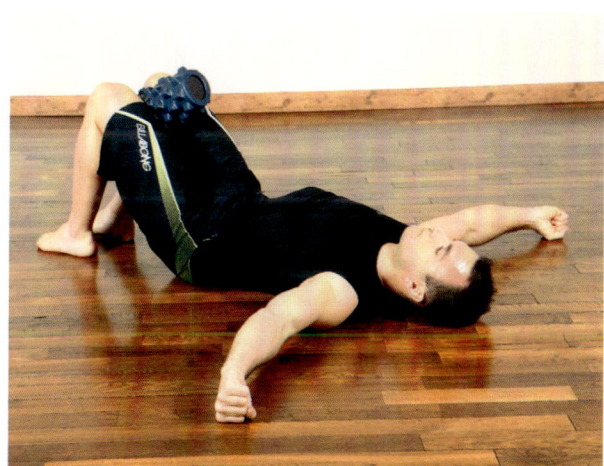

B. 平躺在地上，屈膝，将按摩滚筒或垫子夹在两膝之间，双脚、膝盖和髋部应保持在同一条直线上。抬起并伸直两侧手臂，与肩同高。双手握拳，手臂向外旋。保持手臂外旋的姿势，同时夹紧和放松两膝之间的垫子。你可以感觉到大腿内侧肌肉、骨盆内侧和两侧肩胛骨之间的肌肉得到锻炼。

运动量：

- 重复10次为一组，休息几秒，再重新开始一组练习。

运动目的：

- 这组练习可以锻炼内收肌，这组肌肉群对于骨盆的稳定、股骨（大腿骨）的内旋和髋关节的运动是非常重要的。

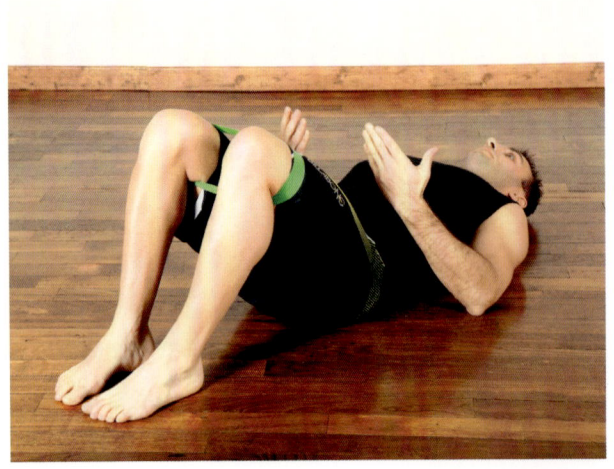

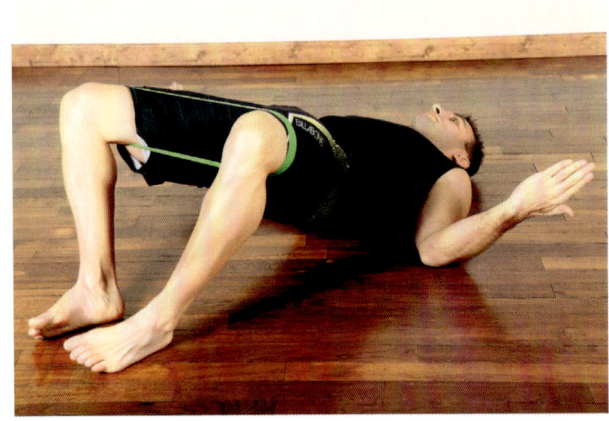

C. 平躺在地上，屈膝，将弹力带套在膝盖上方位置，脚掌紧贴地面，膝盖和髋部保持在同一直线上。手臂靠在骨盆两侧，掌心朝向面部。上臂贴地，下臂向外侧旋转。保持这个姿势，同时撑开套在膝盖上方的弹力带，并向上抬高骨盆。慢慢地放下，再重复动作。你可以感觉到臀部、大腿和骨盆，两侧肩胛骨中间位置和整个背部得到锻炼。

运动量：

- 重复10次为一组，休息几秒，再重新开始一组练习。

运动目的：

- 这组练习可以锻炼外展肌，这组肌肉群对于骨盆的稳定、股骨（大腿骨）的外旋和髋关节的运动是非常重要的，还可以锻炼臀部肌肉，也有助于骶髂关节位置的矫正。

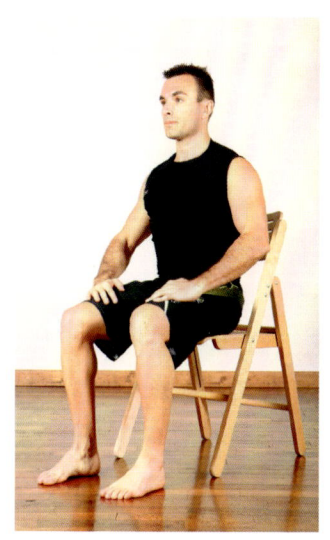 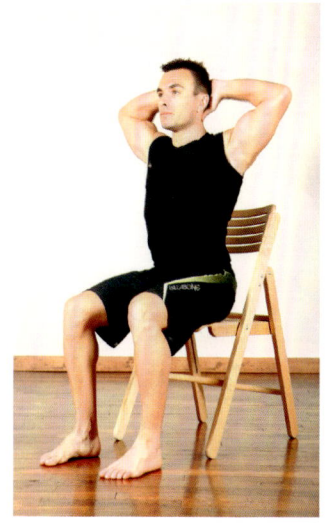 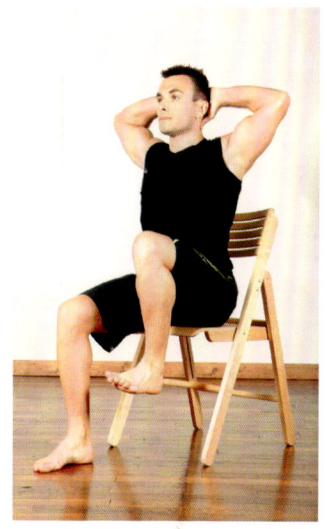

D. 坐在一张椅子上，尽可能保持身体坐直，双手交叉，放在脑后。保持肩部下抑（不要抬起肩膀）的同时，手肘向后展开。保持脊柱静止且不弯曲的情况下，将膝盖抬到最高，保持2秒，放松，再换另一条腿。在此过程中要保证身体完全坐直。你可以感觉到腰部肌肉有发热感，髋部前侧肌肉、脊柱沿线和肩胛骨之间的肌肉群得到锻炼。

运动量：

- 重复10次为一组（左右两侧各5次），完成一组之后靠在椅背上休息几秒，再开始第二组练习。

运动目的：

- 这组练习可以锻炼髋部屈肌的深层肌肉（腰大肌和髂肌），还可以增强脊柱周围稳定肌肉群的耐力和肌肉力量。

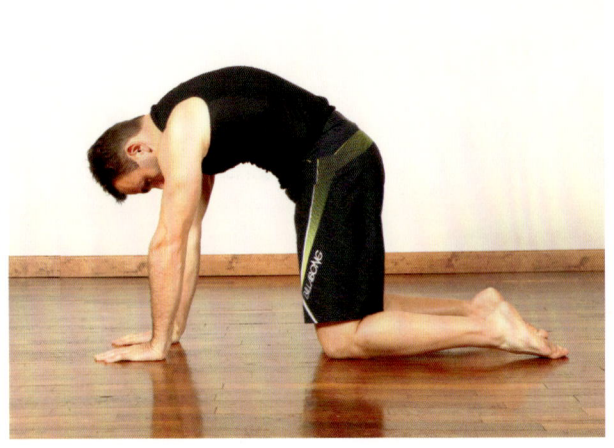

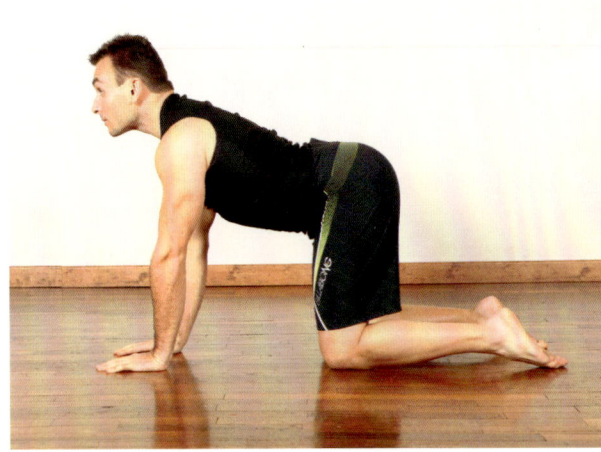

E. 身体呈爬行姿势，双手撑在肩膀正下方，两膝位于骨盆正下方，脚背着地。在这个姿势的基础上，拱起背部，同时收腹，使骨盆靠近肚脐。低头并放松头部，使肩膀向胸部内侧收拢。保持这个姿势，然后完成相反的动作：伸展背部，腹部放松，两侧肩膀和肩胛骨向外侧靠拢。头慢慢地向上抬起。抬头时呼气，低头时吸气。做脊椎弯曲运动时要伸直手臂，避免肩部和骨盆的前后移动。

运动量：
- 1组，每组重复20次练习。

运动目的：
- 这组练习可以提高脊柱的活动性，有利于脊柱的弯曲和伸展，同时通过头部和髋部的配合动作来拉伸脊柱屈肌和脊柱伸肌。

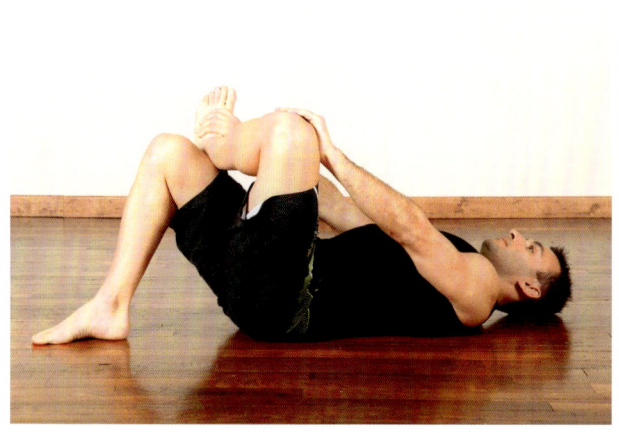

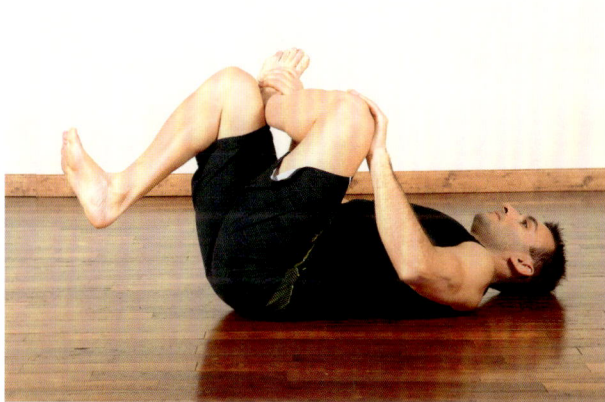

F. 身体平躺，屈起双腿，脚掌着地。将左腿外侧脚踝放到右腿膝盖上方。

抬起左腿膝盖往胸部靠近，一只手握住膝盖，并保持左脚脚踝始终在右腿膝盖上方。坚持 30 秒。你可以感受到臀部肌肉得到深层拉伸。必须保持骨盆位置端正，因为右侧髋关节可能会为了限制拉伸而晃动。身体弯曲的角度越大，拉伸感越明显。不要忘记放松和调整呼吸。

运动量：

- 两腿交替进行，每一侧腿保持这个姿势 30 秒。

运动目的：

- 这组锻炼非常重要，因为在保持这个姿势时，臀部肌肉在肌肉结节、粘连和触发点的过度作用下是僵硬的。而臀部肌肉在几乎一整天的时间里都处在被拉伸和被压迫的状态下（对于一些久坐的人来说更是如此）。

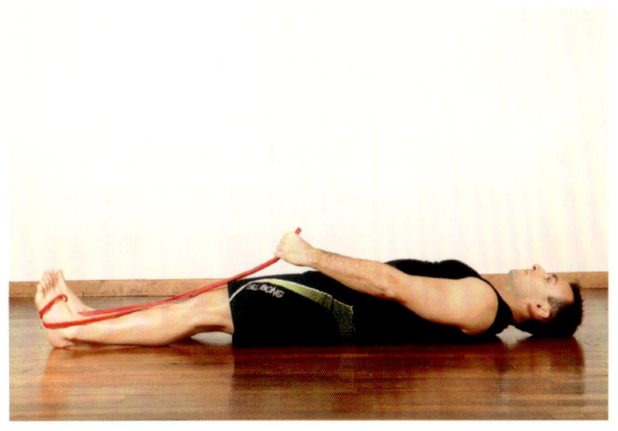

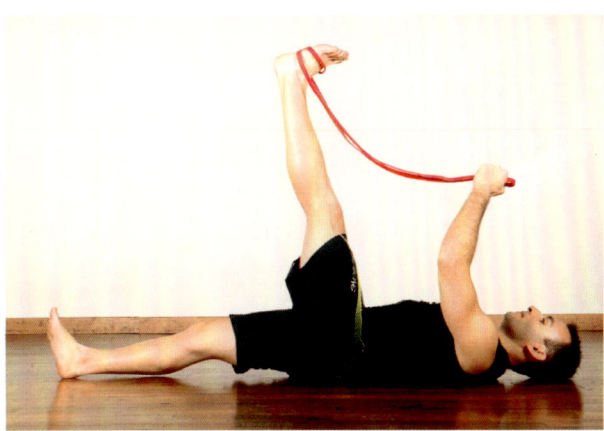

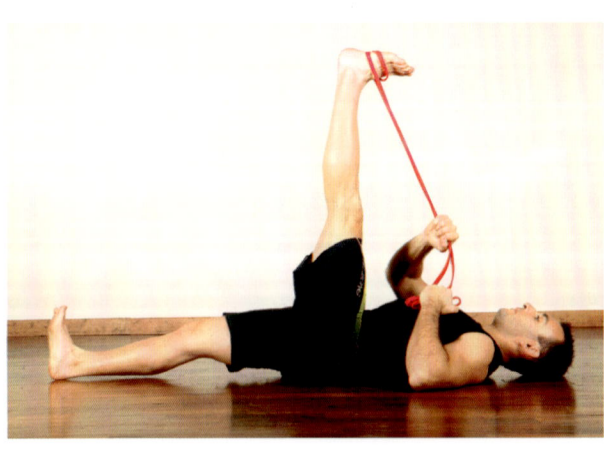

G. 身体平躺,将弹力带套在左脚上,两腿伸直。一只手握紧弹力带,左腿伸直,向上抬起(借助腿部抬起的力量,而不是弹力带的拉力)。尽量将腿向脸部靠拢,腿抬到最高处时,拉紧弹力带,坚持2秒。用弹力带牵引着,慢慢地放下腿,然后重复动作。你可以感觉到大腿后侧肌肉、背部下方和腓肠肌有拉伸感。不要忘记在每次伸展肌肉时呼气。

运动量:
- 左右腿分别重复10次练习。

运动目的:
- 这组练习有助于骨盆和大腿后侧肌肉的主动伸展,加强对髋部屈肌的锻炼,在做这个姿势时,髋部屈肌常常会出现功能减退的现象。同时,这组练习还可以让大脑重新编程,以矫正骨盆位置。

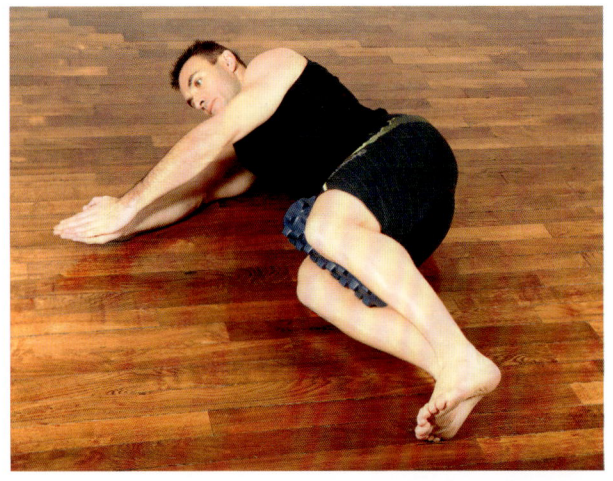

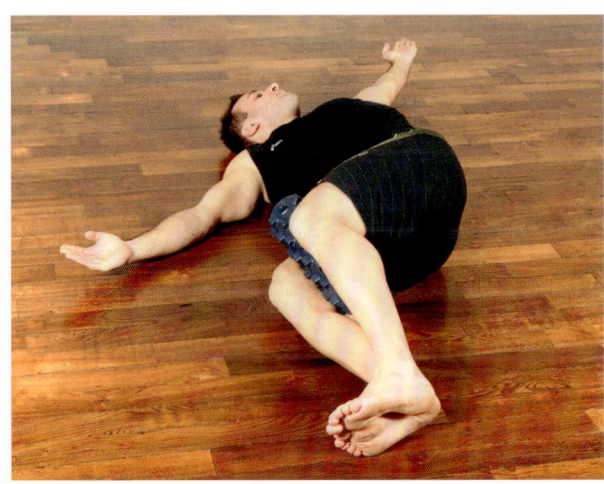

H. 身体右侧卧，双臂放在身前，屈膝呈 90 度，将按摩滚筒或垫子夹在两膝之间。在不改变两膝之间用力程度的情况下，左臂向外旋转，头部也随着手臂转动。让手臂受重力作用自由下落。在此过程中注意呼吸，放松头部和上背部（不要放松夹在两膝之间的滚筒或垫子）。恢复到侧卧姿势，再换边。

运动量：
- 左右两侧分别进行一次，每次坚持 1 分钟。

运动目的：
- 这个姿势可以提高脊柱在不与骨盆和髋部配合时独立运动的灵活度。双膝夹住滚筒的动作可以锻炼内收肌，这组肌肉群能稳定骨盆和腰椎。因此，在这组练习中，胸椎是脊柱中活动得最多的部位，同时也是最需要灵活度的部位，胸椎灵活度提高就能够反过来减少腰部的代偿现象。

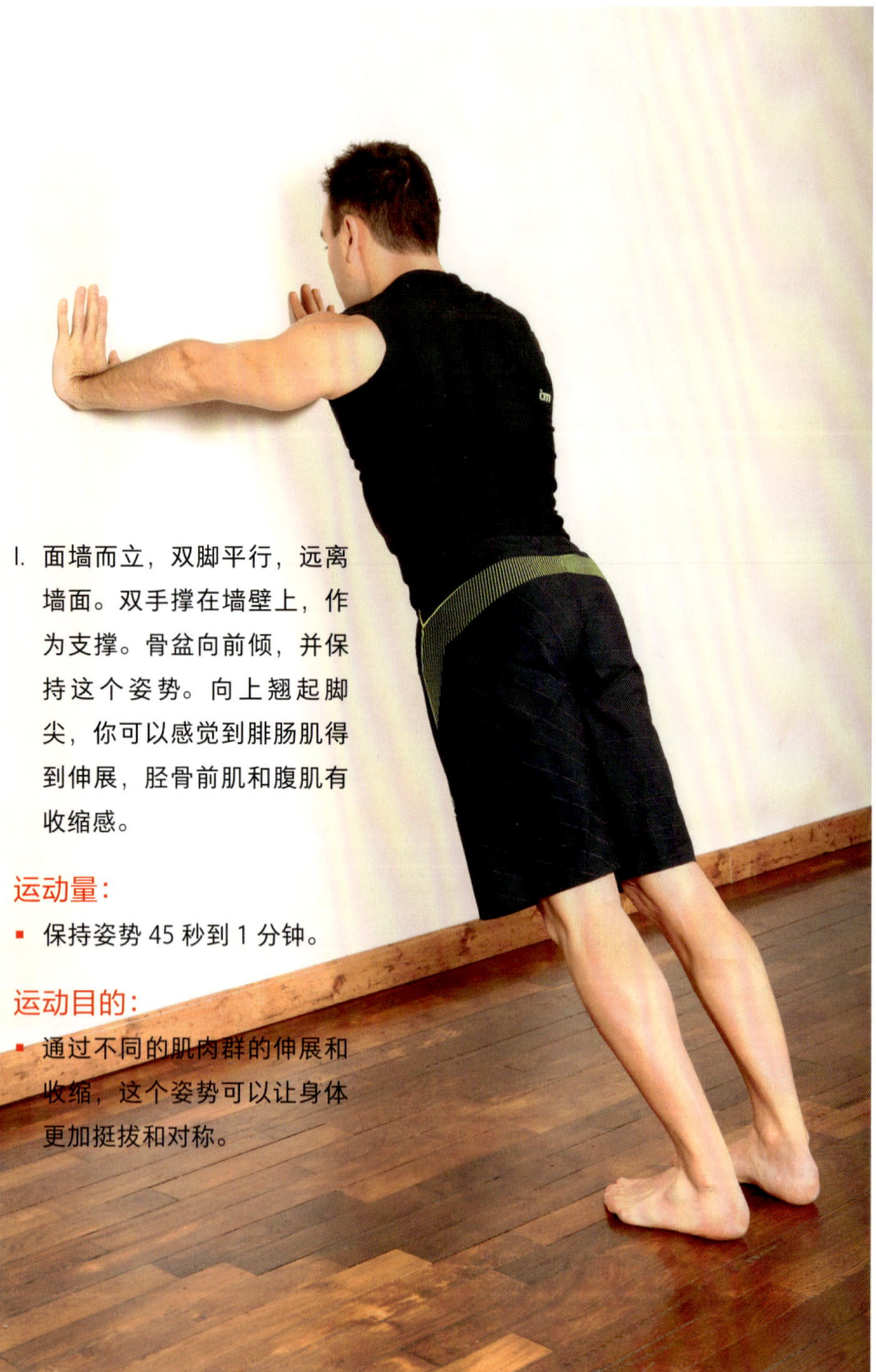

1. 面墙而立，双脚平行，远离墙面。双手撑在墙壁上，作为支撑。骨盆向前倾，并保持这个姿势。向上翘起脚尖，你可以感觉到腓肠肌得到伸展，胫骨前肌和腹肌有收缩感。

运动量：
- 保持姿势 45 秒到 1 分钟。

运动目的：
- 通过不同的肌肉群的伸展和收缩，这个姿势可以让身体更加挺拔和对称。

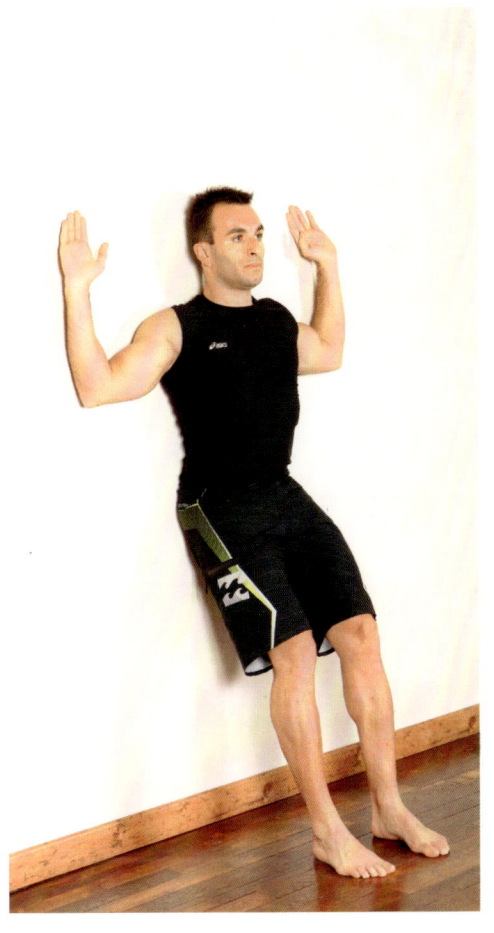 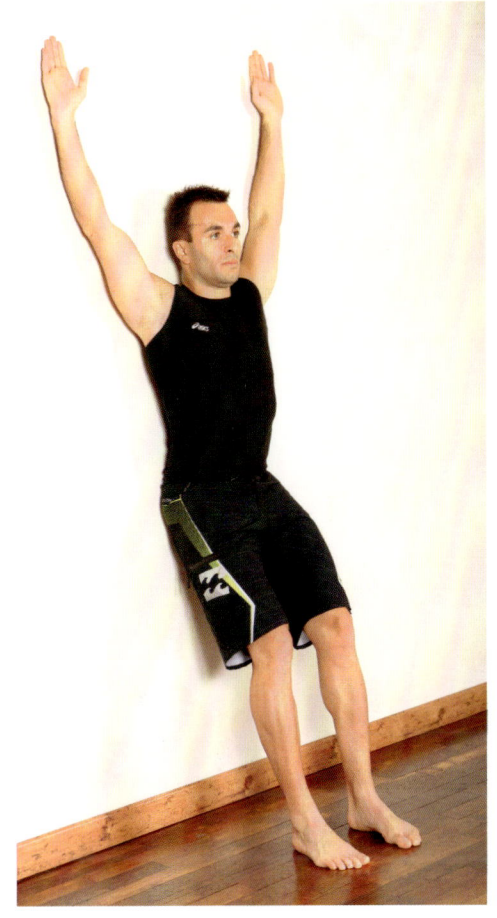

J. 背靠墙站立，腿慢慢地向前移动，将臀部放低，就像坐在一张高脚椅上一样。下背部紧贴墙壁，抬起前臂贴住墙面，与肩同高。向上伸展手臂，让大臂、小臂、手腕和手背都紧贴墙壁。如果你的身体离开了墙壁，请恢复到最初的姿势。注意利用腹肌的力量，不要让下背部离开墙壁。

运动量：
- 重复10次，练习结束后，走几步放松身体，促进血液循环。然后再做一组。

运动目的：
- 这组练习可以锻炼上背部肌肉群、腹肌和股四头肌，缓解下背部肌肉群的紧张状况。针对股四头肌柔软度缺乏的情况，这个练习可以提高这组肌肉群的力量、肌张力和肌肉耐力。同时可以矫正骨盆位置，纠正骨盆前倾。

2号体态短期矫正计划动作要点

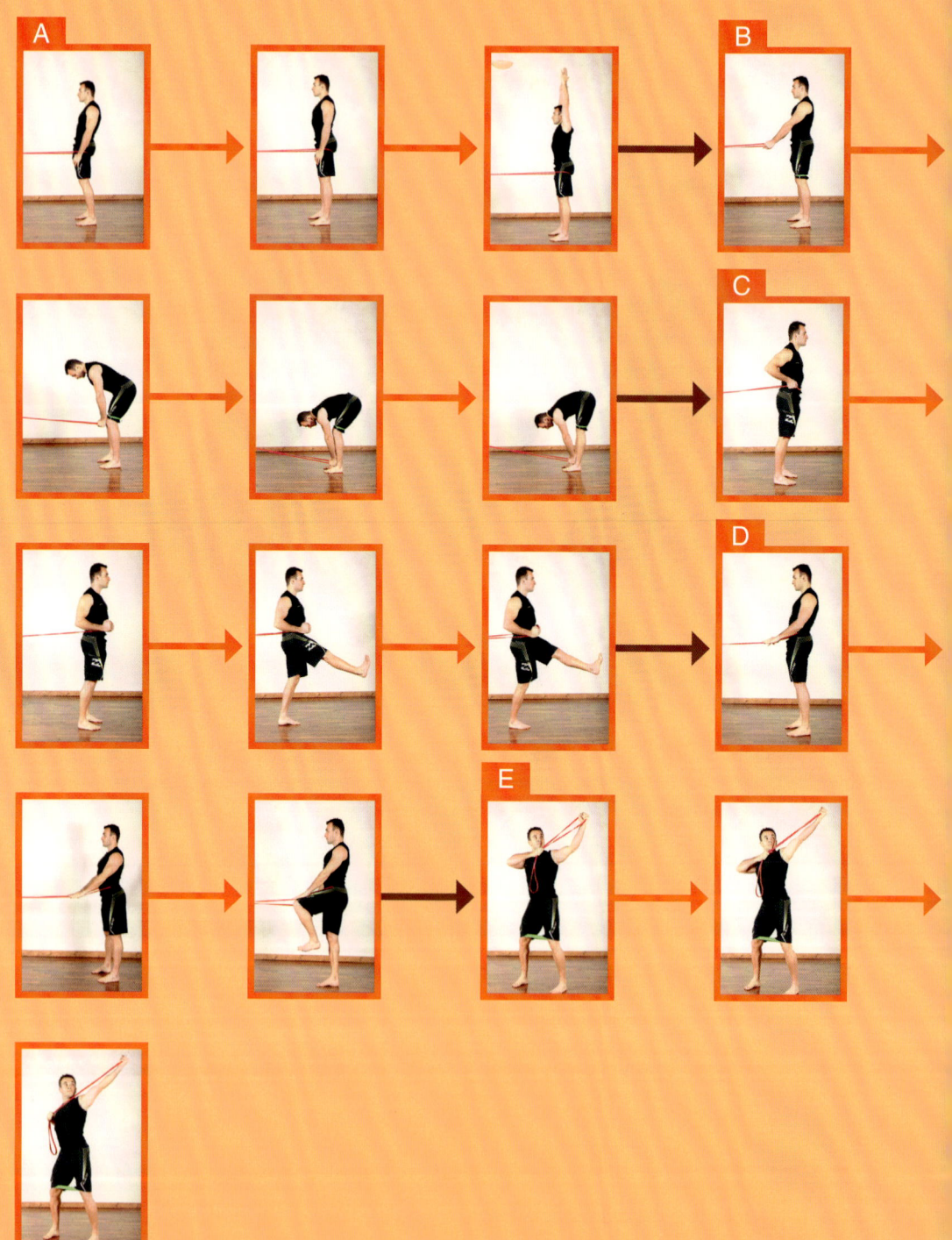

2号体态长期矫正计划动作要点

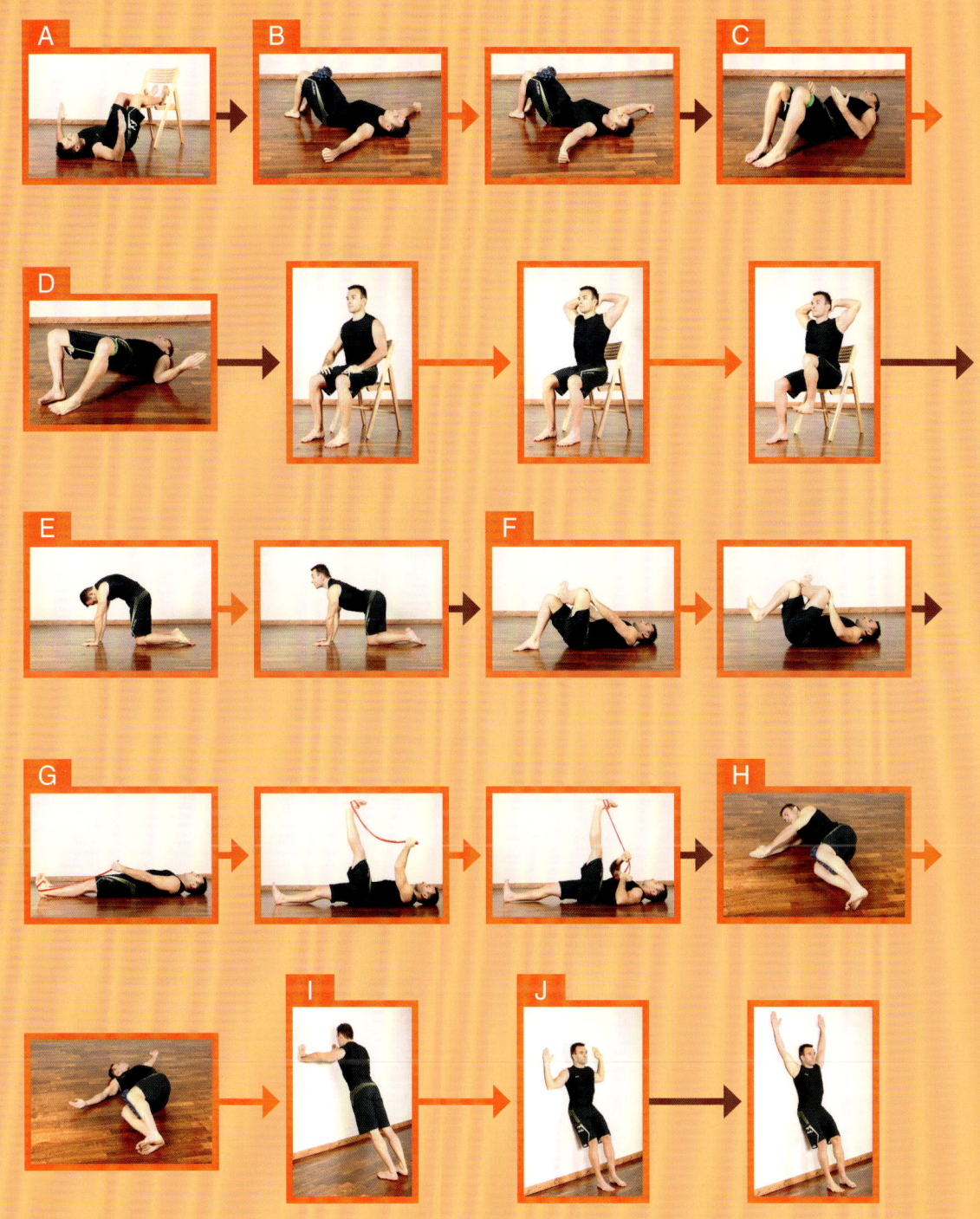

3号体态短期矫正计划

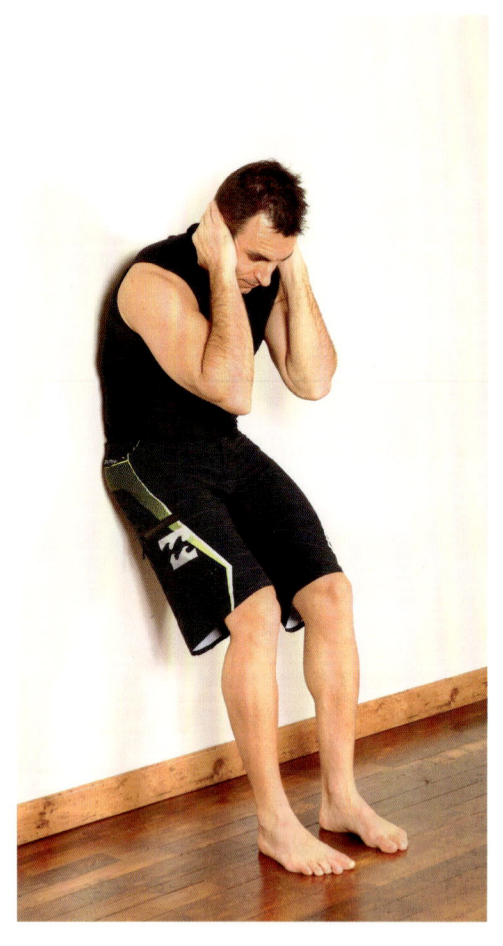
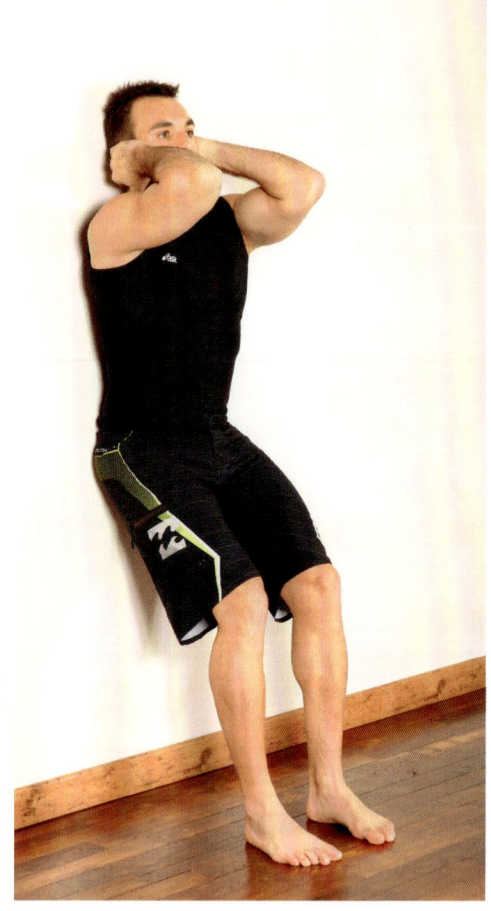

A. 将两个网球用胶带粘在一起,制成一个简单的迷你按摩滚筒。把滚筒放在墙上,背部靠在滚筒上。下背部紧贴墙面,将双手放在后颈处,同时收拢两侧手肘。向上抬高手肘,头部后仰,然后向身体两侧张开双肘,打开肩关节。要注意活动到中背部以上的每一节椎骨。

每次练习持续5秒:用1秒固定下背部位置,1秒用于抬起双肘和后仰头部,1秒用于张开双肘和肩关节,然后用2秒来放松身体。做向后伸展的动作时吸气,在张开双肘和肩关节时呼气。

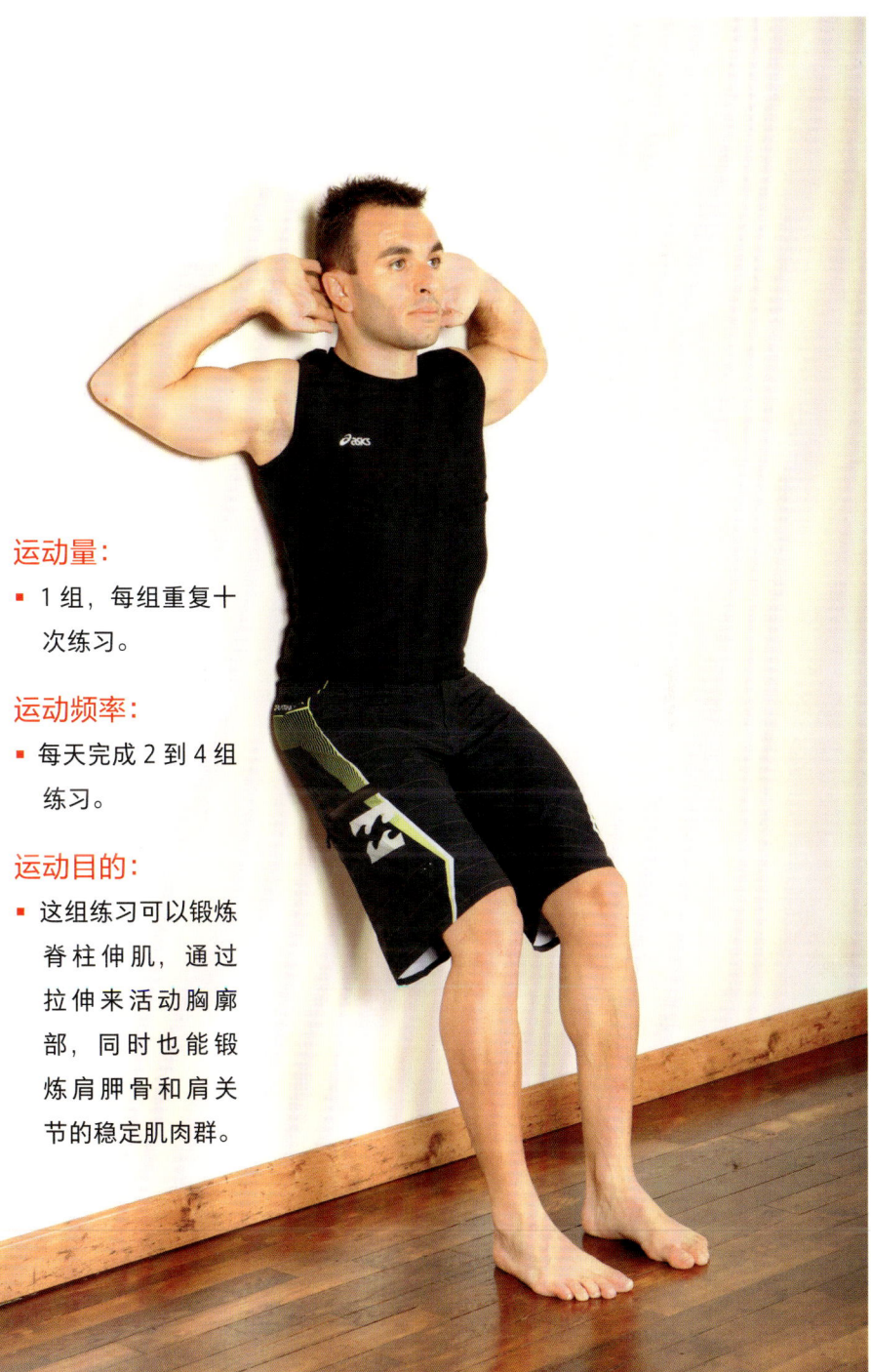

运动量：
- 1组，每组重复十次练习。

运动频率：
- 每天完成2到4组练习。

运动目的：
- 这组练习可以锻炼脊柱伸肌，通过拉伸来活动胸廓部，同时也能锻炼肩胛骨和肩关节的稳定肌肉群。

B. 将弹力带系在门把手上，或系在事先固定在门缝中的尼龙带上。身体直立，将弹力带套在骨盆处，直到感觉下背部为了抵抗拉力有前倾的趋势，此时骨盆也向前倾斜（脊柱严重前凸）。收紧臀部，骨盆向前顶，充分向上舒展身体，再向上伸展手臂。身体向后伸展。放下双臂，挺直腰部和骨盆，然后重复以上动作。每组动作保持6秒：3秒用于矫正骨盆位置和举起手臂，3秒用于放下手臂。

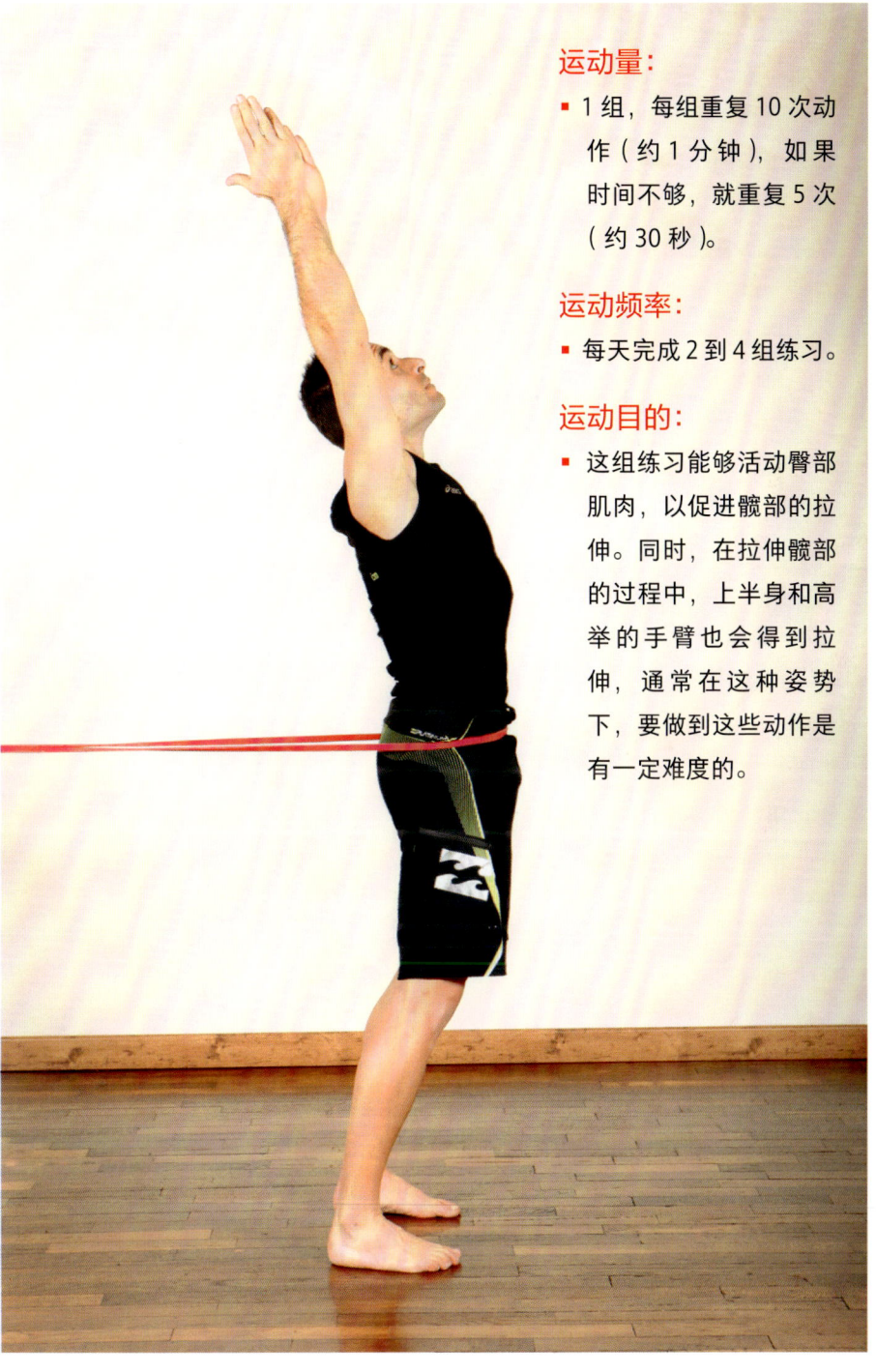

运动量:
- 1组,每组重复10次动作(约1分钟),如果时间不够,就重复5次(约30秒)。

运动频率:
- 每天完成2到4组练习。

运动目的:
- 这组练习能够活动臀部肌肉,以促进髋部的拉伸。同时,在拉伸髋部的过程中,上半身和高举的手臂也会得到拉伸,通常在这种姿势下,要做到这些动作是有一定难度的。

C. 面墙而立，双脚平行，远离墙面。双肘和前臂贴紧墙面，肘部发力，支撑身体。骨盆略微前倾，保持这个姿势。向上翘起脚尖，你可以感觉到腓肠肌得到伸展，胫骨前肌和腹肌有收缩感。将一侧手肘沿着墙壁向上伸展，同时保持身体中轴线不偏移，当伸展到最大限度后，手臂回到原来位置，换另一侧，再重复以上动作。左右手臂交替进行。

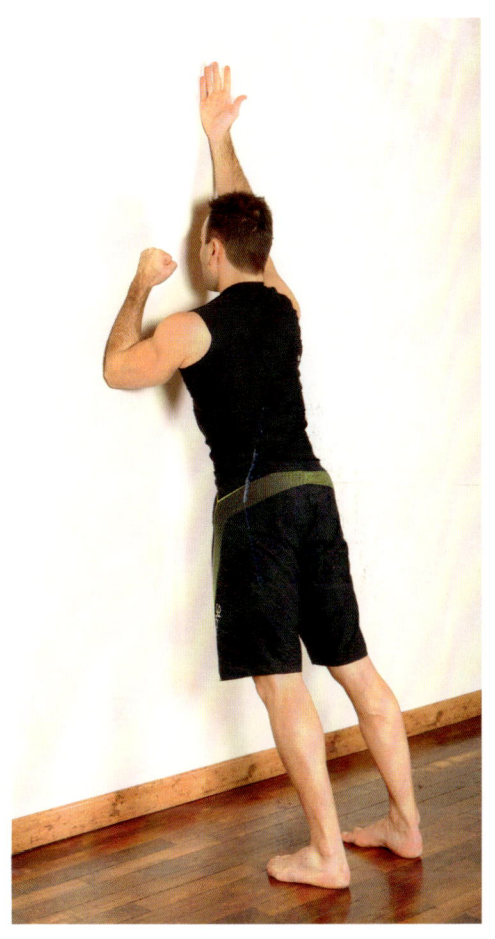 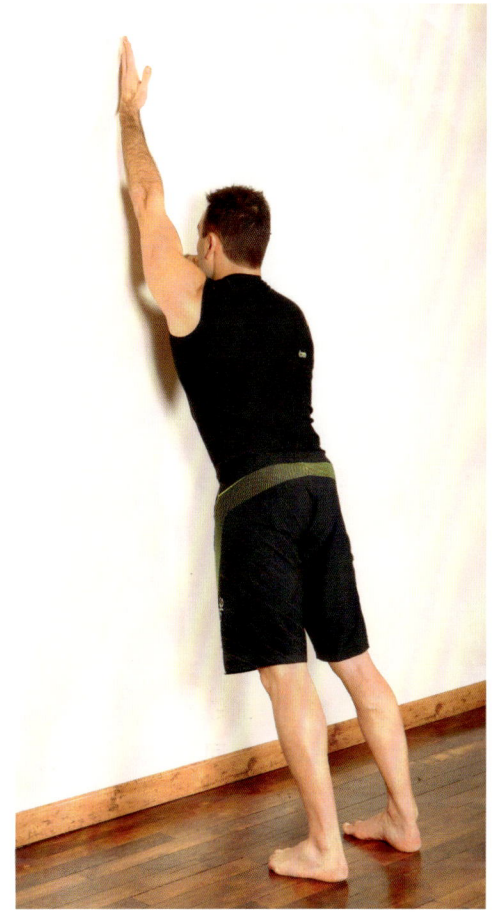

运动量：
- 1组，每组练习重复10次动作（左右各5次，约1分钟），如果时间不够，就重复4次（左右各2次，约30秒）。

运动频率：
- 每天完成2到4组练习。

运动目的：
- 这组练习可以锻炼脊柱伸肌，通过拉伸来活动胸廓部，同时也能锻炼肩胛和肩关节的稳定肌肉群。

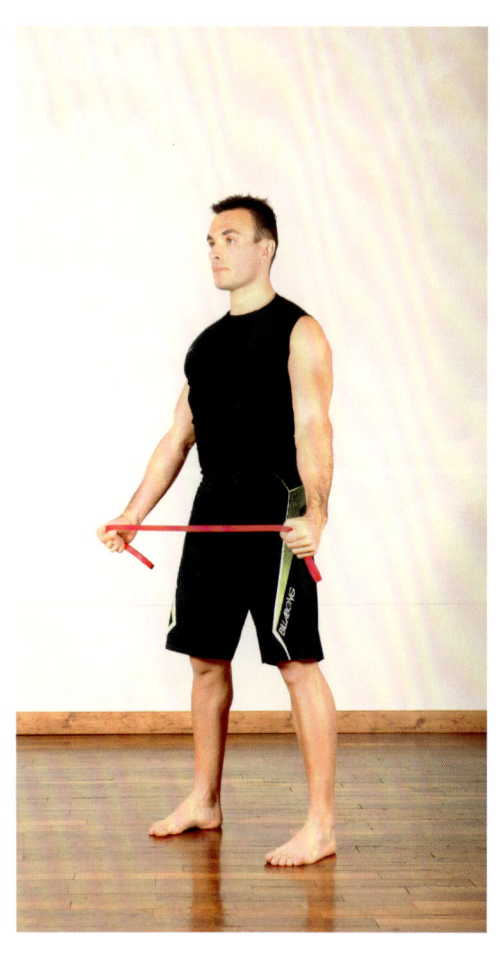 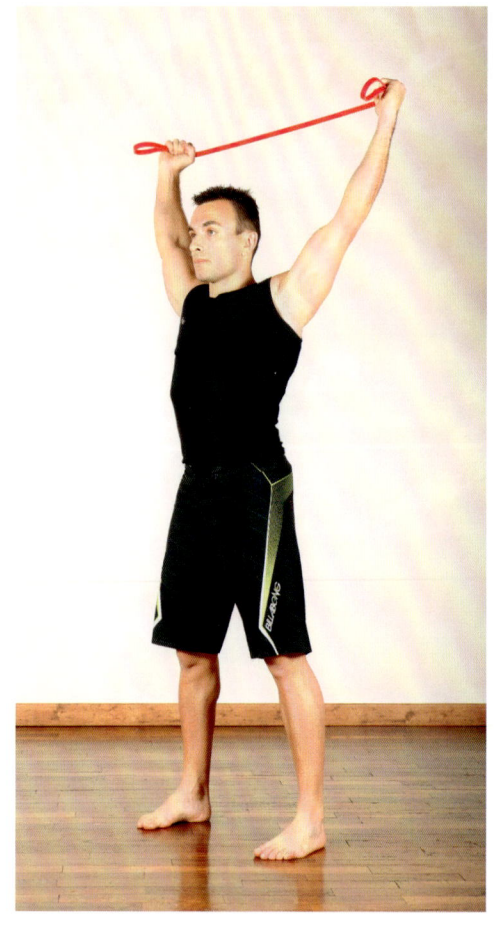

D. 站直身体,双臂伸直,两手之间保持一定距离并握住弹力带。抬起手臂,双手举过头顶,然后慢慢地向后放下。如果你做不到,可以将两手分开得更远一些,如果拉伸感太强,请停止动作。在做这组练习的过程中,要充分舒展身体,并保持骨盆位置向前。因为,为了限制上半身的伸展,腰部会有自然前挺的趋势。

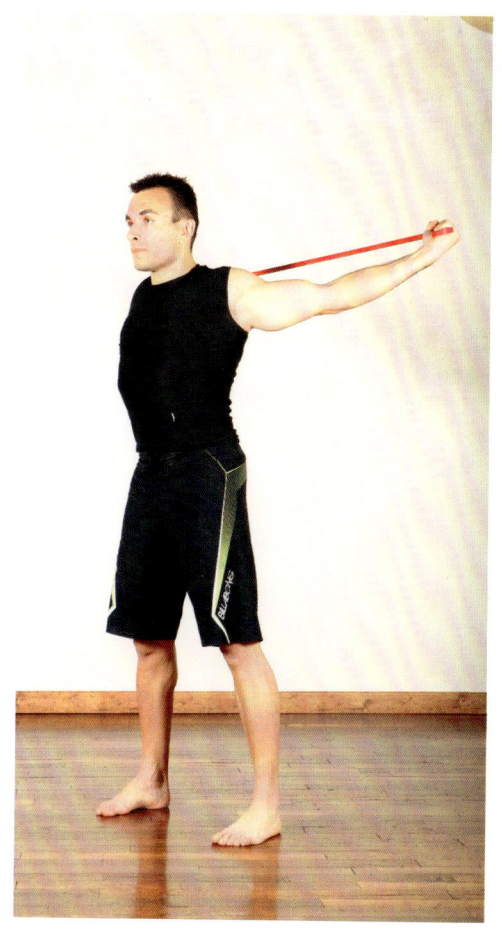 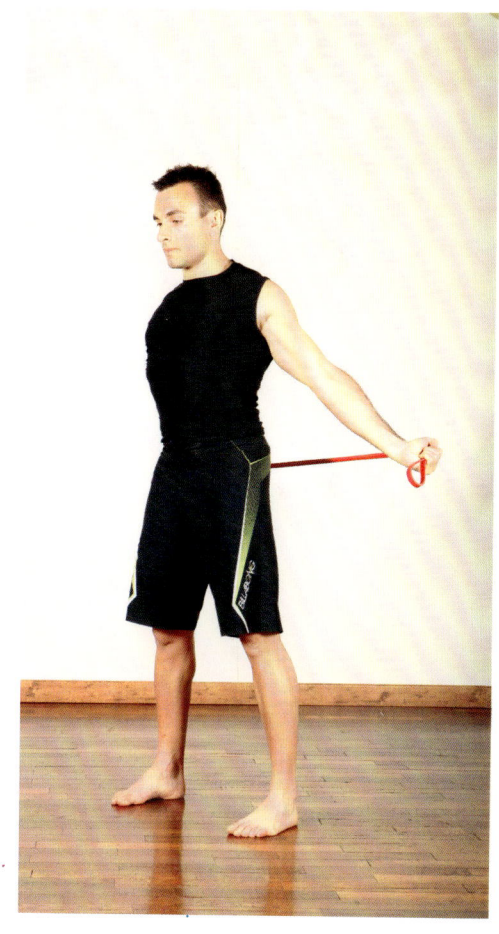

运动量：
- 每个姿势保持 20 秒（手臂从下往上运动的姿势和从上往下运动的姿势），重复 2 次。

运动目的：
- 这组练习对于拉伸上半身肌肉群和手臂肌肉群是非常有效的。弹力带可以让肩胛骨部位的固定肌肉群处于轻微紧绷的状态，让上半身肌肉得到一定的放松（交互抑制）。要注意在日复一日的锻炼过程中，拉伸感会逐渐减轻，如果拉伸感反而增加，则说明肌肉张力过大。

3号体态长期矫正计划

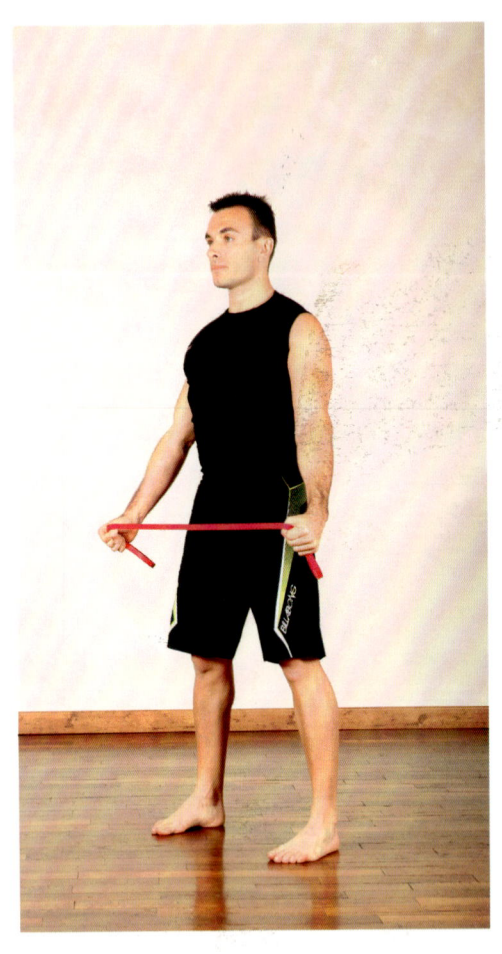 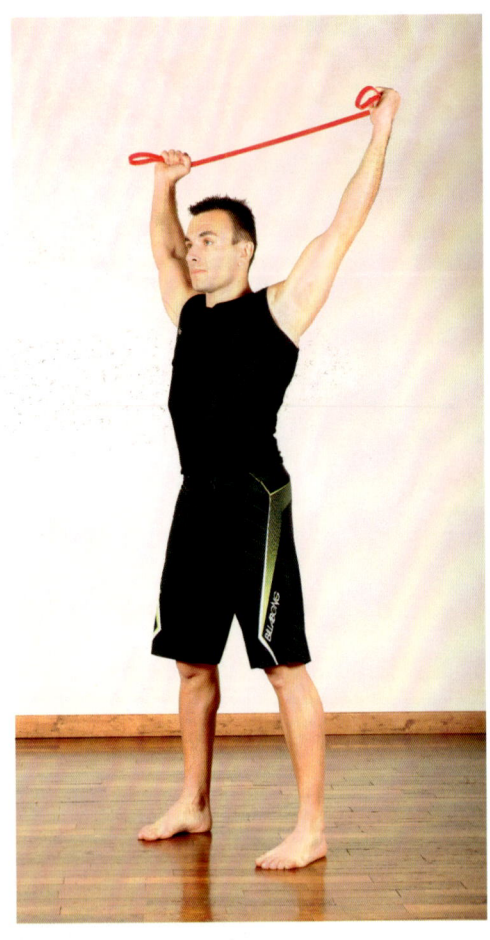

A. 站直身体,双臂伸直,两手之间保持一定距离并握住弹力带。抬起手臂,双手举过头顶,然后慢慢地向后放下。如果你做不到,可以将两手分开得更远一些,如果拉伸感太强,请停止动作。在做这组练习的过程中,要充分舒展身体,并保持骨盆位置向前。因为,为了限制上半身的伸展,腰部会有自然前挺的趋势。

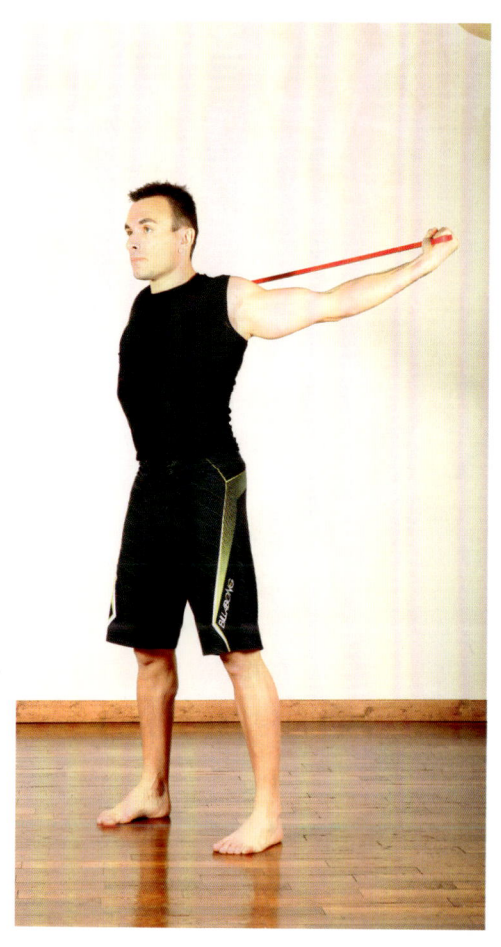 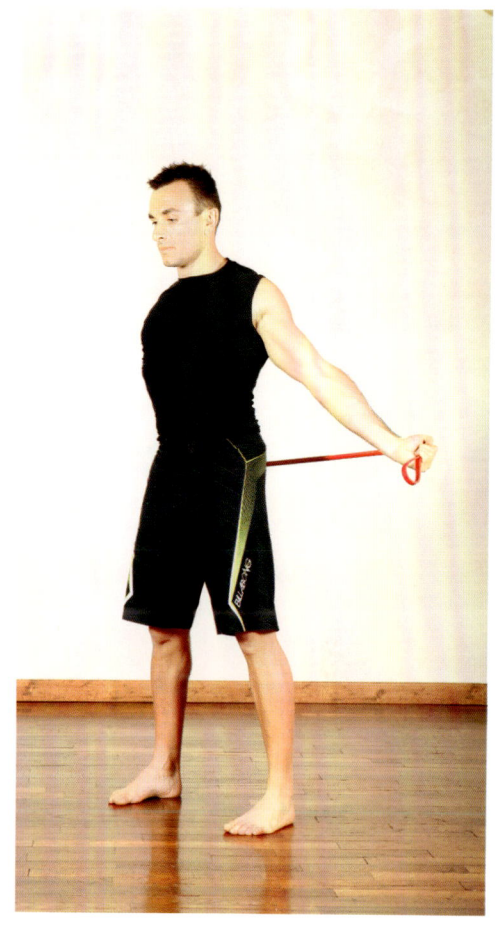

运动量：

- 每个姿势保持 20 秒（手臂从下往上运动的姿势和从上往下运动的姿势），重复 2 次。

运动目的：

- 这组练习对于拉伸上半身肌肉群和手臂肌肉群是非常有效的。弹力带可以让肩胛骨部位的固定肌肉群处于轻微紧绷的状态，让上半身肌肉得到一定的放松（交互抑制）。要注意在日复一日的锻炼过程中，拉伸感会逐渐减轻，如果拉伸感反而增加，则说明肌肉张力过大。

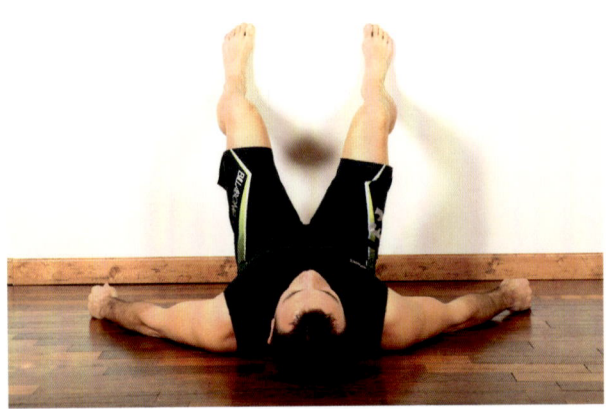

B. 仰卧，双脚放在墙上，双腿屈膝呈 90 度，双臂自然地放在身体两侧，背部放松；双脚间的距离与髋部同宽。两侧膝盖向内收拢，触碰之后再向外打开。注意，在此过程中，脚掌不能离开墙壁。

运动量：
- 2 组，一共重复 20 次（两组练习之间休息几秒）。

运动目的：
- 通过活动髋部的回旋肌，这组练习有助于区分出上半身和下半身，让下半身在不受上半身影响的情况下独立完成运动。同时也有利于放松骨盆肌肉群，从而减轻下背部肌肉的压力。

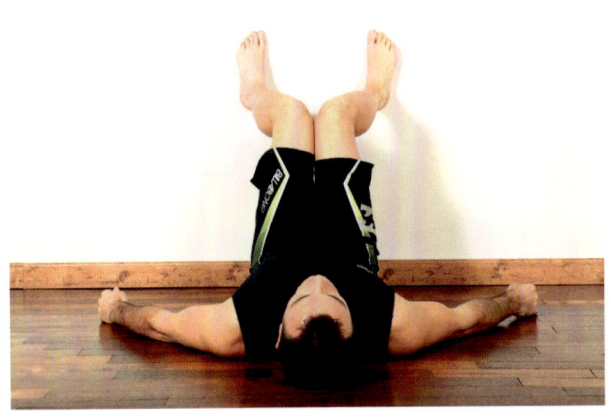

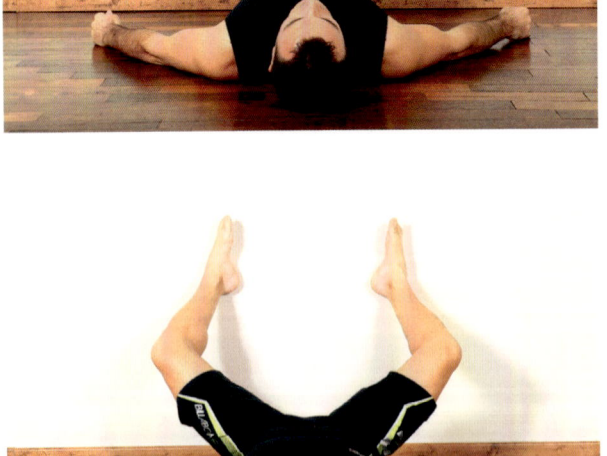

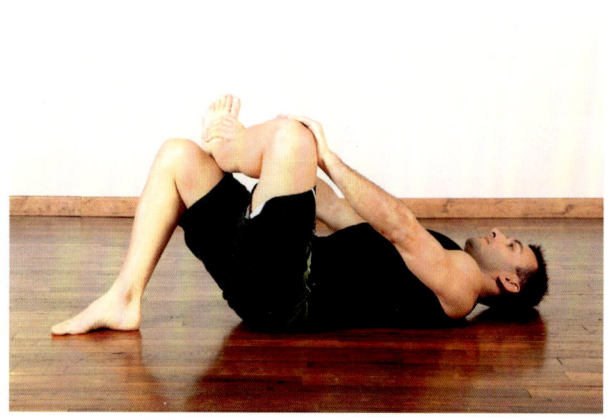

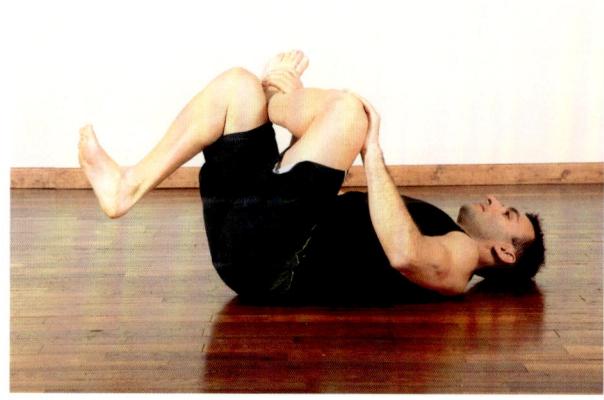

C. 身体平躺,屈起双腿,脚掌着地,两腿交叉,将左腿外侧脚踝放到右腿膝盖上方。

抬起左腿膝盖往胸部靠近,一只手握住膝盖,并保持左脚脚踝始终在右腿膝盖上。坚持30秒。你会感到臀部肌肉得到深层拉伸。必须保持骨盆位置端正,因为右侧髋关节可能会为了限制拉伸而晃动。

身体弯曲的角度越大,拉伸感越明显。不要忘记放松和调整呼吸。

运动量:

- 两腿交替进行,每一侧腿保持这个姿势30秒。

运动目的:

- 这组锻炼非常重要,因为在保持这个姿势时,臀部肌肉在肌肉结节、粘连和触发点的过度作用下是僵硬的。而臀部肌肉在几乎一整天的时间里都是处在被拉伸和被压迫的状态之下(对于一些久坐的人来说更是如此)。

260 没有疼痛的身体

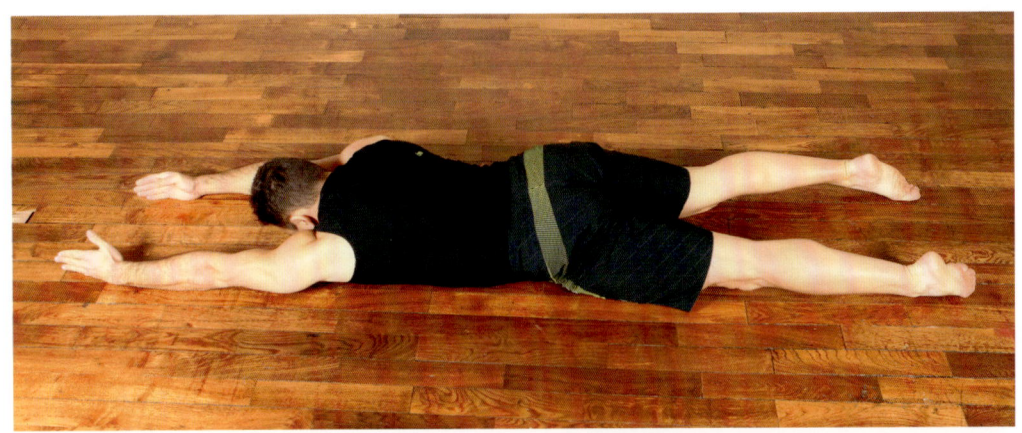

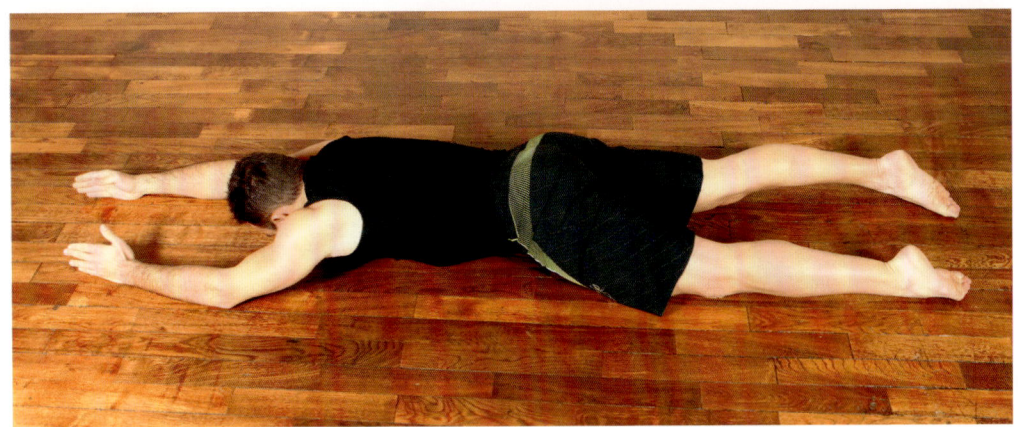

D. 俯卧，可以垫一条毛巾在额头下面，这样会更舒适。双臂放在头部两侧，向前伸直，双腿张开，与骨盆同宽。接下来将一侧手臂伸展到最大程度，同时伸展相反一侧的腿（如伸展右臂的同时伸展左腿）。保持这个动作2秒，再放松。然后换另一侧手臂和腿，重复此动作。注意在练习过程中保持身体紧贴地板，你可以想象自己在冰上滑行。你会感到与伸展腿同侧的侧背部和下背部有拉伸感，同时伴随着上背部和与伸展手臂同侧的肩部的轻微收缩。然后换成仰卧姿势，重复同样的伸展动作。可以垫一个垫子在后脑处，双臂下也可以垫上垫子或两本书（拥有3号体态的人会很难将手臂往头部上方伸直）。

注意事项：

- 如果你在伸展手臂时感到同侧肩膀疼痛，可以适当调整手臂和身体的角度，将手臂向外伸展，而不是继续向头顶上方伸展。

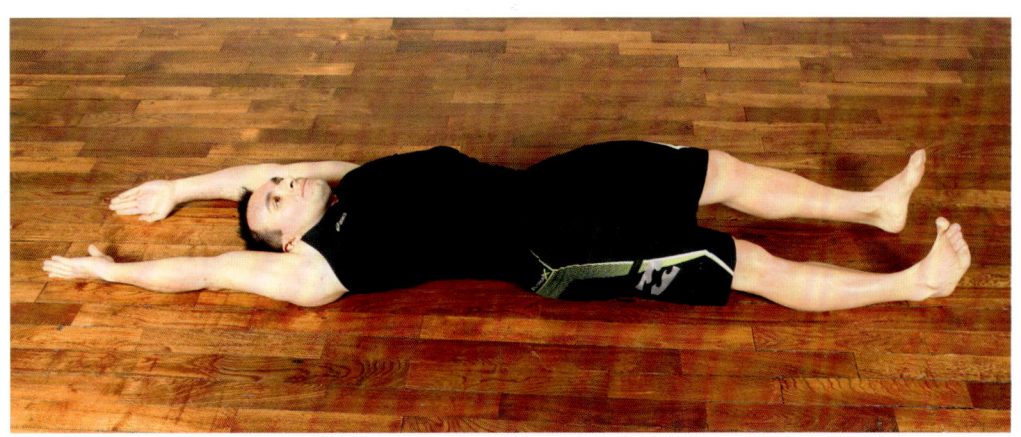

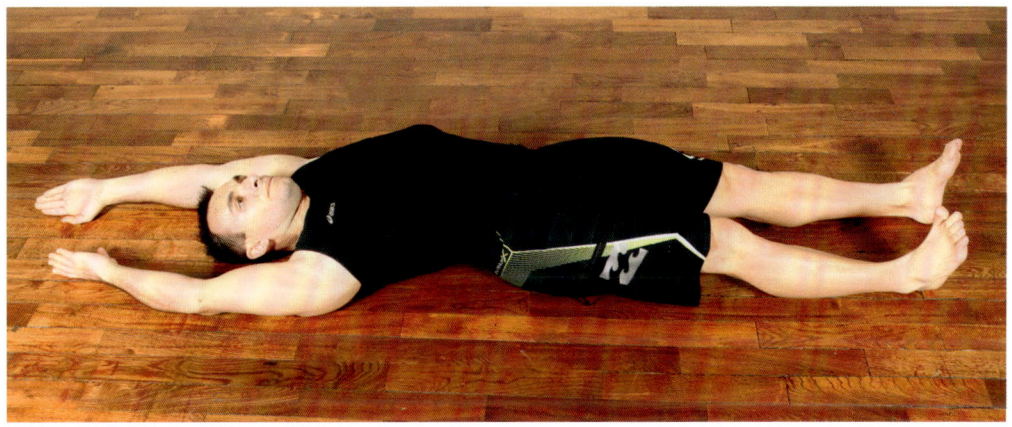

运动量：
- 每次伸展保持 2 秒，左右交替，重复 6 次，仰卧时也一样。注意要在伸展时呼气，在左右轮换时吸气。

运动目的：
- 这组练习可以锻炼稳定脊柱中每一根椎骨的小肌肉群，重新建立起行走过程中骨盆位置上半身和下半身相互配合的动作模式，同时也有利于重新调整这个区域的运动稳定性。

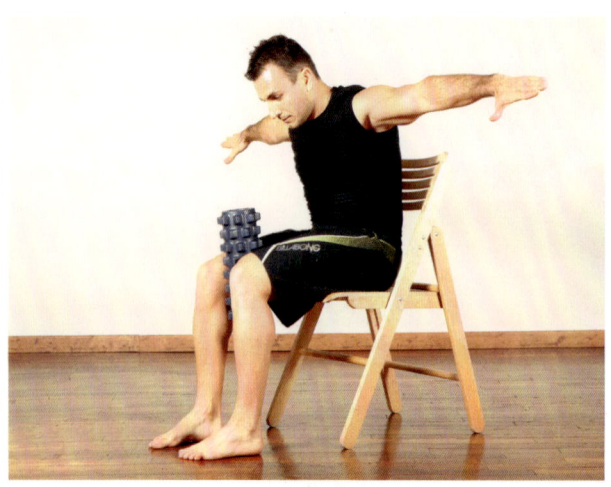

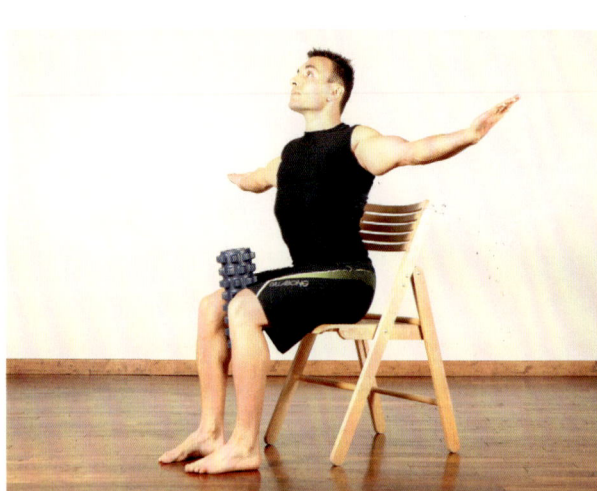

E. 坐在椅子边缘，骨盆前倾，挺胸，背部挺直，然后胸部朝前顶。双膝夹住按摩滚筒。双臂伸展平举，与肩同高，掌心向上，拇指指向后方。双膝给滚筒施加轻微压力的同时保持上半身姿势不变。你会感到肩胛骨之间的上背部肌肉、脊椎沿线肌肉群和内收肌得到锻炼。

注意事项：

- 如果在练习一开始，背部痛感就很强烈，可以减少重复的次数。

运动量：

- 2组，一共重复10次，完成一组后放松几秒。

运动目的：

- 这个练习可以加强骨盆的稳定性，矫正骨盆位置。同时，有利于锻炼负责让脊柱保持挺直的肌肉群，以及负责扩胸动作的肌肉群（可以抑制肩膀前缩的姿势）。

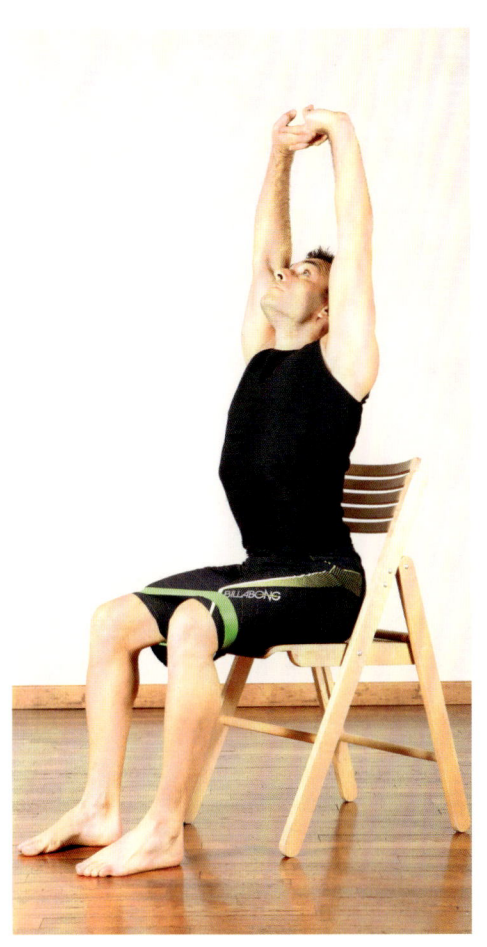

F. 坐在椅子边缘，骨盆前倾，挺胸，背部挺直，胸部向前顶。将弹力带套在膝关节上方，双手手指交叉，双臂向上伸展，并保持掌心向上。头部和双眼跟着手移动，两膝向外张开撑开弹力带。保持这个姿势10秒，恢复到最初姿势，放松背部，重复以上动作。你会感到上背部和腹部肌肉，脊柱沿线和侧臀部肌肉得到锻炼，脖子前侧肌肉和背部肌肉群有拉伸感。

运动量：

- 5次，每次10秒，每两次动作之间休息几秒。

运动目的：

- 这组练习可以锻炼骨盆与脊柱的稳定肌肉群。特别针对拥有3号体态的人，这组练习还可以矫正头部、脊柱和骨盆的位置。

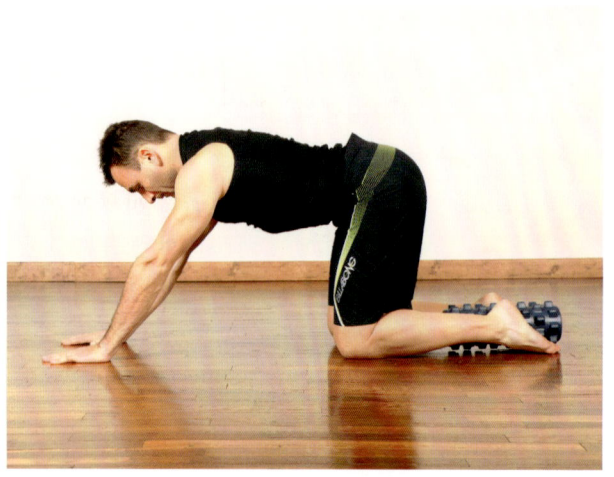

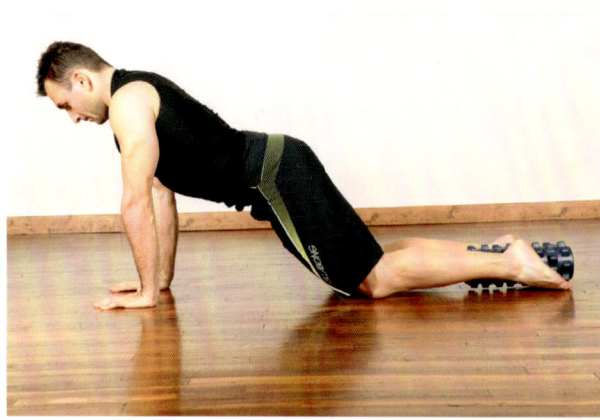

G. 四肢着地，身体呈爬行姿势，双脚夹住按摩滚筒。手向前移，身体前倾，让骨盆和膝盖连线不再与地面垂直。腹部放松，让腰部自然向下弯曲（向下凹陷）。用脚和踝骨夹紧滚筒，然后慢慢地放松。你会感到髋部和臀部的收缩，下背部"发热"（这说明腰大肌正在运动）。完成一组动作后，松开夹在双脚之间的滚筒，同时放松下背部（这时你会感受到更强的灼热感）。

运动量：
- 2组，一共重复10次，每两组之间休息几秒。

运动目的：
- 这组练习有利于锻炼髋部深层肌肉，同时下背部也在伸展过程中得到了放松，还有利于骨盆位置的矫正。

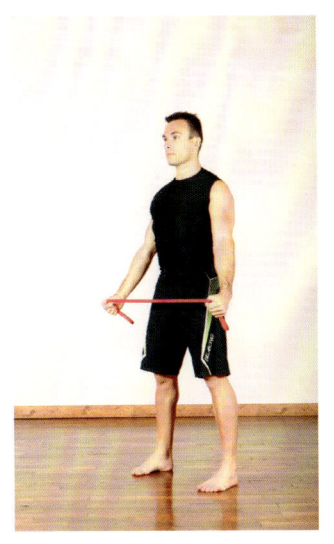
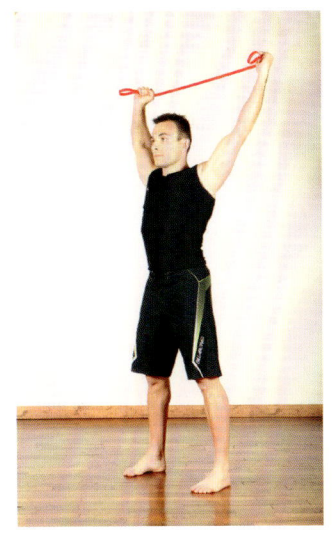
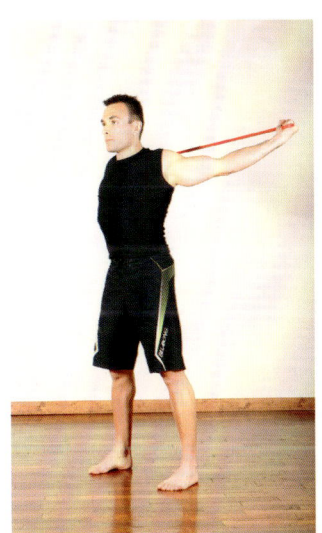
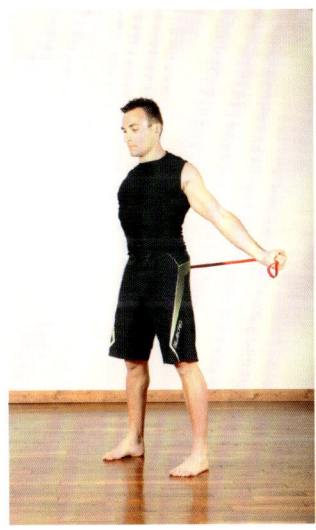

H. 站直身体，双臂伸直，两手之间保持一定距离并握住弹力带。抬起手臂，双手举过头顶，然后慢慢地向后放下。如果你做不到，可以将两手分开得更远一些，如果拉伸感太强，就停止动作。在做这组练习的过程中，要充分舒展身体，并保持骨盆位置向前。因为，为了限制上半身的伸展，腰部会有自然前挺的趋势。

运动量：

- 每个姿势保持 20 秒（手臂从下往上运动的姿势和从上往下运动的姿势），重复 2 次。

运动目的：

- 这组练习可以有效地拉伸上半身肌肉和手臂肌肉。弹力带可以让肩胛骨部位的固定肌肉群处于轻微紧绷的状态，让上半身肌肉得到一定的放松（交互抑制）。要注意在锻炼的过程中，拉伸感会逐渐减轻，如果拉伸感反而增加，则说明肌肉张力过大。

3号体态短期矫正计划动作要点

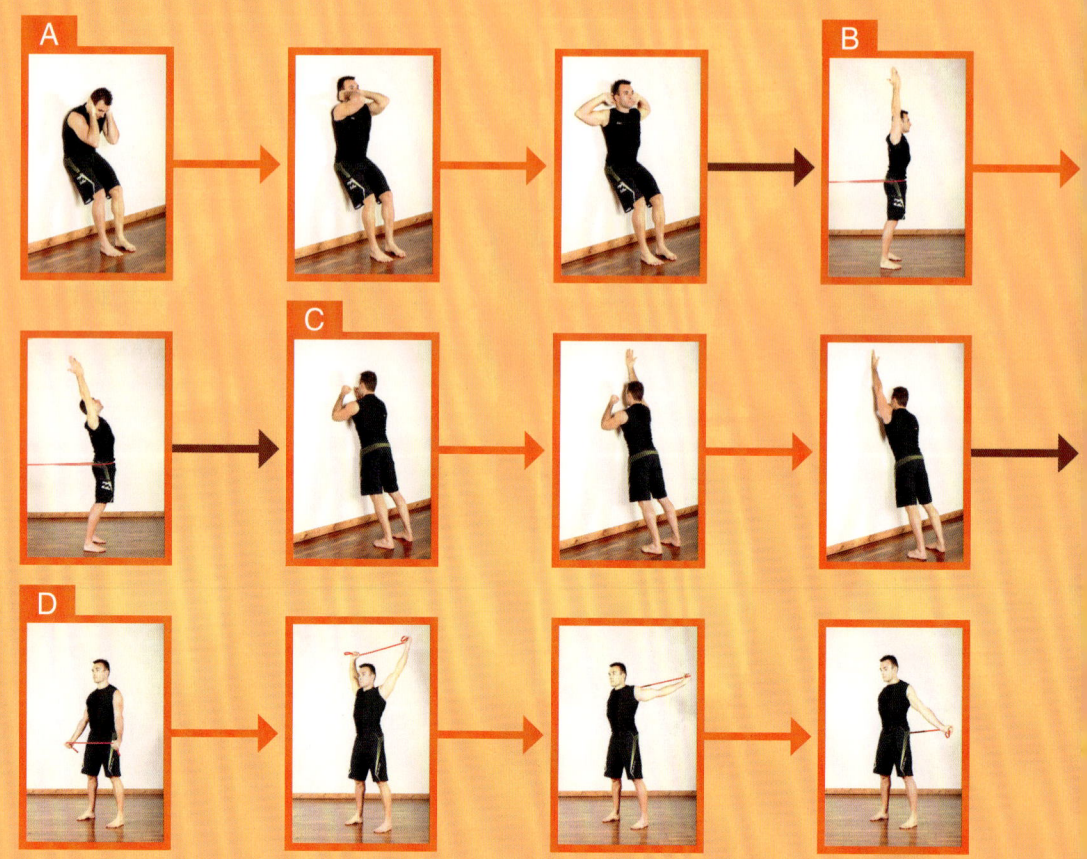

3号体态长期矫正计划动作要点

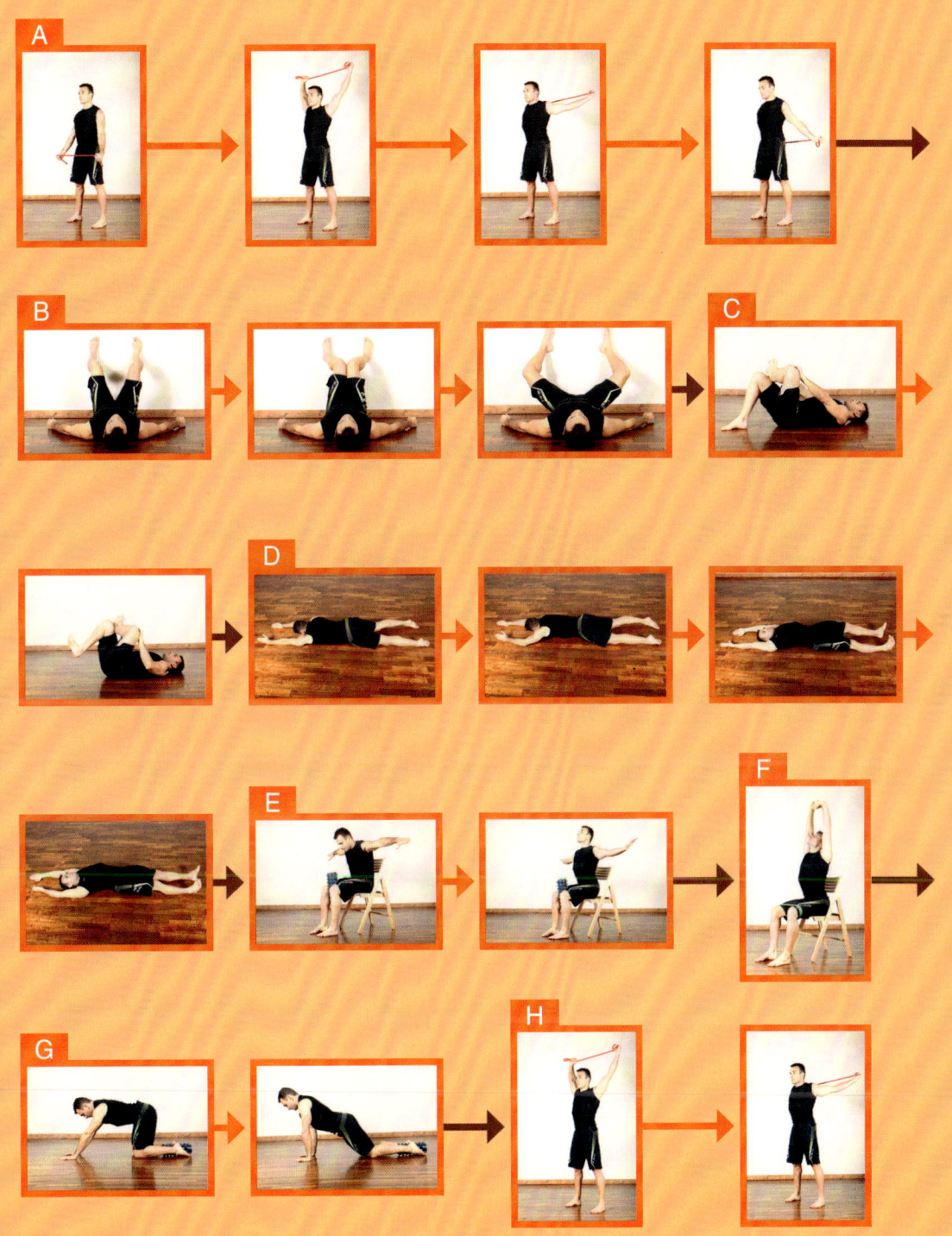

4号和5号体态短期矫正计划

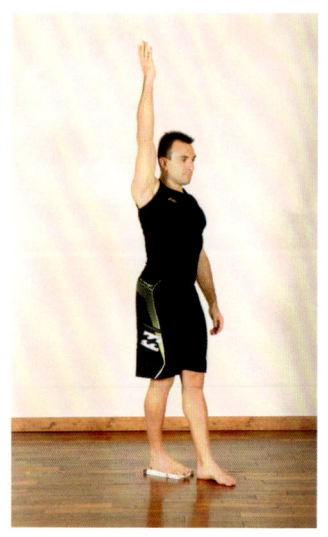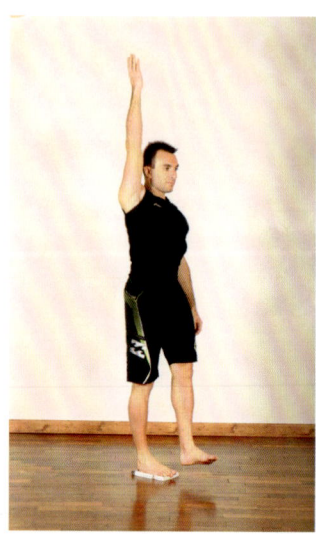

A. 身体直立，一只脚在前，另一只脚在后。举起与前脚相反的一侧手臂，身体充分向上伸展，抬起前脚，离地几厘米，然后放下。重心微微朝前。然后换腿，重复以上动作。

运动量：

- 2组，一共重复8次，要用身体"有问题的一侧"做以上动作，也就是与"健康的一侧"相对的另一侧。这个让你觉得身体更加平衡且自如的"健康的一侧"，就是当你在排队买电影票时，自然而然地用来支撑自己站立的那一侧身体。
- 在上述2组练习之间，做一组动作（重复4次）来锻炼"健康的一侧"。
- 如果你没有时间，只需要用"有问题的一侧"做一组练习即可，一组练习重复8次动作。

运动频率：

- 每天完成2到4组。

运动目的：

- 根据前面提到过的"之字形"体态图来看，这个练习可以锻炼脚部、髋部、脊柱和肩部的稳定肌肉群。如有需要，可以把这个练习加入你的主要体态矫正计划中。

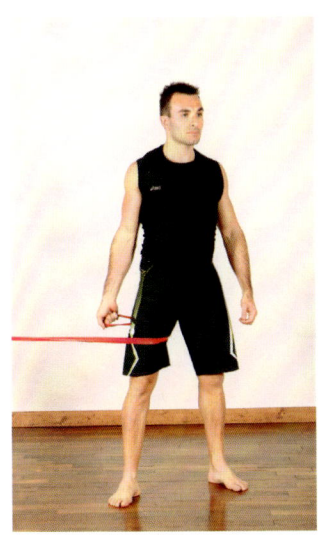 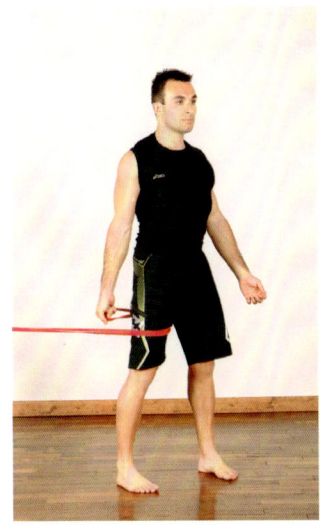 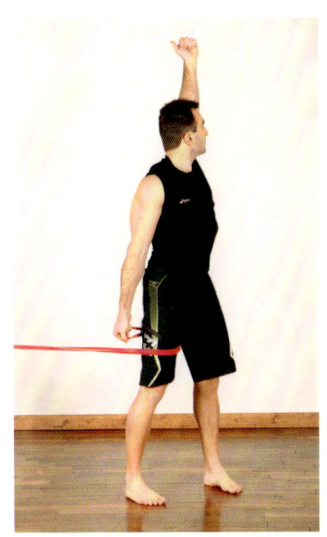

B. 将弹力带系在门把手上，或系在事先固定在门缝中的尼龙带上。身体直立，将弹力带绕在过度外旋一侧腿的大腿中部，手绕到大腿后侧拉住弹力带，使弹力带与身体垂直。充分向上舒展身体，套有弹力带的腿向内旋转，然后另一只手臂向斜上方伸展，以矫正身体过度旋移。放下手臂，收腿，再重复以上动作。每次动作持续 6 秒：3 秒用于矫正骨盆位置和举起手臂，3 秒用于放下手臂。

运动量：

- 1 组，每组重复 10 次动作（约 1 分钟）。时间不够时重复 5 次动作（约 30 秒）。

运动频率：

- 每天完成 2 到 4 组。

运动目标：

- 这组练习可以锻炼到造成身体旋移的肌肉。我们可以经常看到在这种体态下，左侧肩膀与右侧肩膀相比更加内旋，而右脚却比左脚更加外旋，反之亦然。如有需要，可以把这个练习加入你的主要体态矫正计划中。

4号和5号体态长期矫正计划

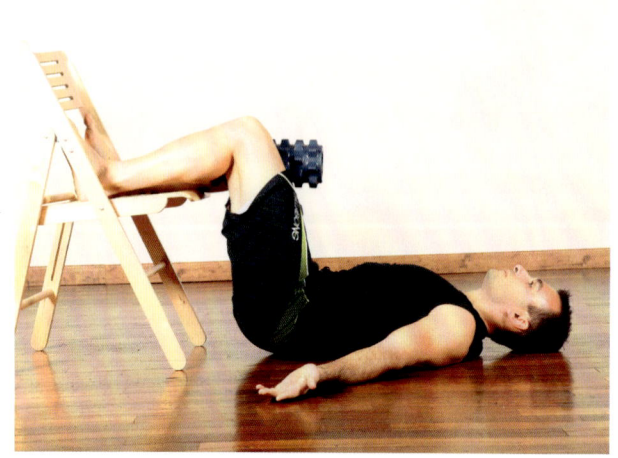

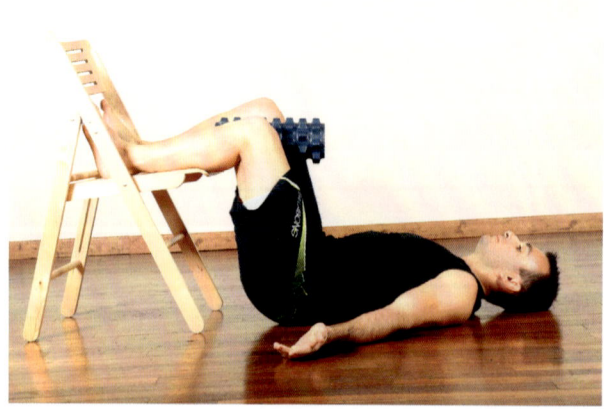

A. 仰面躺下，双腿放在椅子或其他支撑物上。髋部和膝盖对齐。将按摩滚筒夹在两膝之间。

先将一条腿的脚后跟（足部）和小腿肚紧贴椅面，就像你想要让脚贴到臀部一样向下用力。在此过程中要保持两膝轻轻夹住滚筒，换一条腿，再重复以上动作。你可以感觉到腓肠肌和大腿后侧的肌肉群收缩，骨盆也得到了锻炼。

运动量：

- 2组，一共重复12次动作，双腿交替进行，在两组练习之间休息几秒。

运动目的：

- 这组练习有利于放松和锻炼骨盆和下背部的深层肌肉。根据你自身体态的实际情况，可以将这组练习动作加入你的体态矫正计划中。

体态矫正计划 271

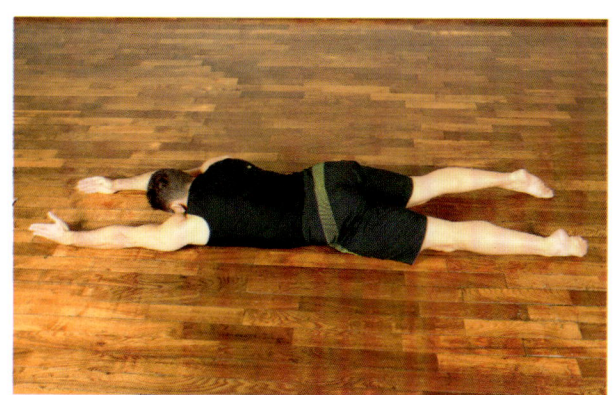

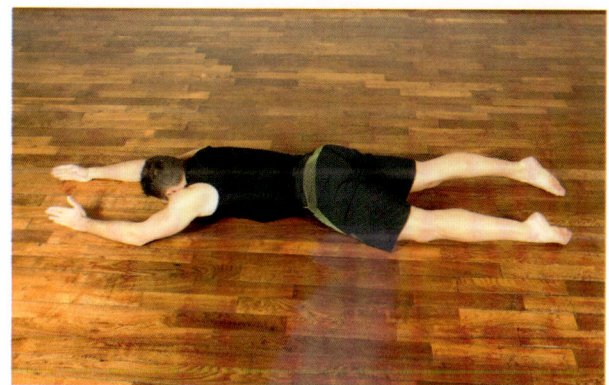

B. 俯卧，可以垫一条毛巾在额头下面，这样会更舒适。双臂放在头部两侧，向前伸直，双腿张开，与骨盆同宽。接下来一侧手臂伸展到最大程度，同时伸展相反一侧的腿（如伸展右臂的同时伸展左腿）。保持这个动作 2 秒，再放松。然后换另一侧手臂和腿，重复此动作。注意在练习过程中保持身体紧贴地板，你可以想象自己在冰上滑行。你会感到与伸展腿同侧的侧背部和下背部有拉伸感，同时伴随着上背部和与伸展手臂同侧的肩部的轻微收缩。

注意事项：
- 如果你在伸展手臂时感到同侧肩膀疼痛，可以将手臂向外伸展，而不是继续向头顶上方伸展。

运动量：
- 每次伸展保持 2 秒，左右交替，重复 10 次（左侧 5 次，右侧 5 次）。注意要在伸展时呼气，在左右轮换时吸气。

运动目的：
- 这组练习可以强化稳定脊柱中每一根椎骨的小肌肉群，重新调整骨盆运动过程中上半身和下半身相互配合的动作模式，同时也有利于重新调整这个区域的运动稳定性。根据你自身体态的实际情况，可以将这组练习动作加入你的体态矫正计划中。

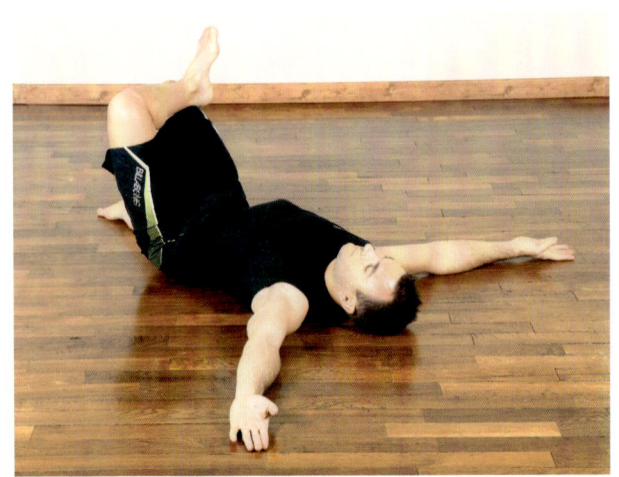
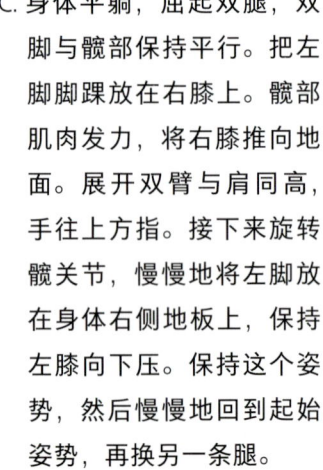

C. 身体平躺，屈起双腿，双脚与髋部保持平行。把左脚脚踝放在右膝上。髋部肌肉发力，将右膝推向地面。展开双臂与肩同高，手往上方指。接下来旋转髋关节，慢慢地将左脚放在身体右侧地板上，保持左膝向下压。保持这个姿势，然后慢慢地回到起始姿势，再换另一条腿。

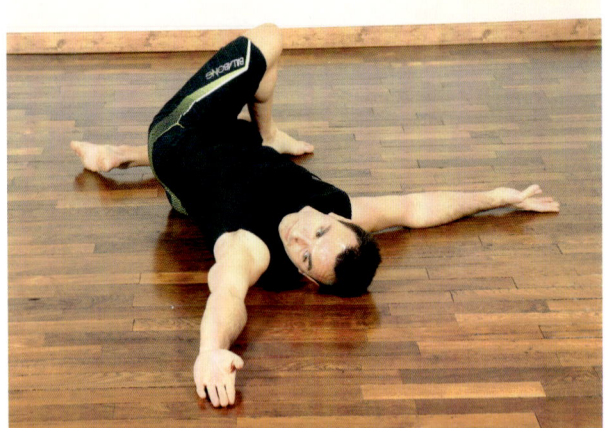

运动量：

- 在髋关节转动受限的一侧保持这个姿势 1 分钟，另一侧 20 秒。

运动目的：

- 这个练习可以拉伸髋部和臀部的深层肌肉。此外，转动髋关节能够缓解下背部的压力。根据你自身体态的实际情况，可以将这组练习动作加入你的体态矫正计划中。

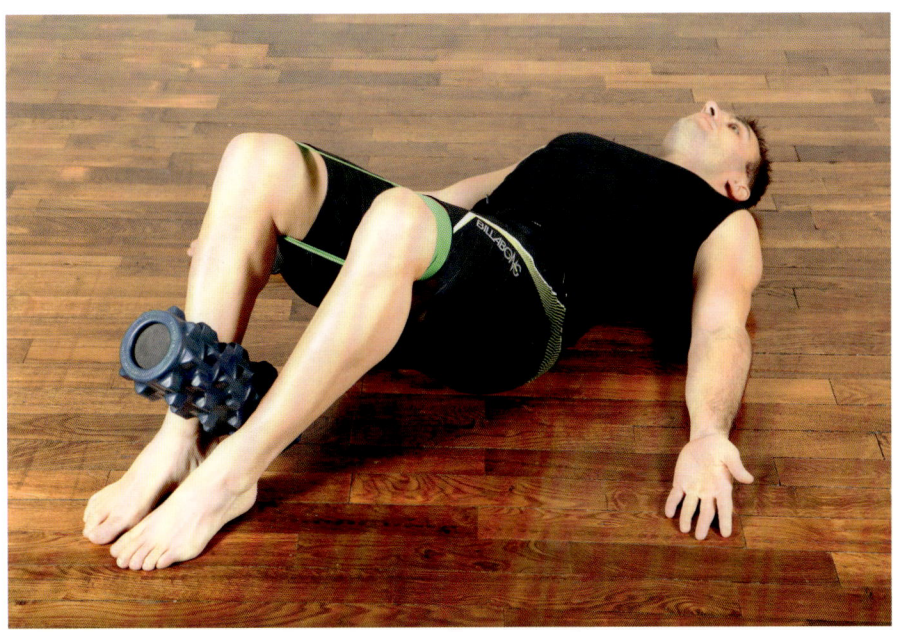

D. 身体平躺,屈膝,将一条短弹力带套在膝盖上方。双脚、双膝和髋部对齐。把按摩滚筒放在两脚脚踝之间。伸展双臂,双手放在骨盆两侧,将手臂压在地面上。保持这个姿势,绷紧和放松膝盖上的弹力带,脚踝夹紧滚筒,这两个动作需同时进行。你能感觉到臀部、内收肌、骨盆、两侧肩胛骨之间的部位和背部得到锻炼。

运动数量:
- 重复20次。

运动目的:
- 这组练习可以锻炼外展肌和内收肌,外展肌对骨盆的稳定、股骨(大腿骨)的外旋很重要。它还有利于骶髂关节的矫正。如果你的骨盆不平衡或感到髋部和骨盆疼痛,请将这组动作加入你的体态矫正计划中。

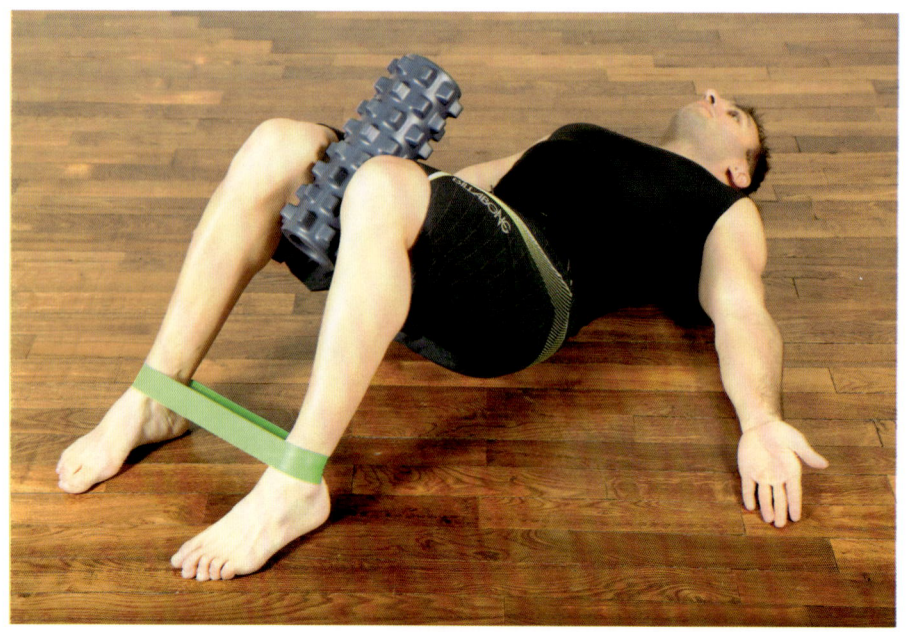

E. 这组练习和上一组练习类似，只是将按摩滚筒和弹力带的位置交换。身体平躺，屈膝，将按摩滚筒或垫子夹在两膝之间，双脚、双膝和髋部对齐。将弹力带套在脚踝处。伸展双臂，双手放在骨盆两侧，将手臂压在地面上。保持这个姿势，同时挤压和放松膝盖间的滚筒，绷紧脚踝处的弹力带，这两个动作需同时进行。你能感觉到臀部、内收肌、骨盆、两侧肩胛骨之间的部位和背部得到锻炼。

运动量：
- 重复 20 次。

运动目的：
- 这组练习可以锻炼外展肌和内收肌，外展肌对骨盆的稳定、股骨（大腿骨）的外旋很重要。它还有利于骶髂关节的矫正。如果你的骨盆不平衡或感到髋部和骨盆疼痛，请将这组动作加入你的体态矫正计划中。

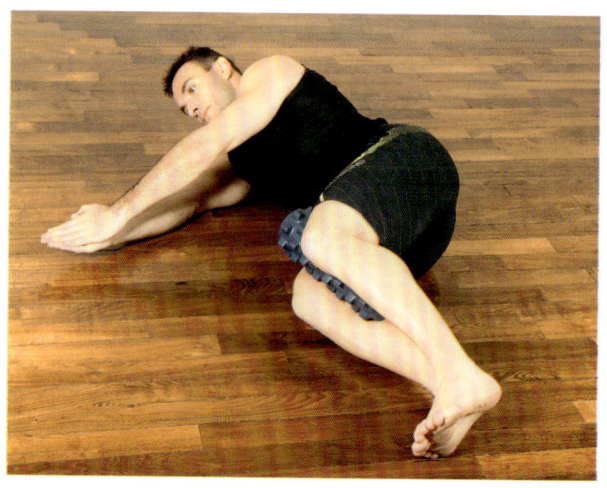

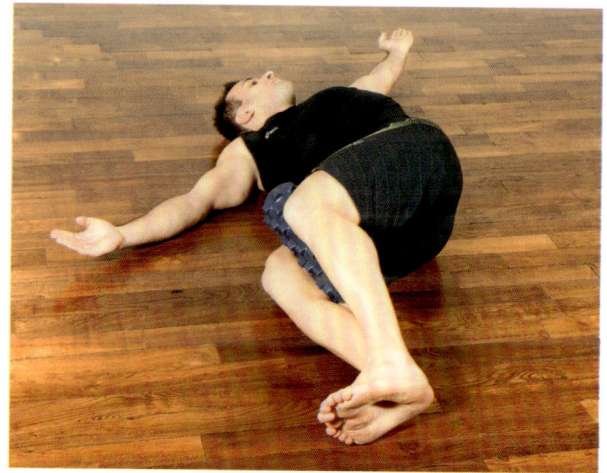

F. 身体右侧卧，双臂放在身前，屈膝呈 90 度，将按摩滚筒夹在两膝之间。左膝用力，将按摩滚筒向下压。不要改变施加在滚筒上的压力，向外旋转并伸展左臂，头部也随着手臂转动。让手臂受重力作用自由下落。运动过程中做腹式深呼吸，放松头部和上背部（不要改变膝盖施加在滚筒上的压力），可以在头部下方垫一个垫子。恢复原来的侧卧姿势，再换另一侧。

运动量：
- 运动受限的一侧完成 2 次动作，共计 1 分钟，另外一侧完成 1 次，每次动作保持 30 秒。

运动目的：
- 这个姿势可以提高脊柱在不与骨盆和髋部配合时独立运动的灵活度。双膝夹住滚筒的动作可以锻炼内收肌，这组肌肉群能稳定骨盆和腰椎。因此，在这组练习中，胸椎是脊柱中活动得最多的部位，同样也是最需要灵活度的部位，胸椎灵活度提高就能够减少腰椎的代偿现象。如果你的身体一侧比另一侧更加外旋（一侧肩膀前倾），或者身体一侧和另一侧相比出现旋转受限，请将这组动作加入你的体态矫正计划。

4号和5号体态短期矫正计划动作要点

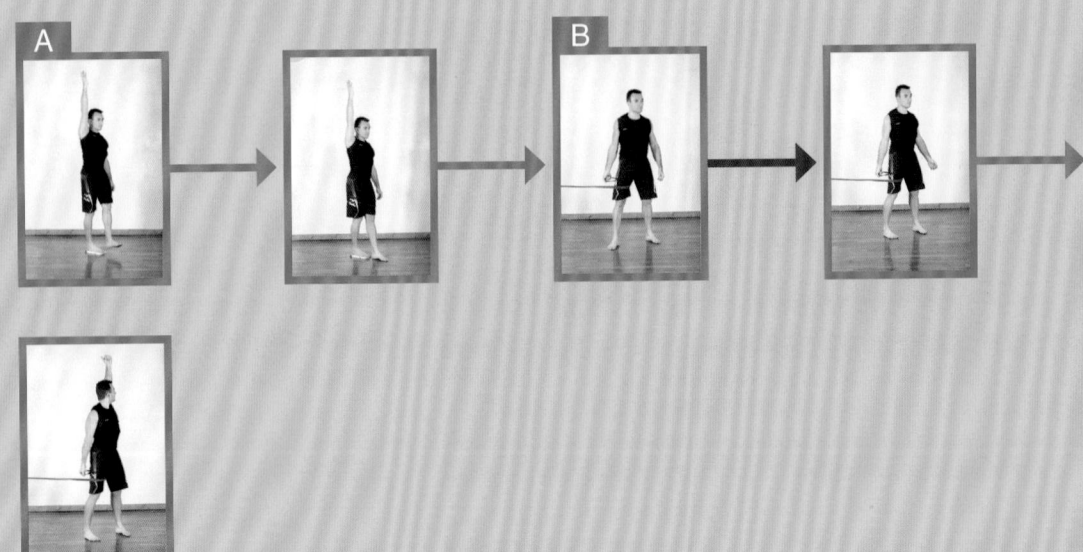

4号和5号体态长期矫正计划动作要点

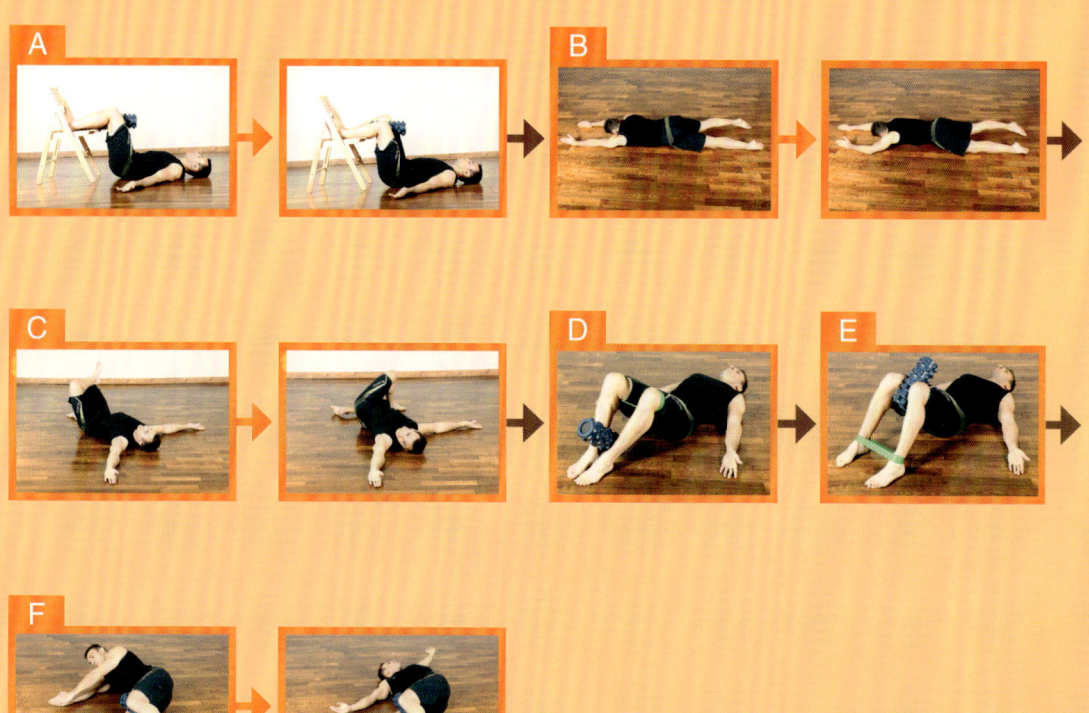

支撑训练

第一套动作

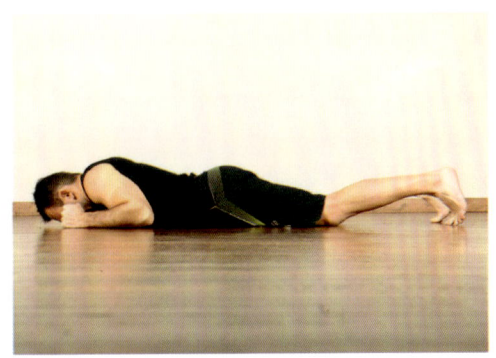
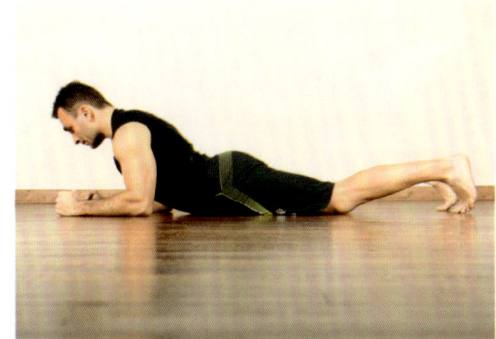
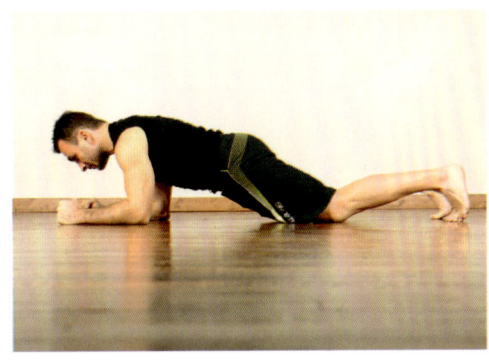
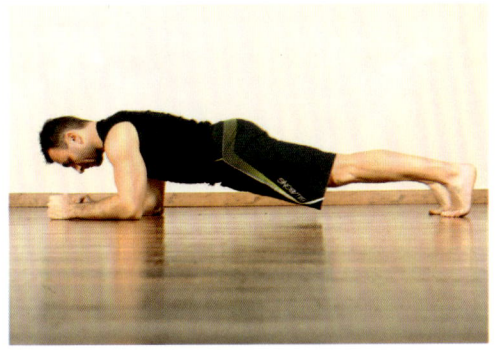

A. 俯卧，面向地板，用前臂支撑身体，抬起骨盆，初练者可以用膝盖支撑，熟练者用脚尖支撑身体。在规定时间内保持这个姿势。

头部、脊柱、骨盆和双腿成一条直线（想象有人向上拽着你的头发）。

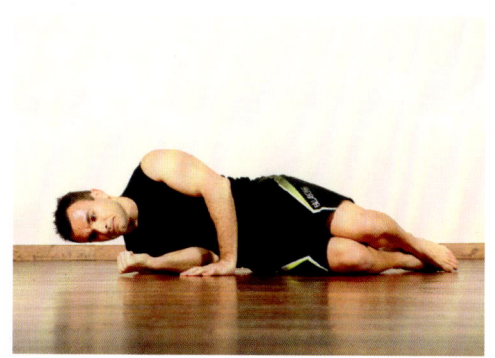 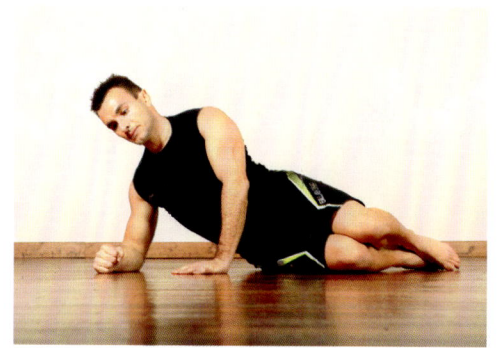

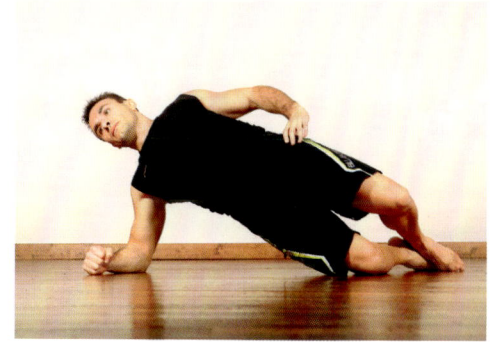 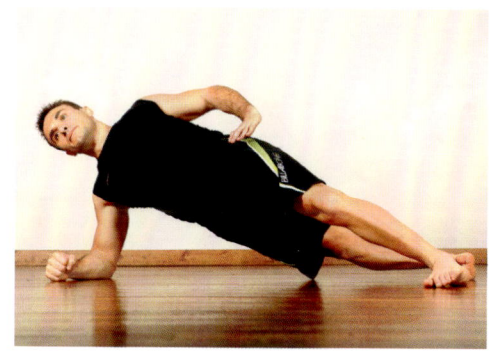

B. 身体侧卧，用前臂支撑身体。头部、脊柱、骨盆应在一条线上，像保持坐姿一样屈膝。身体向前倾，就像你要从椅子上站起来一样，最后要保证身体成一条直线（想象有人向上拽着你的头发）。初练者可以用膝盖支撑，熟练者用脚支撑身体，在规定时间内保持这个姿势，注意在此过程中，身体应成一条直线。

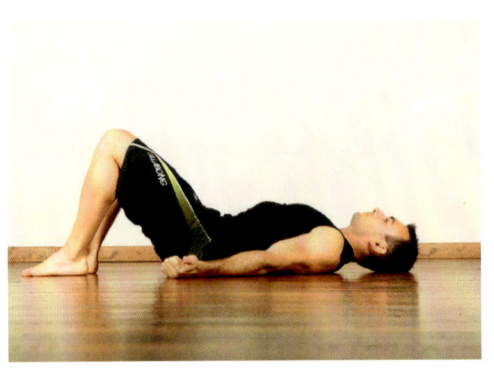

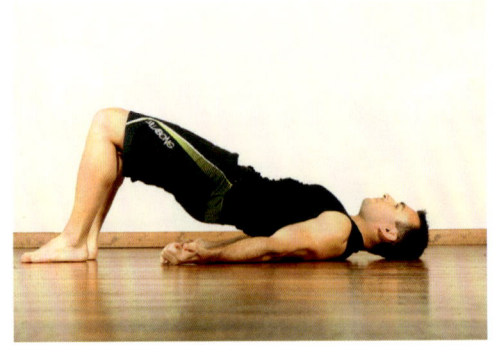

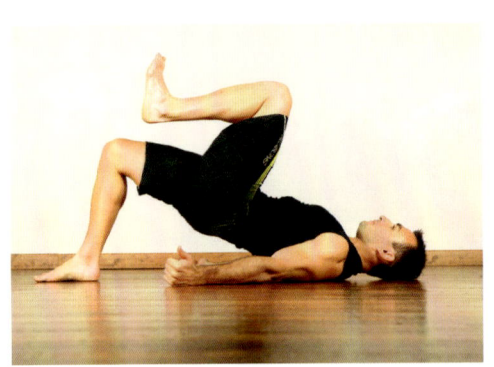

C. 身体平躺，屈膝，初练者可以通过收缩臀部来抬起骨盆，熟练者在此动作基础上抬起一条腿，使膝盖向胸部靠拢。在规定时间内保持这个姿势。

运动量：
- 不间断地完成第一套动作，每两个动作之间不休息。

每个姿势保持时间：
- 初练者：每一侧重复10次，每次保持10秒。
- 中级者：每一侧重复6次，每次保持20秒。
- 熟练者：每一侧重复3次，每次保持30秒。

第二套动作

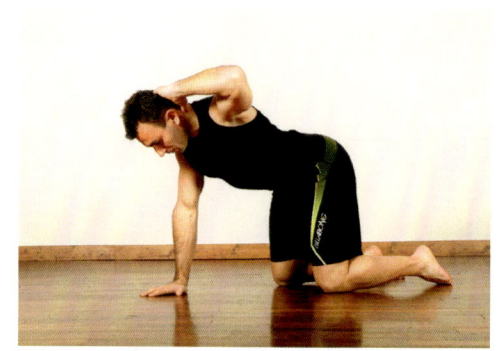
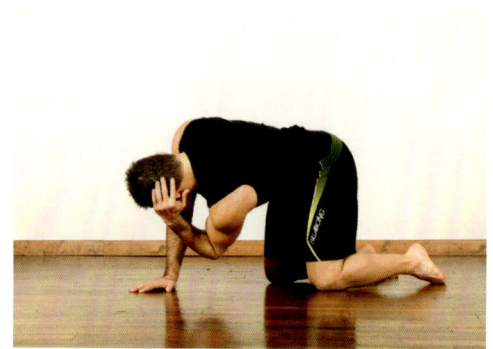
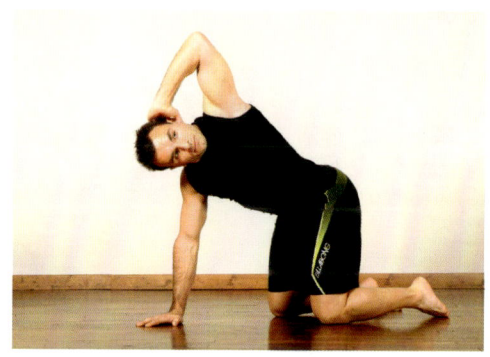
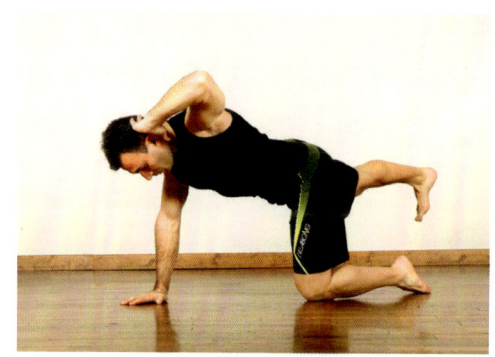

A. 身体呈爬行姿势，左手放到脑后。抬起肘关节，注意让肩胛骨往臀部方向下抑。保持骨盆位置水平，腰部略微向下弯曲。像做扩胸运动一样，左手手肘向上抬起，伸展。在吸气的同时，头部和眼部随着手肘运动。当手肘抬到最高处时，将其慢慢地放下，手肘和上半身向内收回到手臂和左膝之间。注意在运动过程中保持呼吸。

运动量：

- 每侧不间断重复运动 6 到 10 次，然后换另一侧。

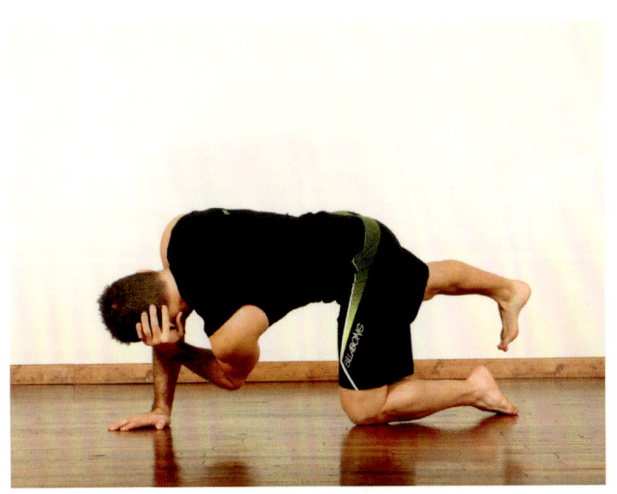

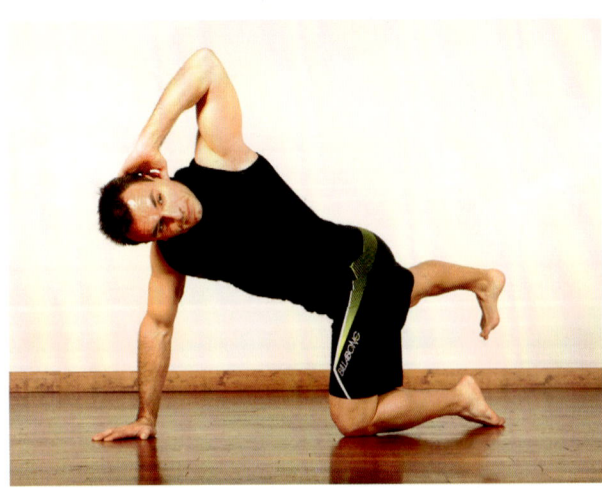

B. 这组动作是以前一组动作为基础（通常情况下，要用几周的时间才能完全掌握这组动作，因为这没有看起来那么简单，所以不要太过自信哦！）。请熟练掌握前一组动作之后，再尝试这一组。用一侧手臂和与之相对的腿支撑身体，保持骨盆位置水平，腰部略微向下弯。抬起并向后伸直左腿。重复上一组抬起手肘的基本动作，然后换边。

运动量：
- 完成两组，一共重复6到10次动作，左右交替进行。完成一组后休息几秒。

第三套动作

　　这套动作就像一组镜头一样一个紧接下一个,所以请按照图示顺序完成练习。

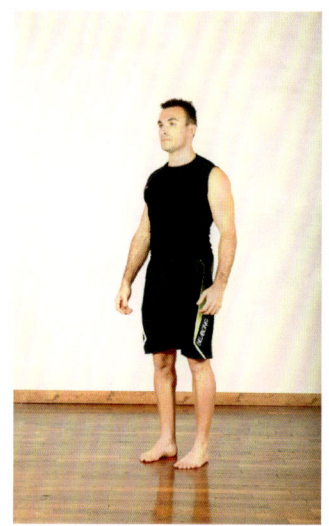
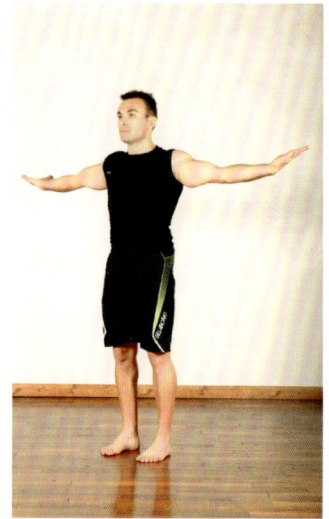
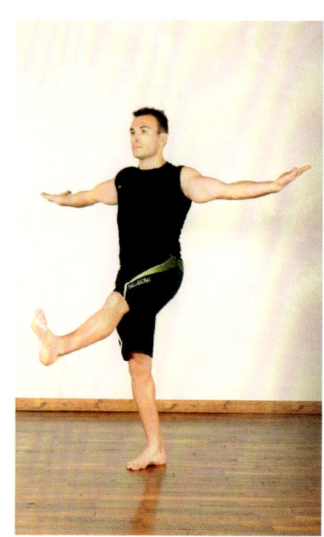
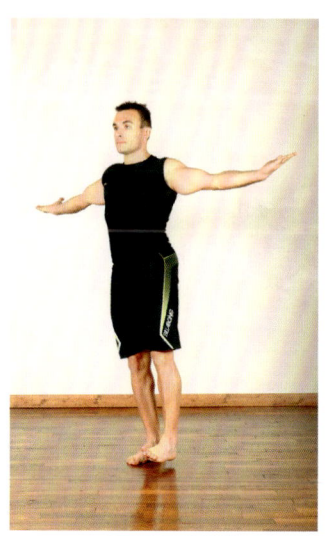
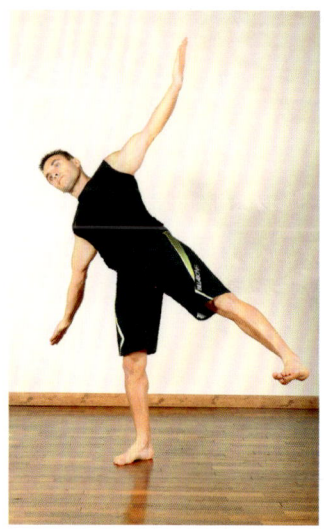
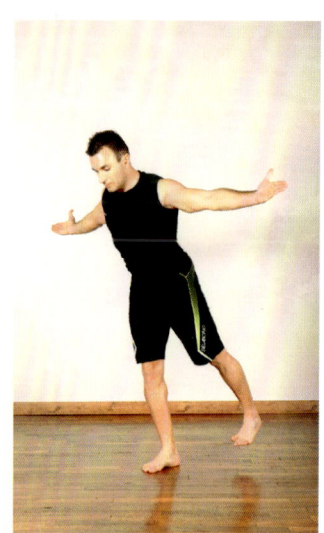

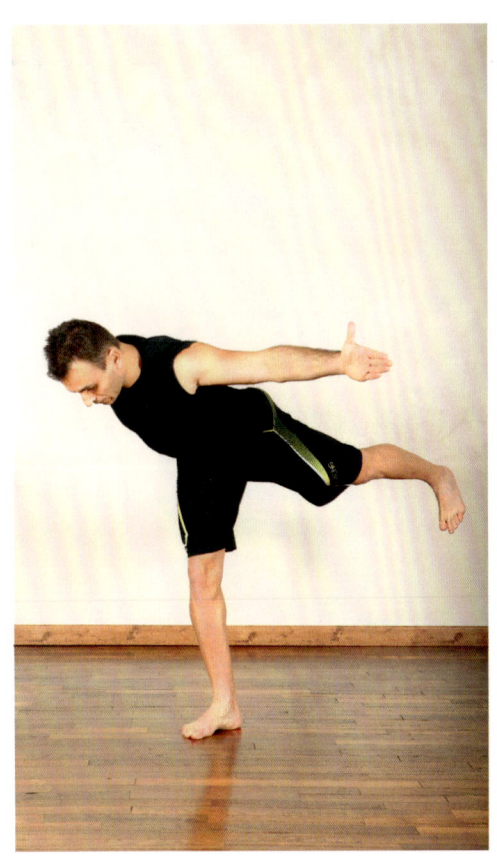 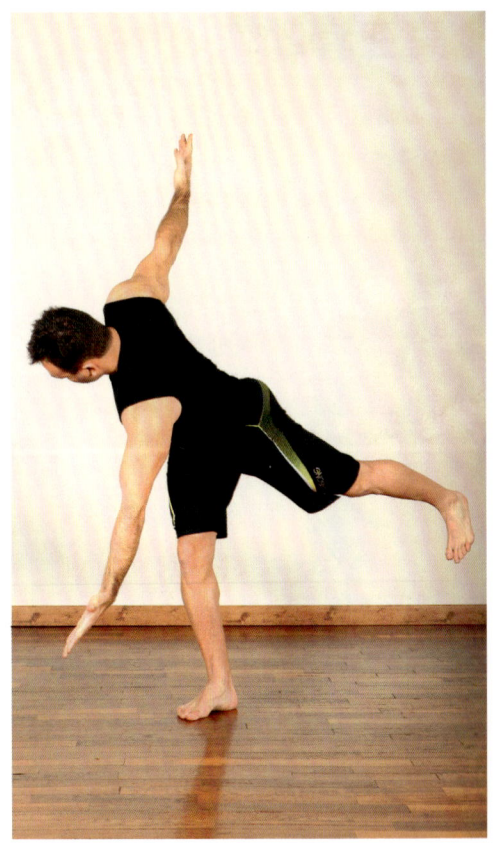

右腿支撑身体，保持平衡。双臂侧平举，与肩同高，掌心朝上，收紧两侧肩胛骨。尽力向胸部方向抬高左膝，保持腿部和身体充分伸展。慢慢地绷直左腿，然后控制左腿慢慢地放下。接下来向左侧面抬起左腿，同时身体向右倾斜，目标是用你的身体摆出像星星一样的形状。挺直身体，同时收回左腿。然后，上半身前倾，同时抬起并向后伸直左腿。保持身体和抬高的腿在一条直线上，随后上半身向左旋转。恢复到最初姿势，用几秒时间放松身体，然后换边，重新开始这套练习。

运动量：

- 完成 2 次练习，左右各一次。在练习过程中，身体会时不时地失去平衡，或者感觉身体一侧的平衡感比另一侧更好，这些现象都是很正常的。在失去平衡时，可以用脚踩地，恢复平衡后再重新开始练习。

答疑解惑

"如果我今天确实没有时间锻炼，该怎么办呢？"

如果你实在没有时间，请第二天一定要继续锻炼。其实短期矫正训练只需要5到6分钟，你完全可以挤出这点时间来。你还可以减少长期矫正训练中每一组动作的重复次数、保持姿势的时间，或者减少锻炼的组数。如果对于你来说，长期矫正训练耗时实在太多，你可以每周做1到2次长期矫正训练，但是要保证每天做短期矫正训练和关节活动练习。尽量试着做完整的矫正训练。注意在锻炼过程中保持呼吸，当我们显得匆忙和紧张时，总是不能保证充分地呼吸。所以，用5分钟时间来好好锻炼吧！"没有时间"这个借口不应该成为你每天的口头禅。如果你今天没有为你的身体付出时间，它就会晚一天改变、晚一天恢复，特别是在你最需要健康身体的时候！

"作为职业运动员，我应该在什么时候开始，以及怎么进行书中这些锻炼项目呢？"

如果你是专业运动员，我建议你和久坐不动的人一样，进行完整的锻炼项目：大约15天的自我按摩和矫正训练，在这段时间内不要做其他练习。你的运动水平基础能够让你完成2倍甚至3倍于书中要求的运动量，并增加重复次数。最好是在体育比赛的淡季或赛季之间的休息期进行这些项目的锻炼。15天后，在自我按摩和矫正训练中加入支撑训练，你可以在这个时候循序渐进地重新开始你的体育训练。在正式的体育训练之前先进行自我按摩和矫正训练，然后是训练前的热身活动（认真规划好运动计划）。一方面，这可以让你的身姿更加挺拔，另一方面，压力的消除和体态的矫正可以让你在做同样的运动时节省更多体力。你的运动效率会得到提高，受伤的可能性也会减小。在进行体育运动后，身体的平衡会被扰乱（任何体育运动，包括游泳，都不能完全保证肌肉和关节的稳定与平衡），为了重新让身体达到平衡状态，你可以在体育训练结束后进行短期矫正训练（能进行长期矫正训练更好）。如果你做不到，每周也应该完成2到3次矫正训练，可以在你休息时，或者体育训练量较小的时候进行。大家应该明白，特别是对于专业运动员来说，过度的体育训练并不意味着对身体有利。本书中提到过，练习间隙要适当休息，所以休息也应该被合理地加入你的日常体育训练中。训练 + 休息 = 成功。

"矫正训练加重了疼痛感或带来新的疼痛，这正常吗？"

不正常！针对不同体态的矫正训练旨在减轻你现有的身体疼痛，包括椎间盘突出和关节病变造成的痛感。如果你在锻炼中、结束后或者第二天，感觉到身体刺痛、局部疼痛，这是因为锻炼过程中某个环节没有做好，或是某个锻炼动作不适合你。每个人的体态不同，如果你不知道是哪一个环节造成了疼痛，请先进行自我按摩，然后做矫正训练中的前两个练习。如果第二天你没有感觉到疼痛，这就说明前两个练习不是问题所在。你可以每天多做这两个练习，直到找到造成你身体疼痛的那个环节。同时，你要明白，尽管本书中的各种矫正训练计划是经过审慎考虑，并且对于身体功能恢复方法进行了相对科学的总结，但是由于你对自身体态的观察缺乏整体视角，这可能会让你错误地选择不适合你的体态矫正训练计划。所以，把这本书给你的医生、运动治疗师和整骨师看一看，他们对人体非常熟悉，可以帮助你从中选择适合的练习。

"我已经保持这种体态很多年了，真的还有可能矫正吗？"

不一定！事实上，由于不良的体态和代偿现象，长年累月积累下的一些身体损伤是很难完全消除的。当一辆车爆胎了，我们不会继续开到车轮摩擦地面才换新轮胎。当我们对待自己的身体时，道理也是一样的。

即使矫正训练无法立竿见影地改善你保持了数十年的不良体态，但你希望让情况变得更糟还是更好呢？毫无疑问，即使效果不是最佳，我也会选择让情况变得更好。

"需要多长时间我才能看到锻炼效果？"

每天做一次书中所有的适合自身体态的练习，15天后，依照书中方法锻炼的大部分人都会感觉身体好转（痛感减少，精力更充沛）。大约3个月后，疼痛消失或者明显减轻，体态明显改善。如果进行全面锻炼（每天进行3次自我按摩，3次关节活动练习，2次长期或短期体态矫正训练），一年后，我们的体态就能接近理想状态了。如果你不能付出足够的时间，你就会更晚见到成效。所以，我建议每周至少进行4次锻炼（2次短期体态矫正训练，2次长期体态矫正训练）。锻炼的动力和我们收到的成效是分不开的，越快看到锻炼效果，我们就更有动力和意愿继续下去。

"既然这个方法具有革命性意义，为什么运用并不广泛？"

一方面，这个方法综合了多种不同的技巧，是相对复杂的。另一方面，它建立在人为因素上，也就是说你和你的自律性。即使我们明白自己所做的尝试是有益的，要遵守一个健康的准则也是非常困难的。当我们因为各种原因而偏离了正常轨道时，回归正轨才是最重要的。这类锻炼方法已经在英国受到了欢迎，可能会在未来的5到10年内成为趋势。那么，你还要选择等你身体疼痛情况恶化后再来赶上这个趋势吗？

"我的锻炼计划应该持续多长时间？"

这个锻炼计划应该成为你生活中不可或缺的一部分。当你感觉身体好转，体态得到矫正时，你可以适当减少练习的次数（保持每周2到3

次）。如果你感觉疼痛感卷土重来，身体运动效率降低，就要逐渐重新增加练习量了。

"因为我坐着的时候很多，那么每天做一次练习足够吗？"

每天做两次练习是最理想的，早上一次，晚上一次。但是我们生活在一个不尽如人意的世界，不是吗？不过，至少有一些基础小练习是很容易做，而且不限地点的，比如：短期矫正训练和关节活动练习，这些小练习适合所有人。

"书中的练习项目适合孩子们吗？"

不一定！我说适合，是因为这些练习可以矫正青少年的体态，能比较容易地改善身体在生长过程中自然形成的不平衡和代偿现象。另外，向孩子们推荐这些练习，可以让他们用健康的身体为未来生活打下坚实的基础。我说不适合，是因为通常孩子们不易理解锻炼的方法步骤，从而缺乏动力。在孩子们拒绝的情况下，我们不能强迫他们进行锻炼。可以让孩子们以游戏的方式用弹力带锻炼，他们也喜欢用按摩棍来按摩身体。现在越来越多的青少年受到背部疼痛的折磨，他们领悟力高，乐于做这些锻炼。特别是当我们告诉他们拥有良好的体态会让人看起来更加挺拔，而本书中的练习和饮食建议正可以帮助他们达成这个目标时，他们的意愿一定会更加强烈。

"自我按摩时觉得很疼，这正不正常呢？"

在做自我按摩的前几周，有些疼痛是正常的，随后疼痛会慢慢地减少。但是有些参与代偿的身体部位在按摩过程中仍然会有痛感，这种情况在运动员身上特别常见。请注意，我们在本书讲到的自我按摩的作用就像一个开关：按摩施加在肌肉组织上的压力会促使紧张的肌肉释放出压力，从而达到减轻疼痛的目的。这一类按摩与放松按摩有很大的不同，放松按摩有一定的优点，但是需要别人的帮助，这会让我们变得有"依赖性"。在自我按摩之后的第二天，甚至第三天，你可能还会感到身体酸痛，这种情况在初次做自我按摩之后更加明显。这种酸痛感表明你在自我按摩时用力过度，所以在下一次按摩时应该适当减小力度，以避免这种问题再次发生。

相关资源

www.christophe-carrio.com

大家可以访问我的论坛，向我提出有关体态和书中各类锻炼项目的问题，了解与 CTS 训练体系有关的信息。

网站的店铺里可以买到本书中提到的相关训练器材。

还可以在网站上浏览免费文章，以及我个人组织的一些相关培训活动的信息。

www.youtube.com/user/christhophecarrio

这是我的免费视频网站，大家可以找到书中各种练习的示范视频，关于 CTS 训练的建议，以及将本书练习与体育运动结合的例子，这些都有利于保持肌肉链平衡。

www.lanutrition.fr

关于健康和食物营养的研究发展日新月异，所以，随时了解这方面的最新信息是很有必要的。这里所推荐的网站应该可以算是这方面走在最前沿的网站了，大家可以在此了解到相关信息。

参考书目

书籍

ARCHER P.: *Therapeutic Massage in Athletics*. Lippincott, Williams & Wilkins, 2007.

CARRIO C.: *Un corps sans douleur*. 1èreed., Thierry Souccar Editions, 2008.

CHAITOW L., WALKER-DELANY J.: *Clinical Application of Neuromuscular Techniques, Vol.*1.The Upper Body, Elsevier Limited, 2000.

CHAITOW L., WALKER-DELANY J.: *Clinical Application of Neuromuscular Techniques, Vol.*2.The Upper Body, Elsevier Limited, 2002.

COOK G.: *Mouvement*. on target piblications, 2011.

DAVIES C.: *The Trigger Point Therapy Workbook: Your Self-Treatment Guide For Pain Relief*. 2nd ed, New Harbinger Publications Inc., 2004.

MULLIGAN B.R.: *Manual Therapy "NAG's", "SANG's", "MWM's", etc*. Plane View Services, 2004.

MYERS T.: *Anatomy Trains*. 2nd ed., Churchill Livingstone, 2008.

SAHRMANN S.: *Diagnosis and Treatment of Movement Impairment Syndromes*. Elsevier Edition, 2001.

SCHMIDT R.: *Motor Learning and Performance 4th ed*. Human Kinetics, 2008.

文章

KONSTANTINOU K., FOSTER N., RUSHTON A., BAXTER D.: "The use andreported effects of mobilization with movement techniques in low back pain management; a cross-sectional descriptive survey of physiotherapists in Britain". Manual Therapy 7, 2002: 206-14.

HUBBARD T.J., HERTEL J.: "*Anterior positional fault of the fibula after sub-acute lateral ankle sprains*". Manual Therapy, 13:63–7, 2008.

BISSET L. ET AL.: "*Mobilization with movement and exercise, corticosteroid injection, or wait and see for tennis elbow: randomised trial*". BMJ, 2006; 333:939.

YANG JI ET AL.: "*Mobilization Techniques in Subjects With Frozen Shoulder Syndrome: Randomized Multiple-Treatment Trial*". Physical Therapy, 2007; 87:1307–15.

REID SA ET AL.: "*Sustained natural apophyseal glides (SNAGs) are an effective treatment for cervicogenic dizziness*". Manual Therapy, 2008; 13:357–66.

出版后记

有些人一味地追求"完全舒适"的生活,能坐着那就不动为好,结果却是各种身体疼痛找上门来,尤其是背痛;还有些人一味地追求运动目标,忽视运动模式的规范与否,拒绝听从身体发出的各种讯号,结果饱尝伤痛折磨。长期不运动,或者错误地运动,都是给身体带来损伤和疼痛的巨大风险来源。而那些因为伤痛完全放弃运动的人,同样放弃了一种极其有效的康复手段。

《没有疼痛的身体》,就是让你运动起来的好助手。在这本书中,运动的主旋律是"健康",遵从的是无痛原则,运动的同时尽可能不使身体受到损伤。

这是一本堪称全面的实用手册!克里斯多夫·卡里奥将他作为职业运动员和运动教练的多年心得倾囊相授。全书分为三大版块,第一部分围绕"体态"梳理了诸多关键知识点:人体运动模式、肌肉平衡与失衡、肌肉链、筋膜粘连、关节病变、触发点、炎症循环、五种不良体态,以及如何理解呼吸、情绪乃至疼痛自身,思路清晰,内容丰富;第二部分提出针对性的日常运动训练方案,包括自我按摩、关节牵引活动练习、体态矫正计划(短期和长期)和可以巩固体态矫正成果的支撑训练,更辅助以抗炎营养饮食方案,这些都是方便理解、易于实行的;第三部分,即"实战演练"部分,克里斯多夫·卡里奥亲自示范动作,并配以详细的步骤说明,读者可参照图解,根据自身情况安排具体训练。

考虑到本书读者不仅包括职业的康复师、运动教练、运动员等,也包括遭受体态、疼痛问题困扰的普通上班族、学生、老年人、运动爱好者等,所以书中的训练方案尽可能地灵活、简便、无痛,但这并不意味着随意、敷衍地运动即可换来健康。本书作者已经承担了他的责任:分享消除疼痛的经验和方法。读者亦须对自己的身体健康负责,那就是每天坚持锻炼，以期循序渐进地获得一个"没有疼痛的身体"，得以享受运动和生活的种种乐趣。

相信本书会获得读者朋友们的肯定和喜爱，同时也欢迎大家批评指正，我们会做出更好的改变。目前，我们已出版了一系列运动类图书，涉及体态、筋膜、疼痛、按摩和拉伸等多项内容，后续还会推出新作，同样欢迎大家保持关注、提出批评。

服务热线：133-6631-2326　188-1142-1266

读者信箱：reader@hinabook.com

后浪出版公司

2019 年 9 月